知名专家谈慢性病

——献给老区人民的健康读本

周　刚　张玉林　杨龙鹤　主编

河南科学技术出版社

·郑州·

图书在版编目（CIP）数据

知名专家谈慢性病——献给老区人民的健康读本/周刚，张玉林，杨龙鹤主编．—郑州：河南科学技术出版社，2015.5（2023.2重印）

ISBN 978-7-5349-7781-7

Ⅰ.①知… Ⅱ.①周…②张…③杨… Ⅲ.①慢性病-治疗 Ⅳ.①R442.9

中国版本图书馆 CIP 数据核字（2015）第 094248 号

出版发行：河南科学技术出版社

地址：郑州市郑东新区祥盛街 27 号　　邮编：450013

电话：(0371) 65737028　65788613

网址：www.hnstp.cn

策划编辑：陈淑芹　李义坤

责任编辑：李义坤

责任校对：窦红英　董静云

封面设计：张　伟

版式设计：栾亚平

责任印制：朱　飞

印　　刷：永清县晔盛亚胶印有限公司

经　　销：全国新华书店

幅面尺寸：170 mm×240 mm　　印张：17.5 字数：244 千字

版　　次：2015 年 5 月第 1 版　　2023 年 2 月第 5 次印刷

定　　价：48.00 元

如发现印、装质量问题，影响阅读，请与出版社联系并调换。

知名专家谈慢性病
——献给老区人民的健康读本

主审单位　河南省卫生和计划生育委员会
河南省老区建设促进委员会
河南省疾病预防控制中心健康教育与
慢性非传染性疾病防治研究所

主　编　周　刚　张玉林　杨龙鹤
副主编　马云祥　郭希让　陆建邦　徐　晖
编　委　（以姓氏笔画为序）

马云祥　马厚志　任品金　刘　冰　孙　琳
李世校　杨小昂　杨龙鹤　杨海涛　宋光瑞
张玉林　张铁良　陆建邦　虎子颖　周　刚
徐　晖　高元勋　郭希让　席雨人　阎西觥
鲁　敏　楚功仁

革命老区和老区人民为中国革命胜利做出了重要贡献，党和人民永远不会忘记。改革开放30多年来，我国人民生活水平总体上发生很大变化。同时，由于我国还处在社会主义初级阶段，还有为数不少的困难群众。全面建成小康社会，最艰巨最繁重的任务在农村，特别是在贫困地区。没有农村的小康，特别是没有贫困地区的小康，就没有全面建成小康社会。中央对扶贫开发工作高度重视。各级党委和政府要增强做好扶贫开发工作的责任感和使命感。

只要有信心，黄土变成金。各级党委和政府要把帮助困难群众特别是革命老区、贫困地区的困难群众脱贫致富摆在更加突出的位置。各项扶贫政策要进一步向革命老区、贫困地区倾斜，各级领导干部要心里装着困难群众，多做雪中送炭的工作，满腔热情为困难群众办事。

习近平

（2012年12月在视察河北省阜平县时的讲话）

普及医学保健知识提高
老区人民健康素养

祝《知名专家谈慢性病》
献给老区人民的健康读本之出版

胡悌云 二〇〇五年三月

河南省老区建设促进会会长　胡悌云题词

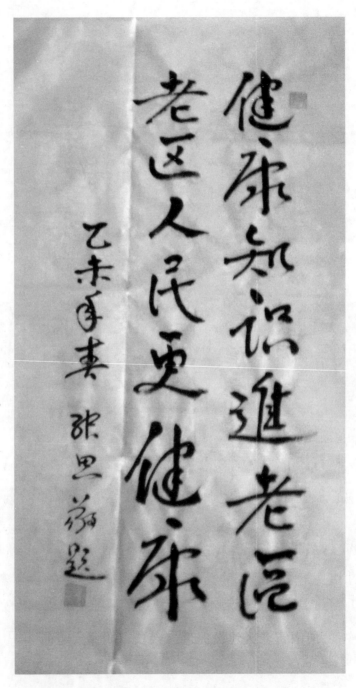

健康知识进老区
老区人民更健康

乙未夏　张思敬题

河南省老区建设促进会副会长　张思敬题词

前　言

　　开展"健康知识进老区活动"受到老区人民的欢迎，但这个活动只是一个有益的尝试。从健康知识来说，还有很多群众需要知晓的内容有待普及，何况知道了并不等于做到了，做到了又有新的内容待学习。所以，健康教育是一项永恒的工作。

　　当前，慢性非传染性疾病严重威胁着人民的身体健康，尤其是广大农村的老区人民，影响着全面建成小康社会的实现。据报道，2012 年全国死因监测结果显示，我国每年约 1 030 万死亡者中，占总死亡人数的 86.03%。其中心脑血管疾病、恶性肿瘤、呼吸系统疾病高居前三位，心脑血管疾病占全部死亡者的 42.81%，已经成为我国居民死因第一大"元凶"，目前呈井喷状态。慢性非传染性疾病特点是潜伏期长、病程长、导致患者功能减弱或丧失，"带病生存"者增多，而且用于慢性病治疗的费用也达到卫生支出的 69%。未来，慢性病不仅将进一步加剧劳动力短缺，而且还会削弱人力资源的质量。

　　数据显示，全球 2/3 成人（15～69 岁）的早死源于慢性病，所有成人的死亡中，3/4 与慢性病相关。如果我们继续忽视慢性病的威胁，再不给予全方位重视，这将是一场全球性的灾难！

我国已经进入慢性病高负担期，国家卫生和计划生育委员会已把慢性病防治列为卫生工作的重点加以推进。

"千湖之国"芬兰，经济繁荣，国民生活富足，但原来冠心病年死亡率高达 800/10 万，居世界之冠。严峻的形势促使政府下定决心，请世界卫生组织的专家到发病率最高的北卡地区指导冠心病的社区防治。10 年后试点结果显示，男性烟民从 50% 下降到 33%，吃黄油的人从90% 下降到 20% 左右，全国范围内冠心病死亡率下降了44%。这一结果被称为照亮了心血管病预防之路的"北加里里曙光"，被许多国家效仿。

为实现健康中国的宏伟目标，对于慢性病，我们不能消极等待，要提高认识，转变观念，依据防病战线的新常态，建立健全慢性病防治管理的新体系，今天多帮健康算账，明日少为疾病买单。

为继续开展好"健康知识进老区活动"，按照"关口下放，重心下移"的要求，我们将省老促会理事、医学专家既往在老区宣讲的医学专业科普材料加以补充整理，同时收录了热心老区工作的中老年临床医学专家撰写的科普论文，荟萃众专家的专业精华，将其统一整理编辑成册予以出版，奉献给工作在老区防病治病第一线的乡村医生、卫生院职工、社区全科医生和有一定文化卫生素养的老区人民，供他们学习参考，为健康中国和全面实现小康社会尽力。

本书以慢性非传染性疾病为主要内容，其中包含基础医学和临床医学，在临床医学中包含心血管科、内分泌科、血液科、呼吸科、消化科、癌症科、妇科、骨科、脑外科、神经内科、肛肠科、眼科和耳鼻喉科等十多个专业的多发病，是当前国家卫生防病战略的重点。本书内容包含老区人民最迫切需要了解的关乎自己和家庭成员及亲朋好友健康的医学科普知识，中老年人所需要的医学疾病知识大部分都可从中找到答案。

由于作者水平所限，书中可能有错误和不足之处，敬请广大读者批评指正。

杨龙鹤

2015 年 4 月 3 日

杨文峰
2015 年 4 月 3 日

目　录

第一章 高血压病治疗已进入精细化时代

阎西艴

一、高血压病的现状

高血压病是目前最常见的心血管病，是导致心脑血管病的重要因素，是当前对人类危害最大的疾病之一，它已成为全球范围内的重大公共卫生问题。随着社会的进步和人民生活质量的提高，高血压病对社会的影响也越来越大。

50 多年来，我国在高血压病的防治工作上已经积累了很多成功和有效的经验，取得了很大的进展，技术上赶上或接近世界先进水平。但是，随着我国国民经济的快速发展和国民生活方式的改变，我国高血压病发病率呈上升趋势。有关统计资料显示，目前我国成人高血压患病率为 18.8%，全国高血压患者约有 2 亿人。由于较低的高血压病知晓率、治疗率及控制率，每年因为血压升高而过早死亡者达 150 万人，每年死于心血管病的 300 万人中，至少一半与高血压病有关，每年高血压病医药费高达 400 亿元。在医院，高血压居慢性病门诊就诊人数的首位。因此，我国高血压病的防治任务仍然十分严峻。

高血压病的主要危害是造成脑、心、肾及周围血管的损害，其中脑卒中和冠心病是高血压病最严重的并发症。因而治疗高血压病的主要目的是最大限度地降低心脑血管并发症和死亡的危险。这就要求医生在治疗高血压病的同时，干预患者检查出来的所有可逆性危险因素，并适当处理患者可能存在的各种临床情况。

二、高血压病的诊断问题

血压测量是诊断高血压及评估其严重程度的主要手段。《中国高血压防治指南》将高血压定义为：在未用抗高血压药的情况下，经非同日（一般间隔 2 周）三次测量，收缩压≥140 毫米汞柱和（或）舒张压≥90 毫米汞柱，可考虑诊为高血压。但是，现在研究认为，血压标准与年龄有关。大数据显示，高龄老人血压略高点已不是影响寿命的决定因素。在诊断高血压病时应排除症状性高血压。目前检测高血压主要用以下三种检测方法。

1. 诊室准确测量血压　通过听诊测量血压需要正确地查看刻度以及使用有效的仪器。患者应在有靠背的椅子上静坐至少 5 分钟；应双脚着地、上臂置于心脏水平。特殊情况下特别是存在体位性低血压危险的患者可取站立位测量血压。为保证测量准确，须使用适当大小的袖带（袖带内的气囊应至少环臂 80%）。血压至少应测量 2 次，听到第 2 次或更多声音中的第 1 音时的水银柱高度为收缩压，而声音消失前的水银柱高度为舒张压。

2. 动态血压监测　动态血压监测能提供日常活动和睡眠时血压的情况。动态血压监测提供评价在无靶器官损害的情况下高血压的可靠证据，也有助于评估明显耐药的患者，抗高血压药物引起的低血压综合征，阵发性高血压以及自主神经功能失调。动态血压测量值常低于诊所所测定的血压测量值。通常高血压患者清醒时血压≥135/85 毫米汞柱，睡眠时≥120/75 毫米汞柱。动态血压监测值与靶器官损害的相关性优于诊所血压。动态血压监测能提供血压升高次数占测量总数的百分比、整体血压负荷及睡眠时血压降低的程度。大多数人在夜间血压下降 10%～20%；如果不存在这种血压下降现象，则其发生心血管事件的危险会增加。

3. 自测血压　自测血压有利于患者监测降压治疗的效果，为医生的治疗决策提供更多的信息，增加患者的治疗依从性并评估是否由诊所环境所引起的高血压。在家测量的平均血压≥135/85 毫米汞柱应考虑为高血压。家里的血压计应定期校准。但是如果导致患者焦虑或者患者自行改动治疗方案，则不宜过多鼓励采用家庭自测血压。

三、高血压的分期和危险分层

一般情况下，理想的血压为 120/80 毫米汞柱左右，正常血压为130/85 毫米汞柱以下。

130～139/85～89 毫米汞柱为临界高血压，为正常高限。

140～159/90～99 毫米汞柱为高血压Ⅰ期，此时机体无任何器质性病变，只是单纯高血压；收缩期≥140 毫米汞柱和舒张压＜90 毫米汞柱单列为单纯性收缩期高血压。患者既往有高血压史，目前正在用抗高血压药，血压虽然低于 140/90 毫米汞柱，亦应该诊断为高血压。

160～179/100～109 毫米汞柱为高血压Ⅱ期，此时有左心室肥厚、心、脑、肾损害等器质性病变，但功能还在代偿状态。

180/110 毫米汞柱以上为高血压Ⅲ期，此时有脑出血、心力衰竭、肾功能衰竭等病变，已进入失代偿期，随时可能发生生命危险。

四、高血压病的防治

1. 个体高血压评估　将 18 岁以上成人的血压，按不同水平进行分类。针对高血压患者，通过整体心血管病危险性评估来确定治疗措施，是高血压治疗的核心宗旨，也是近年来高血压治疗策略最主要的进展。因为不是所有的高血压患者发生相关疾病和死亡的危险都相同，一旦确诊为高血压，首先要进行临床评估，确定高血压病因、潜在危险及适宜的治疗措施等。

2. 低盐饮食　消除不利于心理和身体健康的行为和习惯，达到预防和控制高血压以及减少其他心血管病的发病危险。改善生活方式对高血压的防治是十分重要的，不仅对高血压患者有益，而且对血压正常高值人群也有好处。低盐饮食是饮食习惯改善的重要内容。钠盐的过量摄入可使血压升高。中国营养学会推荐，每人每天食盐摄入为 6

克。降低食盐的摄入，一方面可以预防高血压病的发生，另一方面亦可发挥降压药物的效果，减少卒中的发生。

3. 选择用药原则　在初始用药的选择方面，主要根据个人情况和社会经济情况。根据我国的现状，群体的治疗应是尽可能在一般高血压患者中推荐使用廉价的降压药物，首先提高治疗率，然后在此基础上逐步提高控制率。为使血压达标，重症高血压患者需要两种或两种以上降压药联合应用。

4. 合理使用降压药物　对于高血压患者，需要合理使用降压药物，使血压降至 140/80 毫米汞柱以下。有资料证实，降压治疗达标，可使高血压患者进展为严重高血压病的风险降低 94%，使慢性心力衰竭、卒中、冠心病的发生风险分别降低 50%、40% 和 16%，并可显著降低总死亡率及心血管病死亡率 13% 和 21%。

临床上常用的降压药物比较多。目前比较推崇的是左旋氨氯地平。

冠心病的病理机制是动脉粥样硬化，而清晨血压升高可引起肿瘤坏死因子-α（TNF-α）等致动脉粥样硬化因子水平升高。交感神经活性增加与动脉血栓形成与冠脉事件风险密切相关。氨氯地平用于控制血压，不增加交感神经活性，对心率无显著影响。另外，平稳降压、不影响心肌灌注，低血压症状发生率低，右旋体具有保护血管内皮功能等优势，可能也是氨氯地平使冠心病获益的机制。

新一代降压药中奥美沙坦在降压的同时具有对心、肾血管的保护效应，可望成为降压治疗的新宠，在降压治疗的同时如能与降脂药联用就会使治疗效果更加完美。

钙拮抗剂也是降压药物的一种。临床实践证明，钙拮抗剂、左旋氨氯地平和奥美沙坦联合应用控制血压效果良好，值得推广。

他汀类药物在高血压病的治疗中也有应用。他汀类药物是公认的降脂药物，它有几个新用途，除抗动脉粥样硬化消退斑以外，还具有抗炎症的作用，同时可使心房纤维化的发生降低。有研究表明，心脏搭桥或换瓣手术的患者使用他汀类药物一周后，房颤的发生为 35%，而不用他汀类药物的患者房颤的发生率达到 57%。在炎症标志物升高的房颤患者中，他汀类药物对降脂、抗炎、改善心率均有效，而静息心率的改变是 5 年后心血管病和病死率的一个独立危险因素。静息时心率小于 75 次/分较大于 80 次/分者的死亡率可降低 72%。静息时心率每增加 7 次/分，可使心力衰竭患者的死亡率增加 47%，静息时下降 7 次/分可使心力衰竭患者的死亡率下降 18%。

长效 β 阻滞剂的负性频率亦有与他汀类药物类似的效果。他汀类药物慎与抗病毒药物联用，联用导致的肾脏损害，可用维生素 D_3 缓解。

目前，高血压病的治疗已进入精细化时代。高血压病的治疗包括血管功能与结构动态血压监测、新的降压药物干预与干预靶点及其亚临床靶器官的检出和评估。急性卒中的降压治疗不仅使高血压降压达标，而且针对不同的高血压病人群，包括相关危险因素采取措施。例如，亚临床靶器官损害及潜在冠心病的预防，其中涉及对房颤、心功能不全、血管功能、认知功能及肾脏损害的关注，实现了精细化管理和针对性的防治。

将降压作为高血压病防治的切入点，强调监测和防治的有效性，实施精细管理整体的危险因素，是全面防治心血管疾病发生的有效策略。

【作者简介】

阎西艴，男，郑州大学第一附属医院教授，河南省老区建设促进会理事，中国高血压联盟、常务理事，获得终生成就奖，中华医学会河南分会心血管病专业委员会原主任委员，曾获得河南省医学会高血压防治突出贡献奖。

第二章 动脉粥样硬化与冠心病

孙 琳 鲁 敏

20 世纪以来，动脉粥样硬化性心血管疾病在全球大多数国家已成为严重危害人类健康的第一"杀手"。动脉粥样硬化是以动脉血管内不断严重的脂质沉积、纤维组织增生和炎性细胞浸润为特征，累及全身大、中型弹性和肌性动脉的慢性疾病。形象地讲就是动脉壁上沉积了一层像小米粥样的脂类，使动脉弹性逐渐减低、管腔逐渐变窄的病变。由于在动脉内膜积聚的脂质外观呈黄色粥样，因此称为动脉粥样硬化。主动脉、冠状动脉、脑动脉、肾动脉和下肢动脉是动脉粥样硬化的易患部位，常导致动脉血管腔闭塞或管壁破裂出血等严重后果。因此，动脉粥样硬化是导致冠心病、脑梗死、腹主动脉瘤、肾动脉狭窄和间歇性跛行的共同病理学基础。

导致动脉粥样硬化的原因是什么呢？目前仍不十分明确，一般认为动脉粥样硬化是一个遗传和环境因素相互作用的多因素疾病。

一、动脉粥样硬化的发病原因和发病机制

1. 动脉粥样硬化的发病原因 动脉粥样硬化的发生与遗传有极大关系。美国费明翰心脏研究发现，有早发心血管病家族史（父亲<55岁发病，母亲<65岁发病）的后代中患心血管病的危险较无家族史者增加 2 倍以上，即使将后代本身的多个危险因素调整后仍是如此。这表明动脉粥样硬化性心血管病的发生具有遗传学基础。而近年发展起来的全基因组关联研究已发现了多个与动脉粥样硬化发病相关的遗传基因。另外，年龄、性别、高脂血症、高血压病、糖尿病、肥胖、吸

烟等因素亦与动脉粥样硬化的发生和发展密切相关。

动脉粥样硬化的发生是一个持续的过程，始发于儿童时期，通常在中年或中老年出现症状。在长达几十年的人类动脉粥样硬化病程中，血管壁细胞受到多种遗传和环境因素的影响，数以百计的基因被激活，合成和释放大量的细胞因子，产生多种多样的生物学效应。因此，动脉粥样硬化的发病机制涉及血管发育、炎症-免疫、凋亡-自噬、细胞增殖、血管新生、氧化应激、血管老化等。

2. 动脉粥样硬化的发病过程与机制　动脉粥样硬化是一个渐进过程，脂纹是肉眼可见的最早病变，主要是在血管内壁上出现点状或条纹状黄色隆起或微隆起于内膜的病灶，常见于主动脉后壁或其分叉开口处。

脂纹发展下去就形成了纤维斑块，此时血管内膜表面有散在的不规则表面隆起的斑块，颜色从浅黄色或灰黄色变为瓷白色。

随着纤维斑块深层细胞的坏死，形成了粥样斑块。此时在血管内表面可见灰黄色斑块既向内膜表面隆起又向深部压迫血管中膜。

纤维斑块和粥样斑块可引起斑块内出血、斑块破裂、血栓形成、钙化、动脉瘤形成等继发性病变。斑块内出血是指在斑块内新生的血管破裂形成血肿，血肿使斑块进一步隆起，甚至完全闭塞管腔；斑块破裂是指动脉粥样硬化斑块表面的纤维帽破裂，粥样物自裂口逸入血流，遗留粥瘤样溃疡，坏死物质和脂质可排入血流从而引起栓塞；血栓形成是指动脉粥样硬化斑块破裂形成溃疡后，由于胶原暴露，可促进血栓形成，引起动脉管腔阻塞，进而引起器官梗死；钙化是指在纤维帽和粥瘤病灶内可见钙盐沉积，导致管壁变硬、变脆；动脉瘤形成是指严重的粥样斑块底部的中膜平滑肌可发生不同程度的萎缩和弹性下降，在血管内压力的作用下形成动脉瘤。

3. 动脉粥样硬化的诊断　由于动脉粥样硬化是一个持续地发生与发展过程，因此起病隐匿，早期常无明显的临床表现，因此早期诊断很不容易，目前尚无敏感而特异的早期实验室诊断方法。但等到发展到一定程度后，可产生一些症状。

（1）动脉增宽扭曲。40岁以上的患者，如有主动脉增宽扭曲而能排除其他疾病，则提示有主动脉粥样硬化的可能。

（2）突然眩晕。如突然出现眩晕或步态不稳而无颅内压增高征象，则应疑有基底动脉粥样硬化所引起的脑供血不足。

（3）短暂的心前区闷痛。活动后出现短暂的胸骨后和心前区闷痛或压迫感，则应怀疑冠状动脉供血不足。

（4）夜尿增多。常为肾动脉粥样硬化的早期症状之一。

动脉粥样硬化始发于儿童时期而持续进展，传统观点认为动脉粥样硬化是一个进行性和直线性的发展过程，但随着现代影像学技术和有效干预手段的问世，人们已认识到动脉粥样硬化实际上是一个可逆性和非线性的发展过程。这为我们治疗和预防动脉粥样硬化的发生和发展奠定了理论基础。

4. 动脉粥样硬化的预防　鉴于动脉粥样硬化起病隐匿，早期常无明显的临床表现，所以预防显得尤为重要。除遗传、年龄、性别等无法人为控制的因素，可控制因素主要包括高血压病、糖尿病、高血脂、吸烟、肥胖、运动太少、心理紧张不平衡等。

高血压病、糖尿病是"无声杀手"，使动脉发生粥样硬化提前20～40年，故对高血压病和糖尿病的早期诊断、早期治疗非常重要。高血脂及肥胖也是非常重要的危险因素。肥胖分"苹果型"和"梨型"。"苹果型"肥胖者肚子大，俗称"将军肚"，此种体形的人，体内脂肪主要堆积在心脏、动脉内，所以更危险；"梨型"肥胖者臀部大、腿粗、肚子不大，危险性相对小些。对动脉粥样硬化的预防还包括以下几点。

（1）合理饮食。提倡低盐低脂饮食，肥胖者低热量饮食，糖尿病患者提倡糖尿病饮食。饮食宜清淡，避免过咸、过甜、油腻食品，多食富含纤维素的蔬菜、水果。戒烟限酒，同时还要注意勿食过饱，以免加重心脏负担。

（2）加强身体锻炼。适量运动，如户外散步、打太极拳、练气功等。但遇有骤冷、大风等天气变化时，要在室内活动，按照气温变化及时增减衣物。

（3）注意生活规律。宜早睡早起，要注意劳逸结合，避免熬夜，要保持乐观的心态，避免精神刺激。

（4）控制血压、血糖和血脂水平。如果患有与本病有关的疾病，如高血压病、糖尿病、高血脂病、肥胖等，应严格控制血压、血糖、血脂水平。

（5）坚持服药，定期检查。除坚持服用冠心病的常用药物外，还要备好急救药品、氧气等，定期复查心电图、心脏超声等。如有不适，及时就诊。

二、冠状动脉粥样硬化性心脏病

1. 冠心病的表现　冠心病是冠状动脉粥样硬化性心脏病的简称，冠状动脉是围绕心脏，给心脏供血的主要血管，因此，对冠状动脉的粥样硬化所导致的疾病，称为冠状动脉硬化性心脏病（冠心病）。它是导致冠脉管腔狭窄、心肌缺血缺氧的主要原因。心肌的血液供应来源于发自主动脉根部的左、右两支冠状动脉，左冠状动脉又分成左前降支和左回旋支，当这三条动脉及其分支发生粥样硬化或血管痉挛时，会导致管腔狭窄或闭塞。

冠状动脉粥样硬化的表现伴随着动脉粥样硬化斑块的增生、静止、缩小、损伤、破裂修复、再损伤、再破裂、再修复等病理过程及缺血程度而有所不同，冠状动脉粥样硬化临床可表现为无症状性心肌缺血、稳定型心绞痛、不稳定型心绞痛，根据心电图的表现分为非 ST 段抬高型急性心肌梗死、ST 段抬高型急性心肌梗死等，这些临床综合征也会交替出现。

2. 早期发现冠心病及时就诊　当你在日常生活中出现下列现象时应提高警惕，及时求医。

（1）劳累或紧张时突然出现胸骨后或左胸部疼痛，有时伴有出汗或放射到左肩臂或颈部。

（2）饱食、寒冷、体力活动时有心慌、气短、呼吸困难和胸闷、胸痛感。

（3）在公共场所或会场中，或上楼、爬山时，比自己以前，特别比别人容易感到心悸、胸闷、呼吸不畅。

（4）晚间睡眠枕头低时，感到憋气，需要高枕卧位或需要坐起后才好转。

（5）长期发作的左肩痛，经一般治疗反复发作。

（6）反复出现脉搏不齐，过速或过缓。

上述症状多可在服用速效救心丸或硝酸甘油后很快缓解。

3. 冠心病的治疗　冠心病的治疗方法包括药物治疗、介入治疗和手术治疗。

（1）药物治疗。

1）抗血小板聚集。只要没有禁忌证，可常规使用阿司匹林（75~325毫克/天）治疗。瑞典心绞痛阿司匹林试验（SAPAT）研究发现，使用阿司匹林75毫克/天，疗效显著，可使急性心肌梗死和猝死减少34%，心血管病二级终点事件下降32%。目前国内普遍使用剂量为100毫克/天。对阿司匹林有禁忌者可服用氯吡格雷。

2）调脂治疗。动脉粥样硬化斑块主要是脂质成分，故调脂治疗非常重要。常用调脂药物有他汀类、贝特类、胆酸螯合剂、胆固醇吸收抑制剂、烟酸等。他汀类药物是预防动脉粥样硬化的首选药物，是动脉粥样硬化药物治疗的基石。另外，也应通过服用降压药和生活方式调节控制血压，降压药应在医生指导下服用。

3）控制心绞痛或抗心肌缺血。控制心绞痛或抗心肌缺血的药物包含硝酸酯类、β-受体阻断剂以及钙离子拮抗剂。

硝酸酯类小剂量应用可扩张静脉系统，减轻心脏负荷，降低心肌耗氧量；中等剂量可扩张传输动脉、冠状动脉，缓解冠状动脉痉挛，增加血流量和侧支循环；大剂量可扩张阻力小动脉，降低血压，减轻心脏负荷。

β-受体阻断剂可阻断拟交感胺类对心率和心肌收缩力的刺激作用，可产生负性肌力、延长舒张期、减慢心率、降低血压及室壁压力、减少心肌耗氧量和提高冠状动脉灌注。大部分稳定型冠心病患者心率≥70次/分时事件发生率增高，推荐目标心率清晨静息时≤60次/分。β-受体阻断剂可改善心肌梗死患者的预后。

钙离子拮抗剂可扩张冠状动脉，解除冠脉痉挛，改善心内膜下心肌供血；降低心肌收缩，减少耗氧量；扩张外周血管，减轻心脏负荷。严重心力衰竭、心动过缓、传导阻滞、低血压者禁忌。

4）血管紧张素转换酶抑制剂。能逆转左心室肥厚、血管增厚，延缓动脉粥样硬化进展，减少斑块破裂和血栓形成，可以预防所有高危患者的心血管并发症，常用于稳定型心绞痛，特别是糖尿病、心肌梗死后左心室功能不全（左室射血分数<40%）或心力衰竭的冠心病患者及心肌血运重建患者。

（2）介入治疗。也就是放入支架，即经皮冠状动脉支架置入术，简称PCI。它能明显缓解症状，改善生活质量。冠脉造影明确病变后，即对冠状动脉严重狭窄处进行球囊扩张，然后置入支架，通过对冠状动脉壁上粥样斑块的机械挤压及牵张作用，使冠状动脉通畅，心肌缺血改善，缓解心绞痛，降低冠心病风险，减少心血管事件发生。绝大多数患者术后的工作和生活能力可完全恢复到患病前水平。

（3）手术治疗。即冠脉搭桥术，是在冠状动脉狭窄的近端和远端之间建立一条通道，使血液绕过狭窄部位而到达远端。即使主动脉内的动脉血绕过了冠状动脉原来的狭窄血管段，直接通过"桥梁血管"到达狭窄远端的冠状动脉，使狭窄远端的冠脉血流恢复正常血流供血。目前主要适用于严重冠脉病变或冠脉病变同时需要进行心脏其他手术治疗者，可改善心肌血液供应，缓解心绞痛症状，改善心脏功能，提高生活质量。

4. 冠心病预防　冠心病预防体现在冠心病的各个阶段，对未患冠心病而要预防冠心病的发生，称为"一级预防"；参加体检，对冠心病早期发现，早期治疗称为"二级预防"；对已患冠心病而防止冠心病加重及并发症的发生，称为"三级预防"。预防冠心病，第一是防发病，要"防患于未然"；第二要防事件，预防发生心肌梗死、严重心律失常等严重事件；第三要防后果，发生心肌梗死或严重心律失常要及时送医院抢救，防止向更坏的方向发展；第四是防复发，防止心肌梗死等的复发；第五是防心力衰竭，反复发作心肌梗死，心脏扩大，最终发生心力衰竭。守好这五道防线，会使更多的人拥有一颗充满活力的心脏。

【作者简介】

孙琳，女，1983 年毕业于河南医学院。主任医师，硕士生导师，河南省高血压防治专业委员会副主任委员，《中华实用诊断与治疗》杂志编委。从事心血管临床工作三十多年，对于心血管疾病的诊治具有较丰富的临床经验。

鲁敏，女，2011 年毕业于西安交通大学医学部，博士，主治医师，河南省老年医学会秘书，从事心血管临床工作近十余年，对于心血管疾病的诊治具有较丰富的临床经验。

第三章 膳食与心血管疾病的防治

孙 琳

一、心血管疾病的膳食危险因素

在现代社会，随着我国居民膳食质量的明显提高，我国居民的饮食结构已从传统膳食结构向西方膳食结构转变，在转变过程中，营养状况明显改善，但高血压、高血糖、血脂异常、超重和肥胖患病率却迅速增高，这都是心血管疾病发生的重要危险因素，所以心血管疾病的发病正呈日渐增长的趋势，其高发病率、高致残率和高病死率已成为我国重大的公共卫生问题。不良的饮食习惯是心血管疾病的主要诱因。

1. 传统膳食结构存在诱发心血管疾病发作的危险因素　我国传统膳食结构的特点主要为高盐、低优质蛋白、低钙、高糖，这种膳食结构导致微量元素缺乏。另外，钙、铁和维生素 A 缺乏也很严重。世界卫生组织建议每天食盐摄入量不超过 6 克，而我国北方地区尤其是农村高达 15~18 克，最低也有 7~10 克；在我国传统膳食中，蔬菜和水果的摄入不足也导致了钾元素摄入量的不足。完全以植物性食物为主，优质蛋白质尤其是鱼类蛋白质的摄入量达不到推荐摄入量。研究证明，动物性蛋白尤其是鱼类蛋白，对高血压的脑卒中具有很好的防护作用。而这正是我国传统膳食存在的缺点，使我国高血压患病率和脑卒中发病率及死亡率居高不下。

2. 逐渐西方化的膳食模式存在诱发心血管疾病发作的危险因素　西方人摄入富含高能量的动物性食物较多，而动物性食物又以含饱和脂肪酸和胆固醇的畜肉为主，含优质蛋白质较高的鱼类比例较低，导致膳食脂肪酸、饱和脂肪酸和胆固醇的摄入比例较高。研究证明，饱和脂肪酸与胆固醇的相互作用会对血脂代谢产生更为不利的影响，我国膳食中饱和脂肪酸、胆固醇对升高血清胆固醇的力度不低于西方膳食，由此导致我国血脂代谢异常人数增加，尤其血清总胆固醇增加人数显著，而冠心病发病率与高密度脂蛋白胆固醇呈负相关，并且随着非高密度脂蛋白胆固醇与低密度脂蛋白胆固醇水平的递增而上升；另外，高脂饮食使冠心病患者血管内皮功能受损，且受损程度与甘油三酯密切相关，而血管内皮功能失调是动脉粥样硬化形成过程中的最初步骤，其结果是导致冠心病的死亡率逐步上升。

目前，越来越多的人意识到心血管疾病的预防和治疗已经不仅仅是临床治疗，应该是营养预防与治疗密切结合，对生活方式进行干预：改善饮食习惯、增进饮食健康对心血管疾病的发生起到一定的预防和治疗作用。

二、通过合理营养来防治心血管疾病

营养治疗是心血管疾病综合防治的重要措施之一，营养治疗的目标是控制血脂、血压、血糖和体重，在降低心血管疾病危险因素的同时，增加保护因素。营养预防和治疗包括通过营养风险筛查、膳食史调查、人体脂肪成分分析等手段，对心血管疾病患者和高风险人群进行客观的营养评估、准确的营养诊断、科学的营养干预、全面的营养监测。营养干预的步骤如下。

1. 评估　即通过膳食回顾法或食物频数问卷，了解患者每日总能量、总脂肪、饱和脂肪、钠盐和其他营养素的摄入水平，饮食习惯和行为方式，身体活动水平和运动功能状态，以及体格测量和适当的生化指标；通过营养风险筛查了解患者存在营养不良的风险；通过人体脂肪成分分析了解患者的身体成分，尤其是脂肪、肌肉比例是否协调，内脏脂肪是否超标。

2. 制定个体化膳食营养处方　根据评估结果，针对膳食和行为习惯存在的问题，制定个体化膳食营养处方。

3. 膳食指导 根据营养处方和个人饮食习惯，制定食谱，进行健康膳食选择；指导行为改变，纠正不良饮食行为。

4. 营养教育 对患者及其家属进行相关饮食知识教育，指导如何完成营养目标。

三、常见心血管疾病的营养处方

1. 心血管疾病营养治疗总原则

（1）食物多样化，粗细搭配，平衡膳食。可参见附录《中国居民膳食指南》（2007）。

（2）总能量摄入与身体活动要平衡，保持健康体重，体重指数（BMI）在 18.5~24 千克/米^2。

（3）低脂肪、低饱和脂肪酸膳食。膳食中脂肪提供的能量不超过总能量的 30%，其中饱和脂肪酸不超过总能量的 10%，尽量减少摄入肥肉、肉类食品和奶油，尽量不用椰子油和棕榈油。每日烹调油用量控制在 20~30 克。

（4）尽可能地减少反式脂肪酸的摄入，控制在不超过总能量的 1%。少吃含有人造奶油的糕点、含有起酥油的饼干和油炸油煎食品。

（5）摄入充足的多不饱和脂肪酸（6%~10%总能量），并且亚油酸/α-亚麻酸等多不饱和脂肪酸的比例适宜（5%~8%/1%~2%），即比例达到（4~5）：1。适量使用植物油［25 克/（人·天）］，每周食用 1~2 次鱼类，相当于 200~500 毫克 EPA（二十碳五烯酸）和 DHA（二十二碳六烯酸）。素食者可以通过摄入亚麻籽油和坚果获取 α-亚麻酸。提倡从自然食物中摄取，不主张盲目补充鱼油制剂。

（6）适量的单不饱和脂肪酸，占总能量的 10%左右。适量选择富含油酸的橄榄油、茶油、米糠油等烹调用油。

（7）低胆固醇。膳食胆固醇摄入量不应超过 300 毫克/天。限制富含胆固醇的动物性食物，如动物内脏、鱼子、鱿鱼、墨鱼等。富含胆固醇的食物同时也富含饱和脂肪酸，选择食物时应一并加以考虑。需要说明的是，限制摄入并不是不摄入，适量的胆固醇摄入还是必要的，胆固醇是构成细胞膜和维持人体正常代谢必需的物质。蛋黄中胆固醇含量比较高，所以有些人吃鸡蛋时不吃蛋黄，这其实并不是一个好的做法。其他动物内脏等可以不吃，但由于鸡蛋中的蛋白质配比更适合人体，所以通过吃鸡蛋补充蛋白质是最经济和健康的做法。

（8）限盐。每天食盐摄入量不超过 6 克，包括味精、防腐剂、酱菜、调味品中的食盐，提倡食用高钾低钠盐（肾功不全者慎用）。

（9）适当增加钾，使钾/钠 = 1，即每天钾摄入量为 70～80 毫摩尔。每天通过摄入大量蔬菜、水果获得钾盐。

（10）足量摄入膳食纤维，每天摄入 25～30 克，这可从蔬菜、水果和全谷类食物中获取。

（11）足量摄入新鲜蔬菜（400～500 克/天）和水果（300～400 克/天），如绿叶菜、十字花科蔬菜、豆类、水果，可以减少患冠心病、中风和高血压的风险。

（12）增加身体活动。身体活动每天 30 分钟中等强度，每周 5～7 天。

2. 高血压病的营养治疗原则

（1）限制总能量。控制体重在标准体重范围内，体重减轻以每周 1.0～1.5 千克为宜。体重每增加 12.5 千克，收缩压可上升 1.3 千帕（10 毫米汞柱），舒张压升高约 0.9 千帕（7 毫米汞柱），说明体重增加，对高血压病治疗大为不利。

（2）适量蛋白质。蛋白质代谢产生的含氮物质，可致血压波动，应限制动物蛋白。调配膳食时应考虑蛋白质的生理作用，应选高生物价优质蛋白，按每千克体重 1 克的量补给，其中植物蛋白质可占 50%，动物蛋白选用鱼、鸡、牛肉、鸡蛋白、牛奶、猪瘦肉等。

（3）限制脂类。减少脂肪，限制胆固醇；除椰子油外，豆油、菜油、花生油、芝麻油、玉米油、红花油等植物油均含维生素 E 和较多的亚油酸，对预防血管破裂有一定作用。患高脂血症及冠心病者，应限制动物脂肪的摄入。如长期食用高胆固醇食品，如动物内脏、脑髓、蛋黄、肥肉、贝类、乌贼鱼、动物脂肪等，可致高脂蛋白血症，促使脂质沉积，加重高血压病，故膳食中胆固醇的摄入应少于 300 毫克/天。

（4）多选用复合糖类。进食复合糖类、含食物纤维高的食品，如淀粉、糙米、标准粉、玉米、小米等均可促进肠蠕动，加速胆固醇排出，对防治高血压病有益。葡萄糖、果糖及蔗糖等，均可升高血脂，故应少用。

（5）矿物质和微量元素。

1）限制钠的摄入。人群普查和动物试验都证明，吃盐越多，高血压病患病率越高，限制食盐后血压降低。低钠膳食时要维持机体代谢，防止低钠血症，供给食盐以 2~3 克/天为宜。

2）补钾。限钠时应注意补钾，钾钠比例至少为 1.5：1。有些利尿药可使钾大量从尿中排出，故应供给含钾丰富食品或者钾制剂。含钾高的食品有龙须菜、豌豆苗、莴笋、芹菜、丝瓜、茄子等。

3）补钙。钙对高血压病治疗有一定作用，每天以供给 1 克为宜，连用 8 周可使血压下降。部分人不服用降压药，也可使血压恢复正常。含钙丰富的食品有黄豆及其制品，葵花子、核桃、牛奶、花生、鱼、虾、红枣、韭菜、柿子、芹菜、蒜苗等。

（6）补充维生素 C。大剂量维生素 C 可使胆固醇氧化为胆酸排出体外，可改善心功能和血液循环。橘子、大枣、番茄、芹菜叶、油菜、小白菜、莴笋叶等食品中均含有丰富的维生素 C。多吃新鲜蔬菜和水果，有助于高血压病防治。

（7）培养良好的膳食习惯。定时定量进食，不过饥过饱，不暴饮暴食，不挑食、偏食。应喝茶戒烟，最好忌酒。

（8）食品选择。

1）多吃降压降脂食品。多选用能保护血管和降血压及降脂的食品。能降压的食品有芹菜、胡萝卜、番茄、荸荠、黄瓜、木耳、海带、香蕉等。降脂食品有山楂、香菇、大蒜、洋葱、海鱼、绿豆等。此外，草菇、香菇、平菇、蘑菇、黑木耳、银耳等蕈类食品营养丰富，味道鲜美，对防治高血压病、脑出血、脑血栓均有较好效果。

2）禁忌食品。所有过咸食品及腌制品、蛤贝类、虾米、皮蛋和含钠高的绿叶蔬菜等，烟、酒、浓茶、咖啡及辛辣刺激性食品均应禁忌。高血压病患者参考食谱见表1。

表1 高血压病患者参考食谱

早餐	低脂牛奶250毫升，小米粥（小米30克），麸皮面包50克
午餐	米饭（大米125克），清蒸鲈鱼150克，木耳青菜（木耳5克，青菜100克），蒜泥拌海带丝（大蒜头10克，海带丝100克），香蕉100克
晚餐	米饭（大米125克），肉末豆腐（瘦猪肉50克，豆腐150克），拌黄瓜100克，番茄冬瓜汤（番茄50克，冬瓜100克）
能量 7.7兆焦（1834千卡）	蛋白质 73克（16%）
脂肪 43克（21%）	糖类 289克（63%）
钠 2 119毫克	钾 1 947毫克

注：全日烹调用玉米油20毫升，盐4克。

3. 高脂血症的营养治疗原则

高脂血症一般是指在早晨空腹时血液中胆固醇和甘油三酯的浓度超过正常人的标准，其中一项超过正常，分别称为高胆固醇血症或高甘油三酯血症。

（1）单纯性高甘油三酯血症的营养原则。

1）控制总能量。能量摄入不宜超过需要量，防止肥胖和超重，如体重过高应减少能量的摄入，并适当增加运动。

2）糖类。占总能量的50%~60%，多吃含较多膳食纤维的各类杂粮，禁食蔗糖、果糖、水果糖、蜂蜜、含糖点心、罐头等单糖食物。

3）低胆固醇。限制胆固醇的摄入量，每天300毫克以下，禁用高胆固醇食物，如动物内脏、猪脚、蛋黄、奶油等。

4）多食豆类食品及新鲜蔬菜。

（2）单纯性高胆固醇血症营养原则。

1）限脂肪。控制脂肪的摄入量，每天40克左右，以植物油为主，减少动物脂肪的摄入，不吃肥肉、油炸等油脂高的食物。

2）限制胆固醇摄入量。胆固醇轻度增高者，每天胆固醇摄入量应小于 300 毫克，中、重度增高者每天胆固醇摄入量小于 200 毫克。禁用高胆固醇类食物，如动物内脏、猪脚、蛋黄、奶油等。

3）能量及糖类无须严格控制，多食豆类食品及新鲜蔬菜。

（3）胆固醇及甘油三酯均升高者的营养原则。

1）控制能量和糖类。能量摄入不宜超过需要量，防止肥胖和超重，如体重过高应减少能量的摄入，并适当增加运动。糖类占总能量的 50%~60%，多吃含较多膳食纤维的各类杂粮，禁食蔗糖、果糖、水果糖、蜂蜜、含糖点心、罐头等单糖食物。

2）限制脂肪和胆固醇。控制脂肪的摄入量，每天 40 克左右，以植物油为主，减少动物脂肪的摄入，不食肥肉、油炸等油脂高的食物。胆固醇每天摄入量小于 200 毫克，禁食高胆固醇食物，如动物内脏、猪脚、蛋黄、奶油等。

3）多食豆类食品及新鲜蔬菜水果。

高脂血症患者参考食谱见表 2。

表 2　高脂血症患者参考食谱

早餐	豆浆燕麦片粥（豆浆 100 毫升，燕麦片 20 克，白糖 10 克），花卷 50 克	
午餐	米饭 100 克，清蒸鱼 100 克，炒油菜 150 克	
晚餐	馒头 100 克，鸡块烧土豆（鸡肉 50 克、土豆 150 克），番茄豆腐汤（番茄 100 克、豆腐 50 克），苹果 125 克	
能量　6.7 兆焦（1 600 千卡）	蛋白质　72 克（18%）	
脂肪　28 克（16%）	糖类　265 克（66%）	
胆固醇　142 毫克	饱和脂肪酸　3.4 克	
多不饱和脂肪酸 5.1 克		

4）食物选择。选择富含维生素 C 的食物（新鲜蔬菜和水果等），富含膳食纤维的食物（蔬菜、豆类、粗粮等），含优质蛋白质的食物

（鸡蛋清、瘦肉、脱脂奶等），富含多不饱和脂肪酸的食物（鲱鱼、三文鱼、沙丁鱼、金枪鱼等海水鱼类），可能有降脂作用的食物（洋葱、大蒜、香菇、木耳、海带、紫菜、山楂、魔芋等）。禁食或少食动物内脏、肥肉、甜食和纯糖类食物及各类高胆固醇食物。

4. 冠心病营养膳食原则

（1）控制能量供给。能量摄入不宜超过需要量，防止肥胖和超重，如体重过高应减少能量的摄入，并适当增加运动。糖类占总能量的50%～60%，多吃含膳食纤维多的各类杂粮，限制蔗糖和果糖的摄入。

（2）适量蛋白质。蛋白质按每千克体重每天1克供给，其中植物蛋白质可占50%，尽量多选黄豆及其制品，心力衰竭严重时，按每千克体重每天0.8克供给。

（3）低脂肪。控制脂肪的摄入量，每天40克左右，以植物油为主，减少动物脂肪的摄入，不食肥肉、油炸等油脂高的食物。

（4）低胆固醇。限制胆固醇的摄入量，每天300毫克以下，禁食高胆固醇食物，如动物内脏、猪脚、蛋黄、奶油等。健康人每天吃1个鸡蛋，对血胆固醇影响不大，但不宜多吃。

（5）限制钠盐以预防和减轻水肿。每天食盐量低于6克。

（6）少量多餐。切忌暴饮暴食，避免过饱，每天4～5餐，防止饱食增加心脏负担，诱发心律失常或心绞痛等不良后果。

（7）充足的维生素和矿物质。多食用新鲜蔬菜和水果，用排钾性利尿剂和洋地黄等药物时，选含钾较多的食品，如干蘑菇、紫菜、荸荠、红枣、香菜、菠菜、苋菜等蔬菜。

（8）食物选择。

1）宜食食物。粮食类、豆类及其制品、新鲜蔬菜、水果、酸牛奶、鸡蛋清、鱼、去皮鸡肉、牛肉、猪瘦肉、蘑菇、香菇、大蒜、大葱、韭菜、海带、芹菜、茄子、黑木耳等。

2）禁食食物。肥猪肉、羊肉、动物内脏、全脂奶油、香肠、冰激凌、巧克力、油酥点心，刺激性食物如辣椒、胡椒、酒精饮料、浓咖啡。

冠心病患者参考食谱见表3。

表3 冠心病患者参考食谱

早餐	脱脂牛乳200毫升，玉米花卷50克，小米粥（小米30克）
午餐	米饭（大米125克），虾仁豆腐（虾仁50克、豆腐100克），番茄炒蛋（番茄80克、鸡蛋50克），胡萝卜西兰花菜（胡萝卜30克、西兰花菜100克），苹果100克
晚餐	米饭（大米125克），清蒸小黄鱼（小黄鱼100克），拌黄瓜100克，香菇菜心（香菇30克、青菜100克）

能量　7.6兆焦（1 816千卡）	蛋白质　76克（16.7%）
脂肪　35.7克（17.7%） 胆固醇　257.62毫克	糖类　257克（65.6%） 钠　20~23克

注：全日烹调用玉米油20毫升，盐4克。

5. 急性心肌梗死的营养治疗原则

（1）过冷或过热食品均应避免，浓茶、咖啡也不适宜。

（2）注意维持血液钾、钠平衡。对合并有高血压或心力衰竭患者仍应注意控制钠的摄入。应用利尿剂有大量电解质自尿中丢失时，则不宜限制过严。镁对缺血性心肌病有良好的保护作用，膳食中应有一定的镁，建议成人镁的适宜摄入量为每天300~450毫克，主要从富含镁的食物如有色蔬菜、小米、面粉、肉、水产品、豆制品等获取。

（3）控制液体量。控制液体摄入，减轻心脏负担。每天口服液体量根据病情而定，可进食浓米汤、厚藕粉、枣泥汤、去油肉茸、鸡茸汤、薄面糊等食品。

（4）限制脂类。要求低脂肪、低胆固醇、高多不饱和脂肪酸饮食。病情稳定后，患者逐渐恢复活动，饮食可逐渐增加或进软食。脂肪摄入量限制在每天40克以内，胆固醇每天摄入应少于300毫克，多不饱和脂肪酸的摄入要多于饱和脂肪酸，伴有肥胖者应控制能量和糖类摄入。

（5）保持丰富膳食纤维的摄入，大便通畅，排便时不可用力过猛。

6. 慢性心力衰竭的营养治疗原则

（1）适当限制钠盐摄入。根据水钠潴留和血钠水平，确定是否限钠及限钠程度。对于不用利尿剂的患者，首先是减少或者消除餐桌上食盐的使用和高钠饮食。根据充血性心力衰竭程度，给予不超过 3 克盐的限钠膳食。若使用利尿剂者，则适当放宽用量。

（2）注意电解质平衡。由于摄入不足、丢失增加或利尿剂治疗等可出现低钾血症，出现肠麻痹、心律失常，诱发洋地黄中毒等时则应摄入含钾高的食物。同时应监测使用利尿剂者镁的缺乏问题，并给予治疗。如因肾功能减退，出现高钾、高镁血症，则应选择含钾、镁低的食物。

（3）充足的无机盐、维生素。补充适量的钙在心力衰竭的治疗中有积极的意义。心力衰竭患者的尿镁排出增多，镁的浓度降低进一步加重病情，并诱发洋地黄中毒，故应增加镁的摄入。此外应给予足够的维生素，特别是维生素 C 和 B 族维生素。

（4）适当的能量。心力衰竭患者的能量需求取决于目前的体重（无水肿情况下的体重）、活动受限程度及心力衰竭的程度，在理想体重下，一般按照每千克体重给予 104.6~125.5 千焦（25~30 千卡）的热量。活动受限的超重和肥胖患者，必须减重以达到一个适当体重，以免增加心肌负荷。因此，对于肥胖患者，低能量平衡饮食每天 4 184~5 020.8 千焦（1 000~1 200 千卡）可以减少心脏负荷，有利于体重减轻，并确保患者无营养不良。严重的心力衰竭患者，应按照临床实际情况需要进行相应的营养治疗。

（5）控制体重增长。严重心力衰竭患者体重测量应该在每天的同一时间如早上空腹、排泄后进行。如一天的体重增加超过 0.5 千克，需及时告知医务人员。

（6）充足的优质蛋白质，应占总蛋白的 2/3 以上。

（7）建议每天从海鱼或者鱼油补充剂中摄入 1 克 ω-3 脂肪酸。

7. 代谢综合征的营养治疗原则　国外学者推荐代谢综合征患者采用"地中海饮食"。地中海饮食是泛指希腊、西班牙、法国和意大利南部等处于地中海沿岸的南欧各国以蔬菜、水果、鱼类、五谷杂粮、豆类和橄榄油为主的饮食风格，研究发现地中海饮食可以减少患心脏病的风险，还可以保护大脑免受血管损伤，降低发生中风和记忆力减退的风险。地中海膳食结构特点：

（1）以种类丰富的植物食品为基础，包括大量水果、蔬菜、土豆、五谷杂粮、坚果、种子。

（2）对食物的加工尽量简单，并选用当地应季的新鲜蔬果作为食材，避免微量元素和抗氧化成分的损失。

（3）烹饪时用植物油（含不饱和脂肪酸）代替动物油（含饱和脂肪酸）及各种人造黄油，尤其提倡用橄榄油。

（4）脂肪占膳食总能量的比例最多为35%，饱和脂肪酸只占不到7%~8%。

（5）适量吃一些奶酪、酸奶类的乳制品，最好选用低脂或者脱脂的。

（6）每周吃两次鱼或者禽类食品（多项研究显示鱼类营养更好）。

（7）一周吃不多于7个鸡蛋，包括各种烹饪方式。

（8）用新鲜水果代替甜品、甜食、蜂蜜、糕点类食品。

（9）每月红肉总量不超过7~9两（1两=50克），而且尽量选用瘦肉。

（10）适量饮用红酒，最好进餐时饮用，避免空腹。男性每天不超过两杯，女性不超过一杯。

（11）除平衡的膳食结构之外，地中海式饮食还强调适量、平衡的原则，健康的生活方式，乐观的生活态度，每天坚持运动。

第四章　浅谈心律失常的防治

杨海涛

一、什么是心律失常

健康人的心脏按照一定节律和速率有节奏地跳动（搏动）。一些人在体内环境变化的影响下（心脏的生理因素发生变化），或者某些病变的情况下（心脏受病理因素的影响），心脏发生了心跳节律和（或）速率的异常变化，我们把这种异常变化称为心律失常。简单地说，心律失常主要表现为心脏跳得太快、太慢和（或）节律不整齐。

据流行病学调查，每4个人当中就有1个人患有心律失常，心律失常是最常见的心脏疾病之一。有的心律失常（良性）对人体没有太大影响，但是恶性心律失常会给我们的健康甚至生命造成威胁。

健康人有时候也会觉得心慌，例如饮酒、吸烟、喝了过浓的咖啡或茶、突然情绪激动或是受了惊吓、参加剧烈的体育活动等，这些症状会随着诱因的去除而消失。这些诱因导致的暂时的心律失常就是所谓的良性心律失常，它占很大的比例，也就不必惊慌了。当然我们更要警惕恶性心律失常。

二、心律失常是怎么回事儿

心脏是人体内一个强壮的肌肉泵，比自身拳头稍微大一点，每天搏动10万次左右，不间断推动血液在循环系统流动。人的心脏在妊娠胚胎第一个月末，就开始了节律性收缩，血液开始定向循环，伴随终生。

心脏始终是生命的忠实伴侣。我们的心脏可以在一昼夜间使全部血液在周身循环 1 296 圈，完成体内的物质运输，维持新陈代谢和宝贵的生命延续。据推算，一个健康的成年人每天心脏搏出血量所做的功相当于将一辆 5 吨重的汽车抬高 5 米，如此循环往复、生生不息。

伴随着人类生命进程，心脏始终坚持奉行劳逸结合的"工作制度"，收缩期为工作期，舒张期为休息期。心脏每收缩和舒张一次构成一个心动周期。以成年人平均心率每分钟 75 次计算，一个心动周期需要 0.8 秒，一次心跳的心房和心室收缩时间分别是 0.1 秒和 0.3 秒，舒张时间是 0.7 秒和 0.5 秒。这种工作规律，使心房和心室交替收缩，交替休息。如果发生了心律失常，改变了心脏劳逸结合的"工作制度"，影响了循环系统的功能就会影响你的健康了。

心脏由数以万计的心肌细胞构成，按其生理功能分为自律细胞和非自律细胞。自律细胞在没有外来刺激的情况下，能自发地发出节律性兴奋冲动，如窦房结、房室结及心室束支以下的传导组织；非自律细胞在没有外来刺激的情况下，本身不会发生激动，如心房肌细胞和心室肌细胞。

正常情况下，窦房结的自律性最高，其起搏频率为 60～100 次/分，被称为第一级（正常）或最高起搏点；房室结及其周围组织被称为房室交界区，其自律性仅次于窦房结，起搏频率为 40～60 次/分，称为第二级（潜在）起搏点；心室内束支以下的传导组织自律性最低，起搏频率为 20～40 次/分，被称为第三级（潜在）起搏点。

心房和心室交界区具有重要的"延搁心电传导"作用，将来自窦房结及心房的电冲动延缓 0.10～0.22 秒后传导至心室。这个作用一方面可以保证心房收缩后心室才开始收缩；另一方面，它还有滤过作用，避免很快的心房率传导至心室，从而将心室率控制在一定的范围内，防止心房扑动或颤动时心室率过快。

正常情况下，心脏的起搏点是窦房结，所以人们的正常心率为 60～100 次/分，实质上就是窦房结的起搏频率。第二级和第三级起搏点为潜在起搏点，正常情况下不行使起搏功能，只有在窦房结出现起搏或传导故障（如病态窦房结综合征或房室传导阻滞）时，第二级起搏点才行使其起搏功能。依此类推，当第一级和第二级起搏点都出现故障时，第三级起搏点开始起搏。因此，潜在起搏点是保证心脏安全的储备因素。这使我们想到部队的建制，有司令员（相当于窦房结）、下级指挥官（房室结）及士兵（心房肌细胞和心室肌细胞），当然还有传导系统（通信兵），只有这几级系统完美地配合才能形成协调的整体，才会有节奏、有节律、有战斗力。如果有一个环节有问题，心律就会失常。

而这些自律细胞要受交感神经和迷走神经双重调节，就像一个家庭，有一个严厉的父亲和一个慈祥的母亲管理整个家庭，起着互补的作用，最为和谐。母亲宽容（交感神经），孩子们就兴奋活泼；父亲严厉（迷走神经），孩子们就紧张拘谨。人们紧张或激动时，会引起交感神经兴奋，窦房结的自律性（起搏频率）增加（如果大于100次/分，学术术语称作窦性心动过速），心率加快，传导加速，心室收缩加强，可产生心慌等不适感；相反，当安静、休息，特别是夜晚睡觉时，迷走神经兴奋性增加，这时的窦房结自律性降低（低于60次/分，称作窦性心动过缓）。因此，正常状态下，人们夜间的心率比白天慢。重体力劳动者和运动员的迷走神经兴奋性比普通人高，所以他们的心率偏慢。受某些药物或神经-体液因素的影响，心率会加快或减慢。例如，甲状腺功能亢进时，易出现窦性心动过速；甲状腺功能减退时，易出现窦性心动过缓。高钾血症时，也会出现心动过缓等。

三、心律失常的临床表现及类型

关于心律失常的症状可以概括为三句话：一是少部分心律失常患者无症状，查体时发现心电图改变。二是心律失常患者最常见的症状是心悸（心慌），患者能感觉到自己的心脏跳动，有的感觉心脏好像要跳出来了，有的因为有濒死感而到医院就诊。三是其他可能出现的症状，包括头晕（眩晕）、头痛、胸闷、胸痛、憋气（呼吸困难）、心前区感觉不适（可出现心前区剧烈疼痛）、气急、乏力、抽搐、手足发凉、晕厥、神志不清、猝死等。

　　结合上面简单介绍的心脏简单解剖和心律失常的基础知识，以及窦性心动过速和窦性心动过缓，我们来看看其他心律失常是怎么回事，又有什么特殊的地方。

　　1. 期前收缩　期前收缩在临床上最为常见，据统计，在正常人群中约有70%都有期前收缩，只不过期前收缩数不同而已。上面说过正常的冲动是窦房结（司令员）发出的，而下级都是被动服从的。如果司令员有病或者休息时，下级指挥官（房室结）及士兵（心房肌细胞和心室肌细胞）高调的话，就会提前无计划地行动，就成为期前收缩了。分别命名为房性期前收缩、交界性期前收缩及室性期前收缩。

　　期前收缩突出的特点就是早，即提前出现。不同的是，室性早搏看起来更宽大、畸形，因为它最低级，属于普通士兵的乱，发号施令最容易识别。而其他的期前收缩是由指挥官发出的，只不过提前发出来，还是由士兵（心室）来执行，所以看起来和正常的差不多，有的甚至不容易看出来。

　　期前收缩一般危害不大，可以不做治疗，但是太多的室性早搏就会引起不舒服了，有人说提前跳一下，有人说有间歇了。当然不同的人感觉不同。

　　2. 心动过速　其次看一下令人难受的心动过速，还是按照部队建制分吧，司令员窦房结引起的上面已经讲过，叫窦性心动过速，士兵（心房肌、心室肌）引起的叫房速和室速，当然还有和指挥官（房室结）相关的心动过速-房室结双径路及房室旁道引起的心动过速。这些心动过速在心电图上是难以区分的，我们可以笼统地称为室上速。心动过速发作时，患者会感到突然心慌、头晕、胸闷、胸痛、晕厥，偶有猝死。从感觉上很难区分出哪一种心动过速。心电图上也不能区分全部的心动过速，要区别开来需要做心内电生理检查。借鉴室性早搏的说法，室速看起来更宽大、畸形，不同的是室速连续发生，速度更快。室上速与正常的差不多，只不过速度很快，心跳可高达每分钟160~250次。

　　值得注意的是，心动过速是需要药物治疗的，不要庆幸跳一会儿就自己停止了，它的发展趋势是持续时间越来越长，发作越来越频繁。当然要根治需要做射频消融术。

3. 心动过缓　缓慢心律失常共同的特征在于一个"慢"字，因为心率慢，到全身的血液少，就会表现为乏力、头晕，甚至一过性的眼前一黑或者直接摔倒。症状的发生和心跳的次数直接相关。

（1）首先了解一下病窦综合征。主要是"司令员"病了，发号施令的机会很少，其他部分都是正常的，所以心跳长期缓慢，平均在60次/分以下，这和窦性心动过缓似乎没有区别。实际上区别在于，窦性心动过缓活动后，心率可以超过90次/分，而病窦综合征是不会超过90次/分的。

（2）其次是房室传导阻滞。心房和心室的关系有时候像男女朋友的约会，正常的情况下，男方到达约会地点，女方也会如期而至，对应心电图上也就表现为心房跳动后不久心室开始收缩。中间的间隔时间为0.10~0.21秒。异常情况下就表现为不同的传导阻滞。

1）Ⅰ°房室传导阻滞。表现为心房心室间的间隔时间大于0.22秒，男方到达后，女方总是迟到，总在0.22秒后到达。一般这种传导阻滞是不需要特殊治疗的。但应用药物时要注意，避免加重因素。

2）Ⅱ°-Ⅰ型房室传导阻滞，心房总是规律出现，但心室往往迟到，迟到时间逐渐延长，最后干脆不来了，就丢失一次心跳。Ⅱ°-Ⅰ型房室传导阻滞，就像认识了一个奇怪的女朋友，总是没有原因地失约，表现为心房规律出现，心室突然没有了。

3）Ⅲ°房室传导阻滞，就像男女朋友分手了，各有各的新生活，各有各的规律，互不依赖，心电图就表现为各有各的节律，心房心室是分离的。很容易从男女朋友的关系来理解传导阻滞的危害的话，Ⅱ°-Ⅱ型房室传导阻滞和Ⅲ°房室传导阻滞危害也最大，是需要起搏器来治疗的。

至于室内阻滞和左右束支传导阻滞因为发生在心室内，所以仅仅表现为心电图心室波的形状改变，往往是体检时通过心电图发现的，本身没有特殊表现，也不需要治疗。

4. 心房颤动　最后谈谈心房颤动，简称房颤，是临床最常见的心律失常之一。房颤时，心房内激动传导的方向不一致，也就是心房的活动极其不规则，没有特定的规律可言，并且频率快，使心房丧失了正常的活动，使有效的收缩功能丧失，所以心脏每次向外搏出的血量减少10%~20%。房颤时心房的激动频率高达300~600次/分，虽然由于房室结的保护作用可使这些激动不能全部到达心室，但是心室率（心率）仍然可以达到100~160次/分，这比正常窦性心率快，而且节律绝对不整齐。如果你自觉心跳快且不规律、脉搏不整齐等表现，那你就有可能有房颤了。

（1）心房颤动分类。根据患者房颤发作的时间和特点可以将房颤分为初诊房颤、阵发性房颤、持续性房颤、永久性房颤和长程持续性房颤五类。

阵发性房颤是指能在7天内自己转复为窦性心律者，一般房颤的持续时间<48小时；持续性房颤指持续7天以上，需要药物或电复律才能转复为窦性心律者；永久性房颤指不能转复为窦性心律者，或者医生和患者已经接受房颤持续存在，不打算转复为窦性心律的；当房颤持续时间超过1年，并考虑转复窦性心律（如拟行射频消融手术）时，称为长程持续性房颤。

（2）房颤危害。房颤的主要危害是脑卒中和心力衰竭。房颤时，心房机械收缩功能丧失，血液瘀滞而易形成血栓。若血栓脱落，栓子随血液循环到全身，可引起脑梗死或体循环栓塞而致残、致死。

房颤患者血栓栓塞事件发生概率为正常人的5~17倍。非瓣膜病房颤患者不抗凝状态下，脑卒中率为5.3%，35%的患者在其一生中至少发生过一次脑卒中，老龄、高血压病、糖尿病、冠心病、慢性心力衰竭病史都是房颤脑卒中的危险因素。因此，对于卒中高危的房颤患者抗凝是必要的。

房颤患者心房有效收缩功能丧失和长期心率过快可导致心动过速性心肌病，最终导致心功能下降，甚至心力衰竭。

一旦出现房颤就一定要注意，尽可能地进行药物或者射频消融来恢复正常的心跳；实在恢复不了，就选择控制心跳次数及抗凝治疗缓解症状，预防并发症。

四、心律失常的防治

心律失常，轻的可以不用治疗，重的需要紧急处理，否则会付出生命代价。所以要分清轻重缓急。因此，首要的任务是识别轻重缓急。

1. 心律失常的危险信号

（1）心前区剧烈疼痛。

（2）血压下降，出现头晕、晕厥（血流动力学改变）。心律失常严重到一定程度时，会影响心脏的收缩或舒张功能，进而对血流动力学产生不良影响。心脏有效排血量的明显减少可导致血压下降，使脑短暂缺血缺氧。一般来讲，心脏停止排血3秒钟，即可发生头晕；停止排血5~10秒钟即可发生晕厥；停止排血超过10秒钟，即可出现晕厥伴四肢抽搐，即阿-斯综合征。这种情况可见于恶性室性心律失常或完全性房室阻滞。

（3）若发作时还伴有胸闷、胸痛、气急、多汗、颜面苍白或青紫、四肢发冷、抽搐、黑蒙等，应立即就医。若起病较缓，持续时间短，无明显症状，可观察一段时间。如果心律失常是在情绪激动、剧烈运动和发热时出现，或在连续吸烟和大量饮酒、饮茶、喝咖啡、服用某些药物（如阿托品、洋地黄、奎尼丁、β受体阻滞剂）之后出现，或伴有低钾、低镁、高钾等电解质紊乱，应在去除诱因后再观察有无心律失常。

2. 判断心律失常轻重缓急的重要指标　根据心律失常的种类和危害总结一下治疗的时机。

（1）不需要特殊治疗或无重要临床意义的心律失常（良性心律失常）：包括窦性心律不齐、期前收缩、没有症状的窦性心动过缓、窦房结内游走心律、窦房结与房室交界区游走心律、房室交界区逸搏心律、不完全性右束支传导阻滞、左前或左后分支阻滞等。

（2）有明显症状、临床需要治疗的心律失常：包括大多数的阵发性室上性心动过速、心房扑动、心房颤动等。

（3）有潜在生命危险的心律失常：包括阵发性室性心动过速和Ⅱ°-Ⅱ

型房室传导阻滞等，需尽早治疗。

（4）致命性心律失常：包括心室颤动、心室扑动、心室停搏、完全性房室传导阻滞（心室率20次/分左右）、尖端扭转型室性心动过速等，这些心律失常均需要立即抢救（电复律、电除颤、心脏起搏等）。

3. 去除心律失常的常见诱因　生活中可引起心律失常的诱因不容忽视，如疲劳、喝浓茶或冷饮、烟酒刺激、情绪激动等都可引发心律失常。具体来说，可以归结为以下几个方面。

（1）体位改变。人在体位发生改变的情况下，除迷走神经张力有变化外，血流动力学也会发生程度不同的改变。一些人由于适应和调节能力差，在由立位到卧位或由卧位到立位时，可出现短暂的心律失常，若立即做心电图检查，可见心电图有异常改变。

（2）吞咽食物。一些患者在吞咽食物3～6秒后可突发心悸、头昏，甚至晕厥；有的出现心动过速、频发期前收缩；有的则发生心动过缓、传导阻滞。"狼吞虎咽"时症状更明显。吞咽食物引起的心律失常多数可自行消失，也有反复发作的病例，因此我们提倡"细嚼慢咽"的良好生活习惯。

（3）吸烟。烟草中的多种有害物质可直接刺激自主神经，引起心律失常。2～3小时内吸烟15～25支可引发严重心律失常，如心动过速、频发期前收缩、房性或室性心动过速等。

（4）过多饮酒可刺激体内儿茶酚胺类激素释放，加重心脏负担，增加心肌耗氧量。大量喝咖啡，也有同样效果。

（5）突然遇冷使神经系统受到刺激，血管收缩，血压升高，引发心律失常。

（6）大喜大悲、忧思过度、愤怒等均可通过大脑中枢神经系统，使心脏神经功能及内分泌激素释放失衡，导致心跳不规则。精神心理因素，其中自主神经功能紊乱最为常见，如神经衰弱、更年期综合征、惊恐或过度兴奋均可出现心律失常。

4. 药物治疗　需药物治疗的心律失常患者，要按照医生处方按时按量服药。明显的窦性心动过缓、窦性停搏、窦房阻滞应避免使用减慢心率的药物，如地高辛、β受体阻滞剂、地尔硫卓、维拉帕米等。

患者治疗心律失常，一定要向医生说明当前的服药情况，听从医嘱，不要随意加减药物剂量。抗心律失常药物本身也有两重性，使用恰当可有效地控制心律失常，使用不当可能加重原有心律失常，甚至诱发出原来没有的新的更严重的心律失常。

5. 经导管射频消融术　这是目前根治快速心律失常最常用和最可靠的治疗手段。其创伤非常小，无须开胸的介入操作治疗，技术成熟，安全性高，成功率为98%。射频消融术在导管室进行。患者躺在 X 线检查床上，医务人员将各种监测装置与患者身体连接，用无菌床单盖在患者身上；局部麻醉后，医生就像输液一样在患者的腿部及颈部用针进行穿刺血管，将标测旁路用的电极通过血管送入心脏内，确定旁路的部位；将射频消融用的一根很细、很长的可弯曲的导管（能将电信号传入和传出心脏）经血管送入心脏旁路的部位，医生通过导管找到心脏异常电活动的确切部位，再通过消融仪释放射频电流（低电压、高频率的电流）永久损伤心律失常发生的基质。受损伤的旁路丧失了传导电激动的能力。射频电流对心肌的损伤不大，不会有后遗症。经导管射频消融术需要 2~3 个小时，术后患者只需卧床 6~12 小时即可下床活动，住院时间为 2~4 天。

6. 心脏起搏治疗　心脏起搏是指植入人工心脏起搏器，来完全或部分替代心脏的电兴奋和电传导。主要适用于严重缓慢性心律失常。迄今为止，心脏起搏器是治疗心动过缓的唯一手段。某些特殊类型的起搏器具有抗心动过速的功能，可以应用于恶性心动过速的治疗。起搏器可分为临时起搏器和植入式起搏器（永久性或埋藏式）两种，前者用于紧急或临时情况（如心脏骤停或可能恢复的高度房室传导阻滞等），后者用于长期起搏治疗。

7. 定期体检　最后想说的是，不要忽视定期体检，很多心律失常患者没有心慌、胸闷等典型症状，而是在体检时才发现心律失常的。暂时没有症状的心律失常对身体一样有害，会伤害心脏或引发脑卒中，在严重疲劳状态下，可能突然发生严重的心律失常，甚至猝死。同时，运动要适量。对心律失常患者而言，绝不是运动量越大对身体越好，要本着"量力而动"的原则，不可勉强运动或活动过量。中老年人宜进行散步、打太极拳等较柔和的运动。保持良好的睡眠，避免过度劳累。再把其他的诱发因素去掉，也就去掉了心律失常的导火线。

【作者简介】

杨海涛，男，42 岁，医学博士，河南省人民医院心血管内科副主任医师。河南省中西医结合心血管学会委员，河南省老年医学学会青年委员，河南省起搏与电生理学会青年委员，中华临床医师杂志编委。

第五章 中老年人的"隐性杀手"

——血栓形成和栓塞

杨龙鹤

不少人都可能听说过、看到过或经历过这样一个可怕的事实，那就是，在我们身边，经常会有朋友，看似很健康，一个表面上好端端的健康人，却突然出现心肌梗死、脑卒中，甚至猝死。为什么呢？其中重要原因之一，是忽视了人体内隐性血栓的发生和进展！40岁以上的中老年朋友，人体内或多或少都有血栓形成和发生的隐患。因此，血栓是中老年人的最大"隐性杀手"，千万不可忽视！

如果能预知自己的身体状况，并采取合理的防治措施，就可以大大减少中风、心梗及猝死等灾难的发生。关于这方面的知识，综合如下几个问题，以供参考。

一、血栓的概念与形成

1. 血栓的概念　血栓是指血液在流动过程中，形成的具有特殊结构的血块。血栓的结构是什么样子？我先给大家看一张血栓的结构图（图1）。这是血栓在显微镜下，放大三四千倍时的样子。这一根一根像钢筋组成的托架是纤维蛋白，组成了血栓的骨架。这个骨架里的大量黑点的成分为血小板，周围的红一块、白一块的部分就是大量的红细胞与白细胞。

人体的血栓，纤维蛋白是其中的主要架构，血小板填充在架构之中，周围附以大量的红细胞和白细胞堆积而成。

2. 血栓的形成　"冰冻三尺，非一日之寒"。血栓在人体内经历从无到有，从小到大，经过几个月或者是几年甚至是几十年的漫长过程。血栓的形成过程分为四个时期：第一阶段是血栓因子增长期，第二阶段是血管受损病变期，第三阶段是血栓形成期，第四阶段是发病期。研究表明，血栓形成必须具备三个特定的条件。

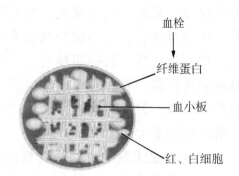

图 1　血栓的结构

（1）有心脏、血管内膜的损伤。常见于动脉粥样硬化、静脉炎等，使血管硬化、弹性下降、管腔变窄。血管壁是否光滑，粗糙和损伤的程度，是血栓能否形成的重要因素。血管壁越粗糙，越容易形成血栓。年轻人的血管内壁很光滑，不易形成血栓。老年人血管内壁因衰老使之纤维化和硬化，这就容易形成血栓，出现缺血和栓塞，从而发生心梗、脑中风。

（2）血液黏稠度增高。主要原因是水分不足、纤维蛋白原增高等，导致血流减慢、液体形成漩涡或停滞。血液中纤维蛋白原大于500毫克/100毫升时，血栓形成的危险性会增加4倍。

（3）血液凝固性增高。其原因主要是凝血酶原增加，或制造抗凝血物质的前列腺素减少所致，使血液处于高凝聚状态。

在血栓形成过程和血栓结构中，没有涉及血糖、血脂和胆固醇，这是因为它们并不参与血栓的形成。现在很多医学宣传，只强调了胆固醇、血脂增高的危险性，这应该说是对的，但却忽略了对血栓危害的警惕和采用及时有效的防治血栓措施。

大部分（约87%）脑卒中起病都是缺血性的。导致急性缺血性心梗、脑卒中的核心原因多是血栓形成导致的血流部分或完全阻塞。

二、血栓的危害

血栓一旦形成，就有可能堵塞血管。静脉栓塞，就可能出现局部静脉瘀血、水肿，甚至坏死；堵塞肺动脉，就会形成不同程度的肺栓塞；堵塞肾动脉，会造成肾功能衰竭；堵塞冠状动脉，就罹患心肌梗死；堵塞脑血管，就罹患脑梗死、半身不遂，甚至猝死。这些临床表现的多种征兆，总称为血栓性疾病。如不加防治或治疗不及时，可导致严重后果。怎样维护好自己体内的交通生命线，是人人必须关心和严肃对待的重大问题！

1. 血栓是多发的心脑血管病的罪魁祸首　请大家先看图 2，这是世界卫生组织做的一个调查，他们调查的是 65 岁以上老年人的死亡原因。他们花了几十年的工夫，主要在北美、西欧等 20 多个发达国家长期跟踪，最后得出了这样一个结果。

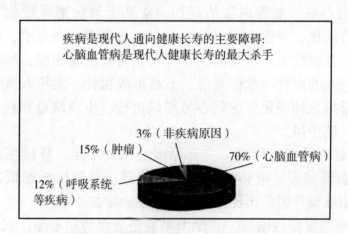

疾病是现代人通向健康长寿的主要障碍:
心脑血管病是现代人健康长寿的最大杀手

3%（非疾病原因）
15%（肿瘤）
70%（心脑血管病）
12%（呼吸系统等疾病）

图 2　世界卫生组织对北美、西欧 20 多个发达国家 65 岁以上老年人死亡原因分析

从这个图中可以看出，人类死亡原因，非疾病原因占 3%，呼吸系统等疾病占 12%，肿瘤占 15%，心脑血管病占 70%。也就是说，在国外，65 岁以上的老年人，由于血栓可有 70% 是因中风、心肌梗死等心脑血管病死亡的。

据统计，在我国目前心脑血管疾病患者已经超过 2.3 亿人，每 5 个成年人中就有 1 人患有心脑血管疾病；每年近 300 万人死于心脑血管疾病，在我国总死亡病因分析中，每 5 个死亡的人中有 2 人死于心血管病。心血管病死亡占总死亡病因的 41%，居各种死因的首位。我国每天因心血管病死亡9 590人，估计每10秒钟就有1人死于心脑血管疾病（《中国心血管病报告2011》健康报，2012年8月13日）。心脑血管病由于其高发病率、高致残率、高死亡率及其逐年递增的医疗费用，已成为严重影响我国国民健康的重要公共卫生问题。

目前，我国心脑血管病的死亡率仍在逐年上升，且趋于年轻化。由此可以得出结论，心脑血管病是现代人，特别是65岁以上老年人死亡的主要原因。

2. 血栓对人的危害　上海复旦大学医学院的戴稼禾教授长期从事抗血栓的研究，他说，"如果对血栓引起的脑中风、心梗能够防治，至少可以多活25岁"。还有专家说，预期寿命可以增加4.95岁，而我国"十二五"规划目标预期寿命是增加1岁。

有专家认为，卒中发病原因较复杂，多数老年人颈动脉会出现斑块或狭窄，但不一定发生卒中，而没有斑块的所谓"健康"人，甚至也可能会突然发生脑中风、心梗，甚至猝死。这足以说明隐性血栓在脑中风、心梗发病中的危害！

3. 要警惕心脑血管病的先兆　血栓形成的过程中，有些已形成的血栓还不到发生心梗、脑中风的程度而呈现一时性阻塞时，则表现为一过性缺血症状。

（1）心肌梗死的前驱症状。

1）体力活动劳累或紧张时，有心悸、疲劳、短暂的胸痛、胸部不适或产生呼吸困难感。

2）突然出现胸骨后放射性疼痛、胸闷、压迫感。

3）脉搏过快、过慢、短促或不规则。

4）静息时自觉心跳有异常。

（2）警惕脑血管病的小卒中。小卒中是大脑血管病的"先遣队"，是脑中风的预警器。这些小卒中的症状包括一过性（暂时性）眩晕，一过性头痛，一过性视物不清，尤其是单眼视物不清；一过性言语不利，突然找不到正确的词语表达，或者是讲话的时候出现一过性逻辑错误；还有一过性晕厥，突然跌倒在地，神智昏迷，意识丧失，几分钟后醒来，一切如常；一过性肢体麻木、局部不自主的异常，如失灵等。小卒中发生的频率是临床卒中事件的 5 倍。

对血栓所致的小卒中和心梗的前驱征兆，应该防微杜渐，及早诊治。如果不加以积极治疗，随时会突发心肌梗死、脑血管意外等等，甚至是致命的猝死。它即使不出现上述严重的疾病，由于血管缺血，也可能会影响患者的思维、情感和人格，甚至导致抑郁、痴呆等疾病。

2008 年"世界卒中日"的主题是："小卒中，大麻烦"。三个纵向研究发现，1998 年，在美国约 90 万个小卒中梗死和 20 万个小卒中出血中，有 77 万个发生了临床卒中事件。最近一篇来自费明汉研究的论文指出，在社区中的未患过卒中的个体中，10%患有小卒中，平均年龄为（62±9）岁。

世界卫生组织前任总干事李中玉，就是因为忽视了小卒中的症状，在 2006 年 5 月突发卒中去世，当时还不到 60 岁。所以，对小卒中越早干预越好。古人云："圣人不治已病治未病"。目前，虽然这种心脑血管疾病已引起全社会的重视，但关键还要落实到每一个人的行动上。

三、"隐性血栓"检查的临床意义

从上面所讲，我们已经知道，血栓是引起心梗、脑中风的主要原因。我们要做的工作就是想尽办法不得血栓，得血栓后尽快治疗血栓，以防患于未然。

1. "隐性血栓"学说　上海复旦大学医学院戴稼禾教授运用血液流变学和血流动力学的方法，对心脑血栓病的病理生理与血栓形成机制研究后发现，血栓病发病前，患者体内存在一种"隐性血栓"病变，这种"隐性血栓"病变集中表现在两个方面：一是血液出现高凝聚状态，这被称为"血栓形成前状态"；二是血管，主要是动脉血管管壁上形成大量陈旧性血栓斑块。血栓在没有脱落前，是隐藏在身体各处血管壁上，被称为"隐性血栓"。正是上述病变的存在和发展，才导致心梗、脑中风等心脑血管疾病的发生。"隐性血栓"是很危险的致病因素，你要是不管它，说不定随时都会形成致病血栓，危及健康，甚至夺去生命。如果对"隐性血栓"状态能早发现、早治疗，即对"隐性血栓"预测、预治，并跟踪监测，就能够有效预防心梗、脑中风等心脑血管病的突然发生。为此，戴教授创立了"隐性血栓"学说和预防心脑血栓病新模式。

2. "隐性血栓"的检测 依据血栓形成的条件，在血栓形成和造成危害前，检测血液的黏稠度和凝聚状态，以判断体内是否有"隐性血栓"和已经形成血栓的危险程度。"隐性血栓"的检测方法是采用"多环血栓检测仪"。这个仪器是由机械传动系统、恒温系统、电子程序控制系统、计时系统和旋转环等五大系统组成的。仪器内控制的温度为37℃，和人的体温是一样的。仪器转动的速度和人体血液循环的速度是一样的。通过仪器的离心技术，把血液里携带的血栓因子聚集在一起，从血栓的长度和血栓的干重、湿重及血栓的颜色与形状等来判断血栓的危险性。

3. "隐性血栓"检测结果的临床价值

（1）正常的血栓值为 8~15。一般 20 岁左右的年轻人，都没有"隐性血栓"。如果是六七十岁了，检测的结果是 8~15，则提示你没有得心梗、脑中风的危险因子，具备长寿的条件。

（2）容易发生冠心病、心绞痛的人，血栓值为 20~30。如果你检测的结果在这个范围，你就要开始预防血栓了。

（3）容易发生心梗的人，血栓值在 40~60。

（4）容易发生脑中风的人，血栓值在 60 以上。如果你检测的结果在这个范围，你就要积极采取一些措施，避免血栓形成。

四、隐性血栓防治

1. 实施自我保健，践行健康的生活方式 通过大量流行病学调查，动脉粥样硬化血栓形成，其遗传因素占 10%~15%，不良的生活方式占 80%~90%。也就是说，中老年人只要学习和掌握预防血栓、心脑血管病的知识，改变或纠正不良的生活方式，养成科学的饮食习惯，戒烟限酒、适量运动、保持平和的心态等，实施自我保健，践行健康的生活方式，就能防控心脑血管疾病。因为大部分心脑血管病是可以预防的。

忽视预防血栓是发生心脑血管病的重要因素之一！现在我们针对发病原因，要想尽一切办法，防止血栓形成；已经形成血栓时，还要想尽一切办法，把血栓去除掉，才能除掉隐患。

预防血栓，除践行健康的生活方式外，还有什么好办法吗？

2. 防治血栓的新方法　对付上述的心梗、脑中风，现在我们发现了一种新方法，我认为值得推荐给中老年朋友。这也是从世界第一长寿国——日本那里学来的。

日本心脑血管疾病的发病率只有 0.4%，是世界最低的。而我国心脑血管疾病的发病率却高达 18.8%。

为什么会有这么大的差距？难道日本有什么秘诀吗？专家们经过反复研究发现，日本人很重视自我保健，他们不是靠药物，而是靠良好的健康生活方式来预防心脑血管病，尤其是喜欢吃纳豆。

纳豆有一千多年的历史，它源于中国，发展于日本。现在日本民间吃纳豆已成生活习惯。须见洋行博士研究纳豆发现，从纳豆中提取出来的活性成分是一种多元化的链激酶，进入人体之后，它能抑制血小板聚集，来调节人体的凝血机制；它可以激活人体内免疫机制，能自动消除血栓，长时间作用，会让人体恢复自己调节血栓的能力，不再依赖外部的补给；它还是酶的激活剂，它能激活人体自身缺失的溶栓原酶，以修复人体自身的溶栓能力；它最大的功效就是可以直接溶解纤维蛋白和脑部、脏器毛细血管内形成的小血栓，将沉积在血管壁上的脂质板块软化、溶解后，排出体外，从而大大降低人体突发心脑血管疾病的概率。

前已述及的构成血栓的主要成分是纤维蛋白，没有纤维蛋白，血栓就形成不了；已经形成血栓时，把血栓的支架溶解掉，血栓也就消除了。这也是纳豆激酶作用的独到之处。

据 2012 年 3 月 14 日《郑州晚报》报道，把市场上的纳豆产品和须见洋行博士提供的日本实验室样品送到北京 301 医院进行权威验证，经过两小时的实验，须见洋行博士提供的样品很明显地溶解了人工血栓，溶解血栓的速度是尿激酶的 19 倍。

高活性纳豆激酶的出现，开辟了非药物溶栓的新途径，纳豆激酶是天然植物所罕有的，无任何化学成分添加，溶栓安全高效，可活血化瘀，还原血液健康。不仅能防止血栓形成，预防心脑血管病，而且在血栓已经形成或心脑血管病已经发生后，还能有效地促使病变逆转，临床症状消退，体征消失，使患者转危为安。这是目前全球医学界公认的最安全、最有效的天然溶栓食品，这也是笔者近三年来服用纳豆胶囊亲身体验和病例观察的结论。

3. 从微循环学说看溶栓的意义 人体的血管是输送血液的管道，它如同一条大河，逐渐分支和灌溉着四周的土地，血管里输送的血液，也在营养着血管周围的组织细胞。当血液经过大血管到达细小的微动脉时，它流经分布广泛的毛细血管网，再汇合流入细小的微静脉。由于这部分血管口径很小，肉眼看不到，只有在显微镜下才能看到，因此称为微循环。微循环供给组织细胞氧气和养料，带走代谢废物，保证了正常生命活动的进行。

自 20 世纪 20 年代以来，就已开始了微循环的研究，但微循环这个名词是在 1954 年第一届美国微循环会议上才正式确定和使用的。微循环的研究已从显微镜下直接观察血流深入到细胞和分子水平。例如最近有专家研究报告提出，大脑内的血管总长度达到 16 千米，其他器官内血管的长度都要比我们想象的长得多！这么长的血管网，就很容易受到干扰和破坏，使健康受损。因为微循环紊乱与许多疾病的发生有关，其中包括糖尿病、心脑血管病及老年病等。因此改善微循环，增加血流量，有助于疾病的康复和延缓衰老。纳豆激酶强大的溶栓作用，能充分使微循环中的小血栓被溶解，使微循环恢复畅通，组织器官得到足够的营养。无病可以延缓衰老，有病可以改善症状，并能使体征好转或消退。

2012 年 6 月，在北京天坛国际脑血管会议上，与会专家表示，随着神经影像学检查的普及和广泛应用，大量脑小血管病被发现。脑小血管病是指脑内血管腔内径小于 0.4 毫米的小血管病变导致的疾病。主要临床表现包括血管性认知功能障碍、老年期抑郁障碍、老年步态障碍及日常生活能力下降等。国外研究显示，70 岁以上普通人群中，有 10%～30%的人患有脑小血管病。在血管病认知损害的人群中，脑小血管病患病率约为 60%，30%的阿尔茨海默病（老年痴呆症）患者合并脑小血管病。

这些脑小血管病发生的原因，主要为血黏度高、小血管栓塞，微循环不畅通，导致局部组织细胞缺氧、缺水、缺营养，代谢产物和毒素不能及时排除，促使组织细胞病变。防治的主要措施是溶栓治疗和适度运动。

（本文由郑州大学医学院刘桂亭教授、阎西艴教授、席雨人教授审阅指正，特表感谢）

【作者简介】

杨龙鹤，男，河南省老区建设促进会常务理事、科教文卫组组长，河南省医学会名誉会长，原卫生部医院评审委员会副主任委员，河南省健康知识进老区宣讲团团长，原河南医科大学教授，原河南省卫生厅厅长。

第六章　谈谈脑卒中防治问题

徐　晖

鉴于脑卒中已肆虐全球，脑卒中的预防、治疗和康复现状亟待改进，唤醒专业人士和公众对脑卒中的警觉已迫在眉睫。2004 年在加拿大温哥华召开的第 5 届世界卒中大会上，来自世界各地的神经病学专家代表发表了一份宣言，呼吁设立"世界卒中日"，并将这份宣言提交给世界卫生组织。世界卒中组织决定，从 2008 年开始，将每年的 10 月 29 日设为"世界卒中日"。设立世界卒中日的目的，是让我们每天都牢记一句话——卒中是一场可预防和治疗的灾难。

一、世界卒中日宣言

来自美、法、中等世界各国的 100 多位神经病学专家代表共同起草了《世界卒中日宣言》（以下简称《宣言》），并于 2006 年 10 月 26 日在南非开普敦公开发表。

《宣言》指出，卒中已成为世界上仅次于缺血性心脏病的第二大疾病，也是首要的严重致残疾病。老龄化、活动过少、吸烟和快餐、心脏病、糖尿病和血管性认知障碍的日益流行，加速了卒中的发生。如果不加干预，预计到 2020 年，卒中的人口将增加一倍。相反，如果应用已有的知识，将会使一半人口免于卒中的危害。

《宣言》指出，卒中预防被极大地忽视了，尤其是发展中国家。所以需要鼓励采纳健康的生活方式和使用有效药物来进行一级预防和二级预防，遏制未经证实的、高花费的或错误的做法。

《宣言》着重阐述六项主要目标：充分调动各界力量预防卒中，

把预防卒中和预防心血管病、认知障碍的工作结合起来；建立跨学科卒中医疗队伍；把知识转化为行动；开发新的研究方法；教育公众主动参与；建立全球合作。

《宣言》从流行病学角度阐述了卒中全球的发病现状，要求公众加强预防意识，共同控制相关危险因素；应用我们现有的医疗资源、使用循证医学证据的方法，采取鼓励健康的生活方式等一级预防措施，并进行二级预防的有效性治疗；建议努力建设多学科的综合性卒中医疗队伍，明确指出必须加强卒中单元的建设，即使最基础的卒中单元模式，也对卒中的医疗有效；加强全球共同防御卒中危害的信念。

二、脑卒中的概念

脑卒中俗称脑中风，是一种突然发生在脑部血管的病变，或由于突然破裂或因血管阻塞造成血液循环障碍而引起脑组织损害的一组疾病。临床表现以猝然昏迷、不省人事，或突然发生口眼歪斜、半身不遂、舌强言蹇、智力障碍为主要特征。脑中风包括短暂性脑缺血发作、脑出血、蛛网膜下腔出血及脑梗死、腔隙性梗死等。它由于发病急、来势凶、变化快，又有"脑血管意外"之称。

三、脑卒中的发病与危害

1. 国际流行情况　据世界卫生组织统计，脑卒中已成为全球60岁以上人群第二大主要导致死亡的原因。2002年，脑卒中导致全球大约550万人死亡。全世界每6个人中就有1个人一生之中会遭遇卒中，每6秒钟就有1人死于卒中，每6秒钟就有1人因为卒中而永久致残。六成脑卒中患者面临高复发风险。

2. 我国脑卒中发病情况　世界卫生组织发布的"全世界脑血管病死亡地图"中，我国是全世界脑血管病死亡率最高的国家。我国每年新发患者约200万人，发病率为每年219/10万，明显高于世界平均水平（每年200/10万）。据统计，我国每年因心脑血管疾病死亡300万人以上。目前，我国脑卒中幸存者约有 700 万人，其中 75% 的患者留有偏瘫、失语、意识模糊、昏迷等永久性残疾。在脑卒中中，脑梗死患者居首位，占 78% 以上。

一项最新数据称，我国眼下中风患者中，青年的比例已经升至 10%，且农村中风死亡率已超过城市。专家预计，依此发展，到 2025 年，这一数字将扩大 3 倍。降低脑卒中发病率，最有效的手段是控制高血压。

3. 威胁健康的"重要杀手" 脑卒中具有发病率高、复发率高、死亡率高、致残率高的四高特点。急性缺血性卒中，在开始治疗之前，每 1 分钟将会死亡 190 万个神经元、140 亿个神经突触，所以说，时间就是大脑。在我国许多大城市，脑卒中在疾病死亡原因中排第一位，而存活的脑卒中患者，又有近半数遗留有偏瘫、失语等神经功能残疾。这给患者及其家庭乃至整个社会带来了巨大的经济和精神负担，成为名副其实的威胁人们健康的"第一杀手"。另外，我国现阶段对脑卒中的治疗还远未达到令人满意的水平。从医疗角度讲，具有可操作性的规范化治疗尚未普及；从患者角度讲，关于脑卒中的医学科普知识和理念还没有深入人心。所有这些，都需要我们加大宣传的力度。为加大心血管病的防治，2010 年，国家心血管病中心正式成立。

4. 脑卒中的高危因素的新变化 以前一提到中风，不少人的第一反应就是脑出血，因为许多中风患者都患的是出血性脑卒中，但现在提到中风需要更多关注的，恐怕就是缺血性脑卒中了。因为缺血性脑卒中是当前最主要的中风类型。

最新的统计数据显示，目前（2013 年）全国有脑卒中患者 1 036 万人，40 岁以上人口脑卒中患病率为 1.82%，其中缺血性脑卒中发病率达到 230/10 万人，占全部脑卒中患者的 70%~80%。

四、脑卒中是完全可以预防的

1. 实施自我保健 如果患者准确地掌握预防脑卒中的知识，控制高血压，生活有规律，养成科学的饮食习惯，保持平和的心态等，绝大多数患者会免于脑卒中的危害。

2. 联合起来，防治脑卒中　2006年6月24日世界卒中日主题是"联合起来，防治脑卒中"。所谓"联合"，第一，跨国籍联合，联合全球的脑血管病专家共同总结研究卒中的发展；第二，跨学科联合，联合神经内科、神经外科、放射科、神经放射科、介入科、心血管内科、胸外科、内分泌科等，多科室的专家共同参与卒中的预防和治疗；第三，各级别医院的专家和医师的联合，三级甲等医院的专家和基层社区医院医师携手，共同形成防治卒中的网络系统；第四，鼓励卒中高危人群与医务人员的联合。

联合另一个重要含义是要联合患者家属、亲朋好友乃至全社会成员共同理解和参与抗击卒中。作为卒中患者的家人、朋友或同事该如何配合医院和医生，最大限度地帮助患者呢？一是卒中患者发病后，家属要学一些急救知识；二是卒中患者到医院后，家属要充分配合医生；三是卒中患者出院后，家属要继续做好护理工作。

脑卒中就是通常所说的脑中风。而有些病还不到脑中风的程度，呈现出因颈动脉狭窄、颅内供血不足的脑中风的先兆，对这些先兆症状除称为"小卒中"外，还有称为"静止性卒中""亚临床卒中""无症状卒中"等，叫法不一，但也都不确切，我认为称"小卒中"比较好。

3. 早期治疗小卒中　小卒中是大脑血管病的"先遣队"，脑中风的预警器，这些小卒中的症状包括一过性（暂时性）头晕，一过性头痛，一过性视物不清，尤其是单眼视物不清，一过性言语不利，突然找不到正确的词语表达，或者是讲话的时候出现一过性逻辑错误，可能家里人和患者自己都不会注意；一过性肢体麻木等。这些小卒中的一过性的重要症状，往往被很多人忽视，通常患者不会去医院而错过治疗的最佳时机。

我们需要执行已知的，并不断探索未知的领域，这样才能不断地提高预防和治疗各种类型卒中的水平。世界卒中日，关注"小卒中，大麻烦"，越早干预，越有可能取得治疗的成功。古人云："圣人不治已病治未病。"

4. 补充叶酸可降低脑卒中风险　我国科学家刘力生教授等的研究报告——《补充叶酸预防脑卒中疗效的汇总分析》发表于国际著名医学期刊《柳叶刀》。文章指出，中国人群具有高同型半胱氨酸、低叶酸的显著特征，伴有血浆同型半胱氨酸升高的高血压病高达 75%。在河南林县进行的补充叶酸研究中，脑卒中死亡率下降 37%。同样，在未强化叶酸的法国进行的补充叶酸研究脑卒中风险下降 43%。由于中国人群本身叶酸缺乏的特点，因而在中国人群中，补充叶酸降低脑卒中的疗效更为明显和确切。这项研究成果，在最新出版的《2010 年美国脑卒中一级、二级预防指南》中引用并推荐我国科学家研究的结论：补充叶酸可降低脑卒中风险。

颈动脉是大脑供血的主干道，其供血占整个大脑需要量的 70%~80%。颈动脉狭窄如果超过 70%，就属于重度狭窄，应该尽快进行干预，否则卒中的年发病率大概是 5%。

五、脑卒中的诊治

1. 认真识别脑卒中的早期信号　从实用性的观点出发，识别老年患者的一些临床表现是十分重要的，如判断力或智力的改变、人格改变、显著的抑郁，这些症状很可能与脑卒中及脑白质病变有关。认真识别脑卒中的早期信号，只要掌握 9 个字就行，即"笑一笑，举举手，走一走"。

（1）笑一笑：早期脑卒中患者笑一笑会出现面部不对称，嘴歪向一侧，一侧鼻唇沟消失等面瘫现象。

（2）举举手：患者上肢不能抬高，即使抬起来也坚持不了 10 秒钟就会下降或降落。

（3）走一走：患者因肢体麻木，难以行走。

2. 对脑卒中的治疗必须树立科学的理念　脑卒中是一个急症，需要尽早到医院救治，越早救治预后越好，所以有"时间就是生命，时间就是大脑，失去时间，就是失去大脑"之说。近十年来的临床实验证实，超早期（3 小时以内）、早期使用组织型纤溶酶原激活物

（TPA）进行溶栓治疗，可以取得显著疗效。这种药物可以溶解血栓，挽救偏瘫的肢体。在临床上，真正超早期接受溶栓治疗的很少，美国有10%，我国的北京、上海等大城市还不到1%，其他地方更少。

3. 紧紧抓住溶栓的"黄金时间"　缺血性脑卒中溶栓的"黄金时间"只有4.5小时。2014年我国溶栓比例不到3%，脑卒中致残率为75%左右。据《健康报》报道，国家远程卒中中心揭牌，将远程卒中技术应用与早期诊断、静脉溶栓指导，将有助于提高溶栓比例，把优势资源及时释放到需要的地方。

急性缺血性脑卒中主要是要对抗脑缺血，改善脑部血液循环。能扩血管改善循环的药物临床都有应用，比如复方丹参滴丸、灯盏花注射液等；目前，纳洛酮注射液临床应用时，多数患者能在15~60分钟见效。

2013年3月28日《健康报》报道，急性缺血性脑卒中，使用重组组织型纤溶酶原激活剂（RTPA）静脉溶栓可以令患者获益。

针对不同危险分层，对患者进行有针对性治疗，如个体降压、调脂、抗栓和生活方式干预，是降低卒中复发率的有效措施。

4. 要对"无症状卒中"引发的迹象提高防范意识　无症状脑血管病对人的健康也有很大的影响。它预示着后面会有大的脑血管病，它是大病的"先遣队"；尽管也有可能不会患大脑血管病，但是可能会出现抑郁、痴呆等障碍。因此，发现无症状脑血管病之后，最好到医院评估未来血管的风险，并到医院查认知功能，检查记忆力及高级神经功能是否有障碍。

近几年来，笔者观察，服用纳豆胶囊或纳豆激酶对脑中风有良好的预防和治疗作用。

【作者简介】

徐晖，女，主任医师，河南省老区建设促进会常务理事、科教文卫组副组长，河南省医院管理协会原会长，原河南省卫生厅副厅长、巡视员。

第七章　糖尿病

虎子颖

糖尿病是一组由多病因引起的以慢性高血糖为特征的代谢性疾病，由胰岛素分泌和（或）作用缺陷所引起。长期糖类以及脂肪、蛋白质代谢紊乱可引起多系统损害，导致眼、肾、神经、心脏、血管等组织的慢性进行性病变、功能减退及衰竭。

糖尿病是包括遗传及环境因素在内的多种因素共同作用的结果，但目前其病因和发病机制尚未完全阐明。糖尿病是常见病、多发病，是严重威胁人类健康的公共卫生问题，其患病率随着城市化、人口老龄化、生活方式改变以及肥胖和超重的比例增加而呈逐渐增长的趋势。近30年来，我国糖尿病患病率显著增加，20岁以上的成年人糖尿病患病率估计为9.7%，成人糖尿病患者总数达9 240万。

一、糖尿病分型

我国目前采用世界卫生组织（1999年）的糖尿病病因学分型体系。糖尿病共分四大类，即1型糖尿病、2型糖尿病、妊娠糖尿病（GDM）和特殊类型的糖尿病。其中1型糖尿病、2型糖尿病和妊娠糖尿病是临床的常见类型。在我国糖尿病患病人群中，以2型糖尿病为主，占90.0%以上，1型糖尿病约占5.0%，其他类型的糖尿病仅占0.7%。

（1）1型糖尿病。病因和发病机制尚不清楚，是胰岛β细胞数量显著减少和消失所导致的胰岛素分泌显著下降或缺失。

（2）2型糖尿病。病因和发病机制目前亦不明确，是胰岛素调控葡萄糖代谢能力的下降（胰岛素抵抗）伴随胰岛 β 细胞功能缺陷所导致的胰岛素分泌减少（或相对减少）。

（3）妊娠糖尿病。是在妊娠期间被诊断的糖尿病或糖调节异常，不包括被诊断糖尿病患者妊娠时的高血糖状态。

（4）特殊类型糖尿病。是在不同水平上（从环境因素到遗传因素或两者间的相互作用）病因学相对明确的高血糖状态。

二、糖尿病临床表现

典型的临床表现为"三多一少"，即多饮、多尿、多食和体重减轻。不典型的症状包括：皮肤瘙痒（尤其外阴瘙痒），视物模糊，乏力，皮肤反复长疖、痈等。

三、糖尿病并发症

糖尿病的并发症包括以下几种：

（1）急性严重代谢紊乱。指糖尿病酮症酸中毒和高渗高血糖综合征。

（2）感染性并发症。糖尿病患者常发生疖、痈等皮肤化脓性感染；皮肤真菌感染如足癣、体癣也较常见；糖尿病合并肺结核较非糖尿病者高；真菌性阴道炎、肾盂肾炎和膀胱炎多见于女性患者。

（3）慢性并发症。

1）大血管病变。与非糖尿病人群相比，糖尿病人群中动脉粥样硬化的发病率高，易引起冠心病、缺血性或出血性脑血管病、肾动脉硬化、肢体动脉硬化等。

2）微血管病变。①糖尿病肾病：1 型糖尿病所致肾损害分为五期，2 型糖尿病导致的肾脏损害参考该分期。Ⅰ期：肾小球高滤过，肾脏体积增大；Ⅱ期：可出现间断微量白蛋白尿，患者休息时尿白蛋白排泄率（UAER）正常，病理检查可发现肾小球基底膜轻度增厚及系膜基质轻度增宽；Ⅲ期：早期糖尿病肾病期，以持续性微量白蛋白尿为标志，UAER 持续在 20～200 微克/分（正常<10 微克/分），肾小球基底膜轻度增厚及系膜基质增宽明显，小动脉壁出现玻璃样变；Ⅳ期：临床糖尿病肾病期，显性白蛋白尿，部分可表现为肾病综合征，UAER >200 微克/分，相当于尿蛋白总量>0.5 克/24 时，病理检查肾小球病变更重，部分肾小球硬化，灶性肾小管萎缩及间质纤维化；Ⅴ期：肾衰竭期。糖尿病肾病为慢性肾脏病变的一种重要类型，在诊断时要排除非糖尿病性肾病。②糖尿病性视网膜病变：糖尿病视网膜病变是导致成年人群失明的主要原因。在 2 型糖尿病成年患者中，有 20%～40%出现视网膜病变。视网膜病变可分为六期：Ⅰ期：微血管瘤；Ⅱ期：出现硬性渗出；Ⅲ期：出现棉絮状软性渗出；Ⅳ期：新生血管形成、玻璃体积血；Ⅴ期：纤维血管增殖、玻璃体机化；Ⅵ期：牵拉性视网膜脱离、失明。

3）神经系统并发症。①中枢神经系统并发症。②周围神经病变：最为常见，通常为对称性，下肢较上肢严重，病情进展缓慢。先出现指端感觉异常，可伴痛觉过敏、疼痛；后期可有运动神经受累，出现肌力减弱甚至肌萎缩和瘫痪。单一外周神经损害较少发生，主要累及脑神经。诊断糖尿病周围神经病变时需排除其他病因引起的神经病变。③自主神经病变：也较常见，并可较早出现，影响胃、肠、心血管、泌尿生殖系统功能。临床表现为瞳孔改变、排汗异常、胃排空延迟、腹泻、便秘，以及尿失禁、尿潴留、阳痿等。

4）糖尿病足。糖尿病足是糖尿病最严重的和治疗费用最高的慢性并发症之一，严重者可以导致截肢。糖尿病足的基本发病因素是神经病变、血管病变和感染。这些因素共同作用可导致组织的溃疡和坏疽。

四、糖尿病实验室检查

1. 血糖测定和 OGTT　血糖升高是诊断糖尿病的主要依据，又是判断糖尿病病情和控制情况的主要指标。血糖值反映的是瞬间血糖状态。诊断糖尿病时必须用静脉血浆测定血糖，治疗过程中随访血糖控制情况时可用便携式血糖计。当血糖高于正常范围而又未达到糖尿病诊断标准时，必须进行口服葡萄糖耐量试验（OGTT）。

2. 尿糖测定　尿糖阳性是诊断糖尿病的重要线索。但尿糖阳性只是提示血糖值超过肾糖阈（大约10毫摩尔/升），因而尿糖阴性不能排除糖尿病可能。并发肾脏病变时，肾糖阈升高，虽然血糖升高，但尿糖阴性。

3. 尿酮体　酮症或酮症酸中毒时尿酮体阳性。

4. 糖化血红蛋白（GHbA1）　GHbA1有a、b、c三种，以GHbA1c最为主要。GHbA1c反映患者近8~12周平均血糖水平，为糖尿病控制情况的主要监测指标之一。

5. 胰岛β细胞功能检查

（1）胰岛素释放实验。本实验反映基础和葡萄糖介导的胰岛素释放功能。胰岛素测定受血清中胰岛素抗体和外源性胰岛素干扰。

（2）C肽释放实验。反映基础和葡萄糖介导的胰岛素释放功能。C肽测定不受血清中胰岛素抗体和外源性胰岛素影响。

6. 免疫指标　胰岛细胞抗体（ICA）、胰岛素自身抗体（IAA）和谷氨酸脱羧酶（GAD）抗体是1型糖尿病体液免疫异常的三项重要指标，其中以GAD抗体阳性率高，持续时间长，对1型糖尿病的诊断价值大。在1型糖尿病的一级亲属中也有一定的阳性率，有预测1型糖尿病的意义。

7. 血脂　糖尿病患者常见血脂异常，在血糖控制不良时尤为明显。表现为甘油三酯、总胆固醇、低密度脂蛋白胆固醇水平升高，高密度脂蛋白胆固醇水平降低。

8. 尿白蛋白排泄量　可灵敏地检出尿白蛋白排出量，早期糖尿病肾病尿白蛋白轻度升高。

五、糖尿病诊断

糖尿病的临床诊断应依据静脉血浆血糖，而不是毛细血管血的血糖检测结果。我国目前采用世界卫生组织糖尿病专家委员会（1999年）糖尿病诊断标准。

糖尿病的诊断标准为：糖尿病症状（多尿、烦渴多饮和难于解释的体重减轻）加任意血浆葡萄糖≥11.1毫摩尔/升（200毫克/100毫升），或空腹血糖（FPG）≥7.0毫摩尔/升（126毫克/100毫升），或OGTT 2小时血糖值（2hPG）≥11.1毫摩尔/升（200毫克/100毫升）。

空腹指至少8小时内无任何热量摄入；任意时间指一日内任何时间，不论上一次进餐时间及食物摄入量。对于无糖尿病症状，仅一次血糖值达到糖尿病诊断标准者，必须在另一天复查核实而确定诊断。

六、糖尿病治疗

由于糖尿病的病因和发病机制尚未完全阐明，目前仍缺乏病因治疗，因此强调治疗需早期、长期以及治疗措施个体化的原则。治疗目标为纠正代谢紊乱，消除症状，防止和延缓并发症的发生。糖尿病治疗的五个要点分别为：糖尿病教育、医学营养治疗、运动治疗、血糖监测和药物治疗。

1. 糖尿病健康教育 糖尿病健康教育是重要的基础管理措施，是决定糖尿病管理成败的关键。健康教育包括糖尿病防治专业人员的培训，医务人员的继续医学教育，患者及其家属和公众的卫生保健教育。应对患者及家属耐心宣教，使其认识到糖尿病是终身疾病，治疗需持之以恒。让患者了解糖尿病基础知识和控制要求，学会正确使用便携式血糖计，学会医学营养的具体措施和体育锻炼的具体要求，使用降糖药物的注意事项，学会胰岛素注射技术等。

2. 医学营养治疗 医学营养治疗是另一项重要的基础治疗措施，应长期严格坚持。医学营养治疗方案包括以下几种。

（1）计算总热量。计算理想体重（kg）＝身高（cm）－105，然后根据理想体重和工作性质，计算每天所需总热量。成年人休息状态下每天每千克理想体重给予热量25~30卡（1卡＝4.18焦），轻体力劳动为30~35卡，中度体力劳动为35~40卡，重体力劳动为40卡以上。

（2）营养物质含量。糖类占饮食总热量的50%~60%，提倡用粗制米、面和一定量杂粮；肾功能正常的糖尿病个体，推荐蛋白质的摄入量占供能比的 10%～15%，成人每天每千克理想体重 0.8～1.2 克，伴有糖尿病肾病而肾功能正常者应限制在 0.8 克，血尿素氮升高者应限制在 0.6 克；脂肪不超过总热量的 30%；不推荐糖尿病患者饮酒；食盐摄入量限制在每天 6 克以内，高血压患者更应严格限制摄入量。

（3）合理分配。确定每天饮食总热量和糖类、蛋白质、脂肪的组成后，按每克糖类、蛋白质产热（4 卡），每克脂肪产热 9 卡，将热量换算为食品后制定食谱，可按每日三餐分配为 1/5、2/5、2/5 或 1/3、1/3、1/3。

3. 运动治疗　应进行有规律的合适运动。根据年龄、性别、体力、病情及有无并发症等不同条件，循序渐进、长期坚持。1 型糖尿病患者为避免血糖波动过大，体育锻炼宜在餐后进行。血糖 >（14～16）毫摩/升，明显的低血糖症或血糖波动较大，有糖尿病急性并发症和严重心、脑、眼、肾等慢性并发症者暂不适宜运动。

4. 病情监测　定期监测血糖，检验应用便携式血糖计进行自我血糖监测；每 3～6 个月定期复查 GHbA1c，了解血糖总体控制情况，及时调整治疗方案。每年进行 1～2 次全面复查，了解血脂以及心、肾、神经和眼底情况，尽早发现有关并发症，给予相应治疗。

5. 高血糖的药物治疗

（1）口服药物治疗。

1）磺脲类。磺脲类药物属于促胰岛素分泌剂。目前在我国上市的磺脲类药物主要为格列苯脲、格列美脲、格列齐特、格列吡嗪和格列喹酮。磺脲类药物如果使用不当则可导致低血糖，特别是对于老年患者和肝、肾功能不全者；磺脲类药物还可以导致体重增加。有肾功能轻度不全的患者，宜选择格列喹酮。患者依从性差时，建议每天服用一次的磺脲类药物。

2）格列奈类。格列奈类药物为非磺脲类的胰岛素促泌剂。目前在我国上市的格列奈类药物主要有瑞格列奈、那格列奈和米格列奈。本类药物主要通过刺激胰岛素的早期分泌而降低餐后血糖，具有吸收快、起效快、作用时间短等特点。此类药物需在餐前即刻服用，可单独使用或与其他降糖药物联合应用（磺脲类除外）。

3）双胍类。目前临床上使用的双胍类药物主要是盐酸二甲双胍。双胍类药物的主要药理作用是通过减少肝脏葡萄糖的输出和改善外周胰岛素抵抗而降低血糖。二甲双胍的主要副作用为胃肠道反应。双胍类药物罕见的严重副作用是诱发乳酸酸中毒。因此，双胍类药物禁用于肾功能不全、肝功能不全、严重感染、缺氧或接受大手术的患者。在做造影检查使用碘化造影剂时，应暂时停用二甲双胍。

4）噻唑烷二酮类（TZDs）。TZDs 主要通过增加靶细胞对胰岛素作用的敏感性而降低血糖。目前在我国上市的 TZDs 主要有罗格列酮和吡格列酮。TZDs 单独使用时不会导致低血糖，但与胰岛素或胰岛素促泌剂联合使用时可增加低血糖发生的风险。体重增加和水肿是 TZDs 的常见不良反应。有心力衰竭、活动性肝病或转氨酶升高超过正常上限 2.5 倍及严重骨质疏松和有骨折病史的患者应禁用本类药物。

5）α-糖苷酶抑制剂。用于以糖类为主要食物成分和餐后血糖升高的患者。国内上市的 α-糖苷酶抑制剂有阿卡波糖、伏格列波糖和米格列醇。α-糖苷酶抑制剂的常见不良反应为胃肠道反应。单独服用本类药物通常不会发生低血糖；合用 α-糖苷酶抑制剂的患者如果出现低血糖，治疗时需使用葡萄糖或蜂蜜，而食用蔗糖或淀粉类食物纠正低血糖的效果差。

6）二肽基肽酶-IV 抑制剂（DPP-IV 抑制剂）。DPP-IV 抑制剂通过抑制 DPP-IV 而减少胰高血糖素样肽-1（GLP-1）在体内的失活，增加 GLP-1 在体内的水平。GLP-1 以葡萄糖浓度依赖的方式增强胰岛素分泌，抑制胰高血糖素分泌。目前国内上市的 DPP-IV 抑制剂为西格列汀、沙格列汀和维格列汀。DPP-IV 抑制剂单独使用不增加低血糖发生的风险，不增加体重。目前，肾功能不全的患者在使用西格列汀、沙格列汀和维格列汀时应注意按照说明书减少药物的剂量。

（2）GLP-1 受体激动剂。GLP-1 受体激动剂以葡萄糖浓度依赖的方式增强胰岛素分泌、抑制胰高血糖素分泌，并能延缓胃排空，通过中枢性的食欲抑制来减少进食量。目前国内上市的 GLP-1 受体激动剂为艾塞那肽和利拉鲁肽，均需皮下注射。GLP-1 受体激动剂可以单独使用或与其他口服降糖药物联合使用。GLP-1 受体激动剂可有效降低血糖，有显著的体重降低作用。单独使用无明显导致低血糖发生的风险。GLP-1 受体激动剂的常见胃肠道不良反应，如恶心，程度多为轻到中度，主要见于初始治疗时，不良反应可随治疗时间延长逐渐减少。

（3）胰岛素治疗。胰岛素根据其来源和化学结构可分为：动物胰岛素、人胰岛素和胰岛素类似物。胰岛素根据其作用特点可分为：超短效胰岛素类似物、常规（短效）胰岛素、中效胰岛素、长效胰岛素（包括长效胰岛素类似物）和预混胰岛素（包括预混胰岛素类似物）。

1）胰岛素的起始治疗。①1 型糖尿病患者在发病时就需要胰岛素治疗，而且需终生胰岛素替代治疗。②2 型糖尿病患者在生活方式和口服降糖药联合治疗的基础上，如果血糖仍然未达到控制目标，即可开始口服药物和胰岛素的联合治疗。一般经过较大剂量多种口服药物联合治疗后 GHbA1c 仍大于 7.0% 时，就可以考虑启动胰岛素治疗。③对新发病并与 1 型糖尿病鉴别困难的消瘦的糖尿病患者，应该把胰岛素作为一线治疗药物。④在糖尿病病程中（包括新诊断的 2 型糖尿病患者），出现无明显诱因的体重下降时，应该尽早使用胰岛素治疗。⑤新发病 2 型糖尿病患者在发病时如有明显的高血糖症状、发生酮症或酮症酸中毒，可首选胰岛素治疗。待血糖得到良好控制和症状得到显著缓解后再根据病情确定后续的治疗方案。⑥根据患者具体情况，可选用基础胰岛素或预混胰岛素起始胰岛素治疗。

2）胰岛素的不良反应。低血糖反应；治疗初期轻度水肿；体重增加；部分患者出现视物模糊，为晶状体屈光改变，常于数周内自然恢复；胰岛素过敏反应通常表现为注射部位瘙痒。

【作者简介】

虎子颖，河南省人民医院内分泌科，副主任医师，医学博士；中华医学会糖尿病学分会 1 型糖尿病学组委员，中国老年医学学会理事会理事，河南省医学会糖尿病专业委员会青年委员，河南省医学会骨质疏松和骨矿盐疾病分会委员。

第八章　糖尿病患者的饮食与运动

马云祥

我国是糖尿病大国，患者数量为全球之冠。按照 2010 年发布的统计数据，2007 年我国糖尿病发病率是 9.7%，患者 9 000 余万。虽然近几年群众健康意识有所增强，但糖尿病患者呈快速增长趋势，目前我国 18 岁以上成年人糖尿病患病率达 11.6%，患者约 1.139 亿人；糖尿病已成为我国重大的公共卫生问题。

糖尿病的发病是由于胰腺的胰岛功能障碍和遗传因素造成的。该病除上述原因外，与饮食和运动有密切的关系。本人就是一名糖尿病患者，患病已十数年，同时又是一名医生，我想就糖尿病患者的饮食和运动谈一点个人的认识和看法。

人类对饮食要求也是经历了一个由低级追求到高级追求，食物品种及制作方法由简单到复杂的四个进化阶段，即由初始的果腹充饥型（补充能量）进步到美味享受型（嗜好满足），再到营养保健型（补充已认知营养素），又进步到目前的食疗养生型（调理平衡人体内环境、克服亚健康、增强免疫及内分泌系统），也就是人们从满足食欲发展到养生保健的发展变化过程。在社会经济高速发展、人民生活水平日益提高的今天，切不可胡吃乱喝，为了有一个健康的身体，应十分重视饮食养生保健。当糖尿病被确诊后，大夫和患者本人首先应考虑到的就是科学的生活方式和平衡饮食，以饮食来调节和控制血糖，一日三餐如何吃应有计划。饮食对糖尿病患者至关重要，要坚持总热量控制，少食多餐，均衡饮食的原则，第一，是主食。吃对了主食，就控制好一半血糖；对糖尿病患者来讲，糖类的种类和数量，对餐后血糖的控制非常关键，每天吃主食量应在 250 克左右，种类应杂一点、粗一点

（五谷杂粮都要吃），颜色深一点；谷类颜色越深，营养价值越高，如黑紫色主食富含花青素，能有效清除体内有害物质（自由基）。第二，每天坚持吃点醋，醋酸能抑制淀粉酶的活性，减慢淀粉分解速度，对血糖控制有帮助。第三，蔬菜是糖尿病患者饮食的重要组成部分，应多吃深绿色的，绿叶蔬菜吃得越多，糖尿病患者发生危险性越低，吃的菜叶多种颜色混合，营养更加丰富，每天量不少于500克。瓜类蔬菜、藻类蔬菜、鲜豆类蔬菜也建议糖尿病患者适量吃一些，其中深绿色蔬菜控糖效果最好。黄瓜及番茄（最好熟食）很适合糖尿病患者食用，不会引起血糖升高；豆类蔬菜兼有豆类和蔬菜两方面营养，且都是高膳食纤维食物，有利于延缓餐后血糖上升速度，如豆腐除含有丰富的植物蛋白质外，还含有丰富的钙质；烹调时淡一点，可帮助预防一些糖尿病的并发症。不能把土豆、芋头之类当蔬菜食用，如食用应减少主食的量。第四，对水果每天也应吃一些，首选低糖的，如苹果、圣女果、猕猴桃、葡萄、桃、柚子、梨等，量不宜过多，如大的苹果每天食用半个，小的苹果每天可食用一个，各种水果每天可交替食用。第五，吃肉要认准"白色瘦肉"，注意少吃红色肉。糖尿病患者有心血管病巨大风险，控制血脂和控制血糖同样重要，而且肉类是饮食中脂肪的重要来源，在选择时应格外注意。白色肉是指鱼肉和鹅、鸭、鸡肉等，这类肉肌纤维细腻，但不饱和脂肪酸含量较高；红色肉是指牛、羊、猪肉等，这类肉肌纤维粗硬，脂肪含量较高，建议多食用白色肉、少食用红色肉，有利于控制体重和血脂。肉类中含有人体必需的氨基酸、维生素和微量元素，其含热量较高，但含脂肪较多，过量食用对控制血糖和血脂不利，故食肉时应多选瘦肉。每天生肉100克，炒菜时可以荤素搭配，将瘦肉做肉丁、肉丝、薄肉片等。第六，每天早晨可吃一个鸡蛋，喝250克牛奶，少喝稀饭，因稀饭常引起血糖升高。

运动对糖尿病患者来说也十分重要，它是消耗能量、降低血糖、强壮身体的重要措施。运动的形式可多种多样，世界卫生组织认为走路是最好的运动形式，不需要任何运动器材，场地可大可小。走起路来最好甩起双臂，抬头挺胸收腹，走路的速度视个人的身体状况而定，以中速为最好，每天坚持走 3 千米左右；其他运动如游泳、打太极拳、舞剑、做体操、打乒乓球、跳舞等均可，运动时间 1 小时左右。运动时衣服口袋内最好带几块糖，以防低血糖时食用。

通过以上控制和平衡饮食，加上适量运动，能够把自身的血糖控制在正常范围内（空腹和饭后），是最理想的办法和措施。如果不能把血糖控制在正常范围内，患者就需要加用胰岛素或降糖药物，加什么药、如何用法，由医生而定。但患者无论如何用药物和胰岛素，控制和平衡饮食及运动是必须长期坚持的。

最后有一点感悟献给糖尿病病友。生命只有一次，没有彩排，每天都在直播；许多事情可以重复，唯有生命不能重复。健康失败，则生命丧失。我们要珍惜生命，重视健康。防治糖尿病，认识是基础，行动是关键，坚持是胜利。千里之行，始于足下，健康要从每一天开始，每天健康，则一生健康。健康要从生活细节做起，事小乾坤大，细节出健康。不论你从什么时候开始，重要是开始之后就不停步，贵在坚持。人生最大的悲哀是无知，时至今日，还有许多糖尿病病友患病后仍旧放纵生活，胡吃海喝，忽视健康。

健康要从认识开始，理念决定行动！

【作者简介】

马云祥，男，1938 年 6 月生，郑州市人，中共党员，主任医师兼职教授，曾任原河南省卫生厅科教处处长，河南省卫生防疫站站长、党委副书记，河南省爱国卫生办公室副主任等职。1983 年以做出突出贡献知识分子身份被选为省总工会九届执委、全国总工会十大代表、第十届执委。1987 年至 2005 年任国家卫生部寄生虫病专家咨询委员会委员、秘书、副主任委员，曾兼任河南省预防医学会副会长，中华医学会第一、二届热带医学与寄生虫学会常委，河南省医学会热带医学与寄生虫学会主任委员，河南省预防医学会医学寄生虫学会主任委员，英国皇家热带医学与卫生学会会员，第六届河南省政协医药卫生专家组成员，香港国际卫生医学研究院和香港世界华人远程教育学院教授，中国管理科学研究院特约研究员，联合国世界自然医学基金会

（中国）组织委员会创始委员等职，2011 年担任河南省老促会健康知识进老区宣讲团副团长，2012 年任河南省老促会理事和河南省全民健康促进会副会长。

第九章　慢性阻塞性肺疾病

马厚志

一、概　述

慢性阻塞性肺疾病，简称慢阻肺或 COPD。这几个词汇听起来也许比较陌生，其实人们常说的"慢性支气管炎""肺气肿""肺心病"就是属于这个范畴。2011 年慢性阻塞性肺疾病全球策略修订版对慢性阻塞性肺疾病的定义进行了更新："慢性阻塞性肺疾病是一种常见的以气流受限为特征的可以预防和治疗的疾病，气流受限呈进行性发展，与气道和肺对有害颗粒或气体的慢性炎症反应的增强有关。急性加重和并发症影响着患者整体疾病的严重程度。"慢性阻塞性肺疾病的新定义较之前简洁明了，并首次将"急性加重和并发症"写入定义。以"持续存在的气流受限"取代旧定义中的"不完全可逆转的气流受限"。

慢性阻塞性肺疾病是常见的呼吸系统疾病，严重危害着患者的身心健康和生命。世界卫生组织统计，2002 年全球约 274 万人死于慢性阻塞性肺疾病，居世界死亡原因第四位；估计至 2020 年，慢性阻塞性肺疾病将成为世界第三大死亡原因，位居世界经济负担第五位。我国40 岁以上人群慢性阻塞性肺疾病患病率为 8.2%，每年致残人数达 500万~1 000 万，致死人数达 100 万。

21 世纪初，世界卫生组织制订了慢性阻塞性肺疾病全球防治倡议，并把每年 11 月第三周的周三定为"世界慢性阻塞性肺疾病日"，以此唤起政府、社会大众对本病的关注。老年人的呼吸系统随着年龄的增长发生改变，使得越来越多的老年人长期受到慢性支气管炎、肺气肿等呼吸系统疾病的困扰。

呼吸系统疾病中，有一大类是以弥漫性气道阻塞和呼吸气流不顺畅为主要表现，称之为阻塞性气道疾病或慢性气道堵塞。阻塞性气道疾病的内容包括两类，一类是广义，它包括一般性支气管炎、慢性支气管炎、肺气肿、支气管哮喘、支气管扩张症、外源性过敏性肺泡炎和未归类的慢性气道阻塞等。另一类是传统的慢性阻塞性肺疾病，它仅涵盖肺气肿和慢性支气管炎两种疾病。由于这两种疾病都是以阻塞性通气障碍为主要表现，经常合并存在，临床病程也有共同性，于是并称为慢性阻塞性肺疾病。

二、发病原因和机制

慢性阻塞性肺疾病发病危险因素包括环境因素和个体因素，在两者的相互作用下致人患病。在环境因素中吸烟、大气污染及感染是导致慢阻肺发病的三大因素，而其中吸烟为最主要因素。开始吸烟年龄越早、吸烟量越大和烟龄越长，患慢性阻塞性肺疾病的风险越大。长期吸入有害气体，引起肺部异常炎症反应，支气管狭窄阻塞，肺弹性回缩力降低，导致呼气时气流受阻，并且不能完全恢复正常，逐渐加重。

三、临床表现

1. 症状 早期症状主要是咳嗽、咳痰，以冬季加重，以后慢性支气管炎并发肺气肿时，在原有咳嗽、咳痰等症状的基础上出现逐渐加重的呼吸困难。最初仅在劳动、上楼或登山、爬坡时有气促，随着病变的发展，在平地活动时甚至在静息时也感气促。当慢性支气管炎急性发作时，支气管分泌物增多，进一步加重通气功能障碍，使胸闷、气促加剧，严重时可出现肺心病，甚至呼吸衰竭的症状，如发绀、头痛、嗜睡、神志恍惚等，进而发展为肺性脑病等。

2. 体征　早期体征不明显。随着病情的发展，可出现桶状胸，呼吸运动减弱，触诊语颤减弱或消失；叩诊呈清音，心浊音界缩小或不易叩及，肺下界和肝浊音界下移，听诊心音遥远，呼吸音普遍减弱，呼气延长。并发感染时肺部可有湿啰音。如剑突下出现心脏搏动及其心音较心尖部明显时，提示并发了早期肺源性心脏病。

四、实验室和其他检查

1. X射线检查　胸廓扩张，肋间隙增宽，肋骨变平，活动减弱，膈降低，两肺野的透亮度增加。有时可见局限性透亮度增高，表现为局限性肺气肿或肺大疱。肺血管纹理外带纤细、稀疏和变直，而内带的血管纹理可增粗和紊乱。心脏常呈垂直位，心影狭长。

2. 心电图检查　一般无异常，有时可呈低电压。

3. 呼吸功能检查　慢性支气管炎并发肺气肿时，呼吸功能即有通气功能障碍，如第一秒用力呼吸量占用力肺活量比值（FEV_1/FVC）小于60%，最大通气量低于预计值的80%，尚有残气量增加，残气量占肺总量的百分比增加，超过40%说明肺过度充气，对诊断阻塞性肺气肿有重要意义。

4. 动脉血气分析　早期可无变化，随着病情发展，动脉血氧分压（PaO_2）降低，进一步发展出现二氧化碳分压（$PaCO_2$）升高，并可出现代偿性呼吸性酸中毒，酸碱度（pH值）降低。

5. 血液和痰液检查　一般无异常，继发感染时，似慢性支气管炎急性发作样表现。

五、并发症

1. 自发性气胸　肺气肿易并发自发性气胸。如有突然加剧的呼吸困难，并伴有明显胸痛、发绀，听诊时患侧肺呼吸音减弱或消失，叩诊为鼓音，应考虑气胸存在，通过X线检查，可明确诊断。

2. 肺部急性感染　呼吸道急性感染常易并发支气管肺炎，此时常伴有畏寒、发热、呼吸困难和咳嗽、咳痰加重，血象中白细胞总数及中性粒细胞增多。老年体弱患者有时虽有严重感染，但无发热，常仅有呼吸困难，咳嗽、咳痰增多，常易引起呼吸衰竭。

3. 慢性肺源性心脏病　值得提出的是，如何早发现和预防慢性阻塞性肺疾病是一大难题。这是因为早期症状如咳嗽、咳痰等并不特异，容易被忽略，并在出现明显症状之前，肺功能已逐渐下降。所以，很多患者在明确诊断时，肺功能已有中、重度损害。那么如何才能早期明确诊断呢？应对处于以下高危因素者进行肺功能检查。如长期大量吸烟，职业接触粉尘、烟雾或有害气体，长期反复呼吸道感染，有慢性咳嗽、咯痰、气短或喘息等症状者，及时就医测定肺功能，这是检查慢性阻塞性肺疾病最敏感的方法，它也是反映生命肺功能的重要指标之一。该项检查简单，无痛苦，只需受检者对肺功能仪吹几口气，就能客观评价气道阻塞程度，这是诊断慢性阻塞性肺疾病的"金标准"。胸部 X 线检查并不能诊断慢性阻塞性肺疾病，其作用在于发现和鉴别肺部其他疾病。

六、慢性阻塞性肺疾病的防治策略

通常采取综合措施，包括戒烟，避免吸入有害气体和粉尘，药物治疗，康复锻炼，营养支持，家庭氧疗等多方面治疗。

1. 不吸烟　慢性阻塞性肺疾病发病机制十分复杂，致病因素中最为确定者首先还是吸烟的危害，依据预防为主的原则，我国对于慢性阻塞性肺疾病的对应之道，首推全民拒烟，特别是青少年期吸烟，更是贻害长远，对于肺脏的伤害比成年人吸烟更为严重。

2. 改善环境　提高大气和室内空气质量，改善操作环境，减少职业暴露，维护肺部健康，也是预防慢性阻塞性肺疾病的重要策略。

3. 加强康复保健与居家照护　目前的康复保健和医疗体系，对于慢性阻塞性肺疾病的诊疗，只重视药物的使用；对于长期的康复保健和居家照护相对不足，这有相当的改善空间。

肺心病 90%以上是由慢性支气管炎、肺气肿发展而来，也有少数因慢性支气管炎受感染，而直接发展为肺心病的。老年慢性支气管炎、肺气肿、肺心病和肺性脑病，可以说是一种疾病，是慢性阻塞性肺疾病发展的不同阶段。在处理上首先是预防和控制老年慢性支气管炎，让它由老年慢性支气管炎延缓发展为肺气肿，或肺气肿不再发展为肺心病；有了肺心病要预防和控制，使其不能发生心力衰竭、呼吸衰竭，甚至继续恶化发生肺性脑病，这是我们防治该病的主要措施和目的。

【作者简介】

马厚志，男，河南省人民医院呼吸内科教授、主任医师，河南省人民医院原业务副院长，河南省老年病研究中心主任，河南省全民健康促进会医学顾问、河南省呼吸与危重症医学专业委员会主任委员、郑州呼吸学会名誉主任委员、郑州医学会副会长及国家、省内多家医学杂志常务副主编及编委等。

第十章　慢性阻塞性肺疾病药物治疗

"慢性阻塞性肺疾病"的英文缩写是 COPD，它是一种具有不可逆性或部分可逆性气流阻塞特征的慢性支气管炎和/或肺气肿的临床综合征，可进一步发展为肺心病和呼吸衰竭，与有害气体、有害粉尘吸入及吸烟有关。致残和病死率很高，诊断需做肺功能测定，如用力肺活量（FVC）、第一秒用力肺活量（FEV_1）和呼气高峰流速（PEF）等。现将治疗常用药物分述于下：

一、吸入型糖皮质激素（ICS）

该类型药物主要有倍氯米松、氟替卡松、布地奈德。根据全球四项大规模的临床实验结果。

（1）在开始 6 个月内能防止肺功能下降。

（2）对远期肺功能下降没有干预作用（不能延缓 COPD 肺功能进行性下降）。

（3）能缓解症状，降低气道反应性，减少急性发作和就诊次数，延缓健康状况恶化。

所以，慢性阻塞性肺疾病推荐用于第一秒用力肺活量（FEV_1）<50%预计值的患者。

二、β₂-受体激动剂（BA）

1. 短效药物（SABA）　沙丁胺醇、特布他林，治疗至少 1 周后，第一秒用力肺活量、用力肺活量（FVC）和早晚呼气高峰流速均明显升高。

2. 长效药物（LABA）　沙美特罗、福莫特罗，治疗观察 4 周以上，第一秒用力肺活量明显提高，需追加长效药物的次数明显减少，急性加重次数明显减少。

三、抗胆碱能药物

1. 异丙托溴铵　①起效快（吸入后 5 分钟左右起效），吸收好，作用时间长（4~6 小时）。②口干、心动过速等副作用小，安全性高。③改善肺功能、提高生命质量、减少激素用量方面均优于短效药物（SABA）。

2. 噻托溴铵　2006 年初在我国上市，吸入型，选择性 M_3-受体拮抗剂。①显著地缓解呼吸困难。②减少急性发作次数。③延缓 FEV_1 下降，改善肺功能。④提高运动耐量和生活质量。⑤副作用小，使用安全。⑥被 FDA 推荐为慢性阻塞性肺疾病维持治疗的一线药物。

商品名：思力华，$18\mu g \times 10$ 粒（胶囊），干粉吸入。

3. 天晴速乐（噻托溴铵粉吸入剂）　作用同上。

四、联合制剂

多项研究证明，联合应用上述两种药物能起到协同增效作用，且可减少单药用量，减少副作用。

1.1ICS+LABA　①舒利迭（沙美特罗+氟替卡松）。②信必可（布地奈德+福莫特罗）。

实验证明：①可减少急性加重次数。②改善肺功能，提高生命质量。③疗效优于单药布地奈德或氟替卡松。④与抗胆碱药+SABA 比较，更有效。

2. 抗胆碱药+SABA 可必特（异丙托溴铵+沙丁胺醇）。

实验证明：①改善肺功能，减少激素用量，优于单药 SABA。②ATS/ERS 推荐为稳定期慢性阻塞性肺疾病常规用药。

3. 抗胆碱药+LABA 在研究中。

五、茶碱类常用药物

茶碱类常用药物有氨茶碱、多索茶碱及其他茶碱缓释片。

1. 作用机制 ①抑制磷酸二酯酶。②促进内源性肾上腺素释放。③对抗内源性腺苷诱发的气道收缩。④抑制钙离子内流。⑤抑制炎性介质释放，降低血管通透性。⑥调节免疫反应。⑦兴奋呼吸中枢、增强膈肌收缩。

2. 近年来还发现茶碱类药物有如下作用 ①茶碱与 LABA 联用有协同作用。②小剂量茶碱可增强激素的抗炎作用。推荐使用缓释型茶碱。

六、磷酸二酯酶-4（PDE-4）抑制剂

1. 作用于细胞内靶点的新抗炎药物 国外已进入临床的有西洛司特、罗氟司特。

2. 白三烯抑制剂 已上市的有两种：孟鲁司特商品名：顺尔宁，扎鲁司特商品名：安可来。

3. 新开发的（白三烯 B_4）LTB_4 抑制剂 SC-53228，SB-20114，CP-105696。已进入临床实验。

4. 正研制中的制剂 还有白三烯合成酶抑制剂、5'-脂氧酶抑制剂，5'-脂氧酶活性蛋白抑制剂。

七、抗氧化剂

氧化应激能激活转录因子如 NF-kB、激活蛋白-1（AP-1），促进 TNF-α、IL-8 和其他炎性蛋白基因表达，引起或增强慢性阻塞性肺疾病的炎症反应。

1. 上市的抗氧化剂主要药物　N-乙酰半胱氨酸（NAC）。

2. 在研究中的药物　TNF-α 抑制剂，趋化因子（CXC-R_1、CXC-R_2）拮抗剂，蛋白酶抑制剂，P_{38} 丝裂激活蛋白抑制剂等。

【作者简介】

高元勋，男，郑州大学第二附属医院主任医师，教授、硕士研究生导师。原河南省中西医结合呼吸学会主任委员，河南省呼吸学会副主任委员，郑州市呼吸学会主任委员，河南省防痨协常务理事。

第十一章 乙型病毒性肝炎的防治

杨小昂

病毒性肝炎是由多种肝炎病毒所致的、以肝脏炎症和坏死病变为主的一组全身性传染病。根据其病原学诊断，肝炎病毒主要有五种，即甲、乙、丙、丁、戊型肝炎病毒，分别引起甲、乙、丙、丁、戊型病毒性肝炎。其他新发现的肝炎病毒如庚型肝炎病毒、己型肝炎病毒和 TTV 病毒等，对于其致病性尚有争论。

病毒性肝炎患者人数位居我国所有传染病的首位。特别是乙型病毒性肝炎是我国的一个严重的公共卫生问题。根据我国 2006 年流行病学资料显示，我国病毒性肝炎患者中乙肝病毒感染率为 57.6%，其中乙肝病毒表面抗原携带率为 7.18%；全国现患慢性肝炎患者 2 000 万~3 000 万例，据估计与乙肝病毒感染有关的肝病患者每年造成 260 多亿元的直接费用损失，给患者造成了沉重的经济负担。本文重点介绍乙型病毒性肝炎的防治，对甲、丙、丁、戊型病毒性肝炎仅作概述。

一、各型病毒性肝炎简介

1. 甲型病毒性肝炎　甲型病毒性肝炎简称甲型肝炎，旧称流行性黄疸和传染性肝炎，是由甲型肝炎病毒（HAV）感染引起的肝脏炎症，属于急性传染病。甲型肝炎呈全球性分布，我国属于甲型肝炎高发区。

甲型肝炎经粪-口途径传播。可通过食物、饮水及人与人密切接触而传染。因我国华东沿海地区有生食或半生食水产品（如蛤蜊、牡蛎、毛蚶等）的习惯，造成了 1988 年我国上海发生的甲型肝炎暴发流行，在短时间内约 31 万人发病。

甲型肝炎潜伏期为 2~6 周，平均 4 周。甲型肝炎为自限性疾病，除少数急性重症肝炎外，绝大多数病例预后良好。无慢性化倾向，无演化成肝癌的危险。

2. 乙型病毒性肝炎 乙型病毒性肝炎简称乙型肝炎，旧称血清性肝炎。我国是乙型肝炎的高发区，近年在防治研究方面做了大量的工作，并取得了显著的成就，但要完全控制本病，尚需付出巨大努力（详见后）。

3. 丙型病毒性肝炎 丙型病毒性肝炎原称非甲非乙型肝炎。输血和血制品或血液污染的注射器材是丙型肝炎病毒（HCV）最主要的传播途径。丙型肝炎呈全球性分布，无明确地理界限。全球 HCV 的感染率平均为 3%（0.1%~5%），估计全球约有 1.7 亿 HCV 携带者。我国一般人群抗-HCV 阳性率为 3.2%。近年来由于严格筛查献血者及对医疗器械传播的重视，已使 HCV 的感染率明显降低。

HCV 感染的临床特征是多数患者为隐匿性起病，易慢性化，60%~80%将发展为慢性感染，可进一步发展成肝硬化和肝细胞性肝癌。我国丙肝抗体阳性患者近 4000 万，估计丙型肝炎每年给国内造成的经济负担为 117.26 亿~215.59 亿元。

丙型肝炎的治疗前景比较乐观，目前的干扰素标准治疗方案可以治愈 50%以上的患者，正在研究开发的一些新型抗病毒治疗药物和方法，能达到 80%~90%的治愈率。

4. 丁型病毒性肝炎 丁型病毒性肝炎是由丁型肝炎病毒（HDV）与 HBV 共同感染引起的以肝细胞损害为主的传染病，因单纯的 HDV 感染极少见，绝大多数和乙型肝炎病毒（HBV）同时出现，表现为二者的同时或重叠感染，HDV 感染能导致肝炎的病情加重和慢性化，并可能与原发性肝癌（HCC）的发生有关。HDV 感染呈全球性分布，但分布差别很大。HDV 感染的传播方式与 HBV 相同。

5. 戊型病毒性肝炎 戊型病毒性肝炎简称戊型肝炎，是由于戊型肝炎病毒（HEV）引起的急性传染病，原称肠道传播的非甲非乙型肝炎或流行性非甲非乙型肝炎，其流行病学特点及临床表现颇像甲型肝炎，但两者的病因完全不同。本病黄疸型多见，常见于青壮年，孕妇易感性高，病情较重，经及时治疗，预后较好。

二、乙型肝炎的病原学

乙型肝炎病毒（HBV）属嗜肝 DNA 病毒，抵抗力较强，但 65℃ 10 小时、煮沸 10 分钟、高压蒸气消毒及 2%过氧乙酸浸泡 2 分钟可灭活。

三、乙型肝炎的流行病学

乙肝病毒的感染呈全球性分布。全世界约有超过 20 亿的人群感染过 HBV，亚洲、非洲等有色人种感染率高。其中 3.5 亿人为慢性 HBV 感染者，每年约有 100 万人死于 HBV 感染所致的肝衰竭、肝硬化和原发性肝细胞癌（HCC）。我国属于乙型肝炎高流行区，2006 年全国乙型肝炎流行病学调查表明，我国 1~59 岁一般人群乙肝表面抗原（HBsAg）携带率为 7.18%，据此推算，我国现有的慢性 HBV 感染者约 9 300 万人，其中慢性乙型肝炎患者 2 000 万~3 000 万例。

乙型肝炎的传染源主要是急、慢性乙型肝炎患者，无症状慢性 HBsAg 携带者，最重要的传染源是 HBsAg 阳性的血液。

乙型肝炎是血源传播性疾病，主要经血（如不安全注射等）、母婴及性接触等途径传播。母婴传播是我国传播乙肝的主要方式之一。母婴传播主要发生在围产（生）期，多为在分娩时接触 HBV 阳性母亲的血液和体液传播，随着乙肝疫苗联合乙型肝炎免疫球蛋白的应用，母婴传播已大为减少。由于对献血者实施严格的 HBsAg 筛查，经输血或血液制品引起的 HBV 感染已较少发生。经破损的皮肤黏膜传播，主要是由于使用未经严格消毒的医疗器械、侵入性诊疗操作和手术，不安全注射特别是注射毒品等；其他如修足、文身、扎耳孔、医务人员工作中的意外暴露、共用剃须刀和牙刷等也可传播。

HBV 不经呼吸道和消化道传播，因此日常学习、工作或生活接触，如同一办公室工作（包括共用计算机等办公用品）、握手、拥抱、同住一宿舍、同一餐厅用餐和共用厕所等无血液暴露的接触，一般不会传染 HBV。

四、乙型肝炎的临床表现

乙型肝炎潜伏期 28~160 天，平均 70~80 天。

1. 各型乙型肝炎临床特点

（1）无症状乙型肝炎病毒携带者。没有症状和体征，肝功能正常，仅仅是表面抗原阳性，称为乙型肝炎病毒携带者。它占乙肝感染者中的大多数。

（2）急性乙肝。病程在半年内称急性乙肝，一般起病较急，有轻重不等的症状，多数人表面抗原多在半年内消失，少数可变成慢性乙肝。

（3）慢性乙肝。病程超过半年称慢性乙肝，可有轻重不同的症状，迁延不愈，反复发作。如果没有乙肝病史，也没有近期的化验结果，首次发病有时很难判断是急性乙肝还是慢性乙肝。

（4）重型乙肝。病情发展迅猛，症状很重，如不积极抢救，可危及生命。

2. 临床症状和体征

（1）全身症状。乙肝患者常感到体力不支，容易疲劳，打不起精神。乙肝引起的精神和心理上的压力，影响休息和睡眠，失眠、多梦等。

（2）消化道症状。乙肝常出现食欲缺乏、恶心、厌油、上腹部不适、腹胀等。

（3）黄疸。由于胆汁酸的排出障碍，血液中胆红素浓度增高，过多的胆红素沉积于皮肤。刺激末梢神经，引起皮肤瘙痒。

（4）肝区疼痛。当肝脏发炎肿大时，肝包膜紧张，痛觉神经受刺激，因而部分患者可有右上腹、右季肋部不适、隐痛。

（5）肝脾肿大。急性肝炎或慢性肝炎早期，脾脏多无明显肿大，以后可因脾脏网状内皮系统增生，以及门静脉高压，脾脏瘀血，引起脾脏肿大。持续性进行性脾脏肿大提示肝硬化。

（6）体征。

1）肝脏轻度肿大，可触及质地较软或中等硬度的肝脏，或有压痛、叩击痛。有些病例可无任何体征。

2）有些病例可出现肝病面容，表现为面色黝黑、黄褐无华、粗糙、唇色暗紫等；还可引起颜面毛细血管扩张、蜘蛛痣及肝掌，有些患者可有脾肿大。

3）巩膜或皮肤黄染，比消化道症状出现晚。

五、乙型肝炎实验室检查

1. HBV 血清学检测

（1）乙型肝炎表面抗原（HBsAg）。成人暴露于 HBV 后最早 1~2 周、最迟 11~12 周血中首先出现 HBsAg。急性自限性 HBV 感染时血中 HBsAg 持续时间大多为 1~6 周，6 个月内可消失。

（2）乙型肝炎表面抗体（抗-HBs）。抗-HBs 出现在血清中，在急性 HBV 感染后期或 HBsAg 消失之后，经过一段时间的窗口期出现抗-HBs，表示为 HBV 感染的恢复期。一般而言，抗-HBs 可数年保留在血中。抗 HBs（+）表示有保护性抗体，对乙肝有免疫力，注射乙肝疫苗及自然感染痊愈后都可产生抗-HBs。

（3）乙型肝炎 e 抗原（HBeAg）。HBeAg 是临床上表达病毒复制较实用的血清标志物，HBeAg 是 HBV 复制的指标，代表传染性。

（4）乙型肝炎 e 抗体（抗-HBe）。抗-HBe 阳性一般情况下提示乙肝病毒低复制或不复制，通常表示病变趋于稳定。少数情况下结合 DNA 检测辨明是否存在病毒变异。

（5）乙型肝炎核心 IgM 抗体（抗-HBc IgM）。出现在 HBV 感染早期，稍后于 HBsAg，为急性感染期指标，可持续存在 6~18 个月，慢活肝患者可多年持续存在，但滴度低。高滴度被认为是诊断急性乙型肝炎的"金标准"。经特殊标定的 IgM 抗-HBc 试剂盒可鉴别急性和慢性 HBV 感染。抗 HBc-IgM（+）提示病毒复制。

（6）乙型肝炎核心 IgG 抗体（抗-HBc IgG）。在 HBsAg 和 HBeAg 出现后才在血清中出现，为感染恢复期的标志。持续时间可达数年至数十年，表示以往感染。

（7）乙型肝炎核心抗原（HBcAg）。血中 HBcAg 通常包裹在病毒的外膜中，通常不易检测，HBcAg 阳性表示 HBV 复制。

2. 肝功能检查

（1）血清丙氨酸转氨酶（ALT）和天冬氨酸转氨酶（AST）。血清 ALT 和 AST 水平一般可反映肝细胞损伤程度，最为常用。

（2）血清胆红素。通常血清胆红素水平与肝细胞坏死程度有关，但需与肝内和肝外胆汁瘀积所引起的胆红素升高予以鉴别。肝衰竭患者血清胆红素可呈进行性升高，也可出现胆红素与 ALT 和 AST "胆酶分离" 现象。

（3）血清白蛋白。反映肝脏合成功能，慢性乙型肝炎、肝硬化和肝衰竭患者可有血清白蛋白下降。

（4）凝血酶原时间（PT）及凝血酶原活动度（PTA）。PT 是反映肝脏凝血因子合成功能的重要指标，PTA 是 PT 测定值的常用表示方法，对判断疾病进展及预后有较大价值，近期内 PTA 进行性降至40% 以下为肝衰竭的重要诊断标准之一，小于20%者提示预后不良。

（5）胆碱酯酶。可反映肝脏合成功能，对了解病情轻重和监测肝病发展有参考价值。

（6）甲胎蛋白（AFP）。AFP 明显升高主要见于 HCC，但也可提示大量肝细胞坏死后的肝细胞再生，故应注意 AFP 升高的幅度、动态变化及其与 ALT、AST 的消长关系，并结合患者的临床表现和肝脏超声显像等影像学检查结果进行综合分析。

3. HBV DNA 定量检测　HBV DNA 定量检测可反映病毒复制水平，主要用于慢性 HBV 感染的诊断、治疗适应证的选择及抗病毒疗效的判断。

六、乙型肝炎的诊断和鉴别诊断

1. 乙型肝炎的诊断 乙肝的潜伏期常见为 2~3 个月，也有长达半年者。由于潜伏期长，许多患者常搞不清楚到底在何时、何地、如何被感染。因此，要早期发现乙肝，最有效的方法就是每年定期体检，检查肝功能和乙肝病毒五项指标。

（1）病史。不久前有接触史如输血，注射过血浆、白蛋白或胎盘球蛋白等，或有过不洁的性接触；用过消毒不严格的注射器，接受过针灸、文身、拔牙和手术等，都易感染。

（2）检查。检查肝功能异常，血清乙肝表面抗原、乙肝病毒 DNA 均为阳性。肝脏影像学检查如 B 超、CT、核磁共振等，对慢性肝炎、肝硬化、脂肪肝、腹水、肝癌都有一定的提示和诊断作用。

（3）临床表现。有乏力，食欲减退，恶心，厌油腻，腹泻及腹胀，部分病例有黄疸发热等症状。

2. 鉴别诊断

（1）药物性肝炎。药物性肝炎的特点为既往有用药史，临床症状轻，单项 ALT 升高，嗜酸性粒细胞增高；停药后症状可逐渐好转，ALT 恢复正常；乙肝标志物阴性。

（2）胆石症。既往有胆绞痛史，高热寒战、右上腹痛、墨菲征（Murphy 征）阳性，白细胞增高，中性粒细胞增高。

（3）原发性胆汁性肝硬化。多为中年女性；黄疸持续显著，皮肤瘙痒，常有黄色瘤，肝脾肿大明显，ALP 及 GGT 显著升高，90% 以上抗线粒体抗体阳性，肝功能损害较轻，乙肝标志物阴性。

（4）肝豆状核变性（Wilson 病）。常有家族史，多表现有肢体粗大震颤，肌张力增高，眼角膜边缘有棕绿色色素环（K-F 环），血铜和血浆铜蓝蛋白降低，尿铜增高，而慢活肝血铜和铜蓝蛋白明显升高。

（5）妊娠期急性脂肪肝。多发生于年轻首孕妇女妊娠后期。临床特点为发病初期有急性剧烈的上腹痛，淀粉酶增高，似急性胰腺炎；虽黄疸很重，血清直接胆红素增高，但尿胆红素常阴性；B 超检查呈脂肪肝表现，确诊靠病理检查。

（6）其他。肝外梗阻性黄疸如胰腺癌、胆总管癌、慢性胰腺炎等，血吸虫病、钩端螺旋体病、肝吸虫病、肝结核、脂肪肝、肝瘀血及原发性肝癌等均可有肝大或 ALT 升高，鉴别诊断时应加以考虑。

七、乙型肝炎的治疗

1. 急性乙型肝炎的治疗

（1）一般治疗。

1）休息。休息是治疗急性肝炎的重要措施。

2）饮食与营养。饮食中须有足够的糖类提供热量，减少蛋白质的消耗。如患者进食不多，则从静脉补充。

（2）药物治疗。急性肝炎患者药物治疗是次要的。应避免一些损伤肝脏的药物及因素。常用的药物有肌苷、门冬氨酸钾镁、甘利欣注射液、还原型谷胱甘肽、肝太乐、能量合剂、维生素类、白蛋白及血浆等。

2. 慢性乙型肝炎的治疗

（1）一般治疗。慢性乙型肝炎的一般治疗非常重要，患者一定要注意休息，加强营养，禁酒，同时要解除各种心理负担。可根据其病情确定是否住院或在家治疗。

（2）抗肝细胞损害药物。

1）甘草酸。它是临床应用最广泛的消炎降酶药之一，其缓解肝脏炎症作用显著、疗效确实，可提高细胞对损伤因子的抵抗力，稳定细胞膜，抑制 ALT、AST 的释放等。

2）水飞蓟素。为一种肝细胞膜稳定剂。有利于肝细胞的修复、再生，稳定细胞膜，保护肝细胞不受损害。它是目前保护肝细胞疗效比较肯定的药物之一。

3）联苯双酯。此药为我国学者的研究成果，是按五味子有效成分合成的化合物。可能是通过对肝细胞内 ALT 活力的可逆性抑制而达到降酶的效果。

4）双环醇。降低转氨酶和不同程度地减轻肝组织病变。疗效显著，患者耐受性好。

5）齐墩果酸。能抑制或减轻肝细胞的变性与坏死，促进肝细胞再生，加速坏死组织的修复。

6）肌苷和肌苷酸钠。参与物质代谢和能量代谢，提高许多酶的活性，可能促使受损的肝功能和肝细胞恢复。

7）还原型谷胱甘肽。通过解毒和抗氧化反应而保护肝细胞膜，改善肝功能。

8）苦参碱和氧化苦参碱。改善肝细胞炎症，减少坏死、凋亡及抗纤维化的作用。

（3）抗病毒治疗。积极开展抗病毒治疗是阻断乙型肝炎病程的关键措施，慢性乙型肝炎抗病毒治疗的最终目标是要防止肝硬化及其并发症、急性肝衰竭和肝癌，提高生活质量和延长患者的生命。

慢性乙型肝炎抗病毒治疗一般适应证包括：①HBeAg 阳性者，HBV DNA ≥ 10^5 拷贝/毫升；HBeAg 阴性者，HBV DNA ≥ 10^4 拷贝/毫升；②ALT ≥ 2×ULN（正常值上限）；如用干扰素治疗，ALT 应 ≤ 10×ULN。另外，肝活检有明显炎症或肝硬化的慢性乙肝患者也应积极给予抗病毒治疗。目前，已有干扰素（IFN）及核苷类似物（NUCs）两大类药物用于慢性乙型肝炎的治疗。

1）干扰素（IFN）。我国已批准普通干扰素 α（2a，2b 和 1b）和聚乙二醇化干扰素 α（2a 和 2b），IFN-α 的抗病毒机制包括免疫调节作用和直接抗病毒的双重作用。

推荐的干扰素治疗方法：①普通干扰素-α：HBeAg 阳性的 CHB 患者，普通 IFN-α 的成人推荐剂量为 5MIU（可根据患者耐受情况适当调整剂量），儿童 6MIU/米² 体表面积（每周 3 次，最大 5MIU），隔天 1 次，皮下注射，一般疗程为 48 周。如有应答，为提高疗效亦可延长疗程至更长。而 HBeAg 阴性的 CHB 患者，普通 IFN-α 的疗程至少为 48 周。②聚乙二醇化干扰素-α：目前的 Peg-IFNα-2a 成人推荐治疗剂量 180 微克，每周 1 次，皮下注射，疗程 48 周；Peg-IFNα-2b 成人推荐治疗剂量为 1.5 微克/千克，每周 1 次，皮下注射，疗程 48 周。

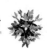

剂量应根据患者耐受性等因素决定。

干扰素治疗的监测：接受 IFN-α 治疗的患者，应每月监测全血细胞计数和血清 ALT 水平。对于所有 IFN-α 治疗的患者，都应监测干扰素相关的不良反应。

2）核苷（酸）类似物。目前已应用于临床的抗 HBV 核苷（酸）类似物药物有 5 种。核苷（酸）类似物作用于病毒逆转录酶，直接抑制病毒复制，具有起效快、作用强、口服方便、不良反应少等特点。但由于难以彻底清除病毒，需要长期用药，在长期用药的过程中可能发生耐药突变，且耐药率会逐年升高。应尽量选择那些抗病毒作用强且耐药变异发生率较低的药物，如替诺福韦酯或恩替卡韦，以减少治疗失败。但患者的经济状况和治疗费用也是我国现阶段不容忽视的一个现实问题。

（4）常用的核苷（酸）类似物有以下几种。

1）拉米夫定（LAM）。简称 3TC 或 LAM，商品名贺普丁，是人工合成的纯左旋对映体形式的脱氧胞嘧啶核苷类药物。每天 100 毫克。拉米夫定长期用药可以发生 YMDD（酪氨酸、蛋氨酸、天冬氨酸、天冬氨酸）变异，即 HBV DNA 聚合酶 C 区的 YMDD 序列发生了突变。一般在应用拉米夫定治疗 6 个月以后出现，应用时间越长，变异的比例越高。

2）阿德福韦酯（ADV）。ADV 即 5′-单磷酸脱氧核糖腺苷的无环类似物，在体内水解为阿德福韦而发挥抗病毒作用。其对野生型 HBV 和拉米夫定耐药性 HBV 均有抗病毒活性，与拉米夫定无交叉耐药。每天 10 毫克。

3）恩替卡韦（ETV）。ETV 是环戊酰鸟苷类似物，其抗 HBV 活性显著优于 LAM，而安全性和耐受性与 LAM 相似，耐药发生率低。每天 0.5 毫克。

4）替比夫定（LdT）。LdT 即左旋脱氧胸苷。抑制 HBV DNA 的复制。每天 600 毫克。

5）替诺福韦酯（TFV，TDF）：TDF 与阿德福韦酯结构相似，但肾毒性较小，每天 300 毫克。本药已经在中国上市。抑制血清 HBV-

DNA、降低血清 ALT 及血清 HBeAg 转换均有较好效果。

（5）免疫调节治疗。调节人体免疫功能的药物很多，如特异性转移因子、左旋咪唑、胸腺素、白细胞介素（IL）、LAK 细胞、治疗性乙肝疫苗等。

（6）中药及中药制剂治疗。中医药制剂治疗急、慢性乙型肝炎在我国应用广泛，对于改善临床症状和肝功能指标有一定效果。

3. 重型肝炎的治疗　重型肝炎的形成是肝细胞以不同速度发生大量坏死而陷入肝衰竭的过程，病势凶险，预后不良。肝衰竭能否逆转，决定因素是尚存活的肝细胞数量。如果肝细胞坏死殆尽，丧失再生基础，通过用药物使肝衰竭逆转的机会甚少，所以必须在尚有相当数量肝细胞存活的早期或较早期抓紧监护和采取综合性的治疗，这是提高存活率的关键。

近年来国内外不少学者指出，鉴于大部分重型乙型肝炎患者有不同程度的病毒复制，宜进行抗病毒治疗。核苷类药物抑制 HBV 作用显著，副作用低，更适合重型肝炎的治疗。

4. 无症状携带者（ASC）的治疗　ASC 是一个复杂的群体，如果 ASC 是处于非复制期，病变不活动，无须治疗；即使 ASC 处于高复制期而无明显的肝脏损害，也不主张服用保肝药物和进行抗病毒治疗；如果肝组织学证实有明显的炎症活动，即使肝功能正常，也应该进行抗病毒和保肝治疗。

八、乙型肝炎的预后和预防

1. 预后　急性乙型肝炎预后良好，仅 5%~10% 发展成慢性肝炎。在慢性 HBV 感染时，由于免疫病理机制错综复杂，病情迁延不愈或反复发作，致使部分病例发展成肝硬化和肝功能衰竭，少数病例最终转化为原发性肝癌。

2. 预防　乙肝虽然不能根治，但其传播途径有限，完全可以预防。

（1）管理传染源。加强 HBsAg 阳性者的管理，血清 HBV 感染标志物阳性者绝对不能献血，避免从事饮食行业、食品加工、自来水管理及托幼工作。

（2）切断传播途径。

1）注意个人卫生。饭前便后洗手，提倡分食制，不和任何人共用剃须刀和牙具等用品。

2）防止医源性感染。采用一次性注射器，医疗器械应进行严格消毒，严格筛选献血者，加强输血及血制品的管理。

3）阻断母婴传播。对 HBsAg 阳性的孕妇，应避免羊膜腔穿刺，并缩短分娩时间，保证胎盘的完整性，尽量减少新生儿暴露于母体血液的机会，其所生婴儿出生后 24 小时内注射高效价乙型肝炎免疫球蛋白及乙型肝炎疫苗。

（3）保护易感者。

1）主动免疫。接种乙型肝炎疫苗是预防 HBV 感染的最有效方法，接种方案可按 0、1、6 月程序，即接种第 1 针疫苗后，间隔 1 个月及 6 个月注射第 2 及第 3 针疫苗。新生儿接种乙型肝炎疫苗要求在出生后 24 小时内接种，越早越好。

接种对象主要是新生儿，其次是婴幼儿、15 岁以下未免疫人群和高危人群。如医务人员、经常接触血液的人员、托幼机构工作人员、器官移植患者、经常接受输血或血液制品者、免疫功能低下者、易发生外伤者、HBsAg 阳性者的家庭成员、男性同性恋或有多个性伴侣和静脉内注射毒品者等。

2）被动免疫。乙型肝炎免疫球蛋白（HBIG）注射属被动免疫，适用于即将暴露或意外暴露的高危人群。HBIG+乙肝疫苗的联合免疫效果优于单一应用的免疫效果。要求对所有 HBV 携带母亲的婴儿主被动联合免疫，即出生 12 小时内注射 HBIG，剂量 100～200 国际单位，同时不同部位注射乙型肝炎疫苗，可使 HBV 母婴传播阻断率达到 95% 左右，这是目前最高的免疫保护措施。

【作者简介】

杨小昂，男，河南省（郑州大学）医药科学研究院研究员，医学博士，硕士生导师，河南省医学重点学科（肝脏病学）带头人。现任河南省肝病药理重点实验室副主任，兼任河南省免疫学会副理事长，河南省医学会感染病分会委员。

第十二章　关注老年人的肾脏病

刘　冰

　　根据新华社报道，全国老龄办副主任、中国老龄科研中心主任吴玉韶在新闻发布会上介绍，随着新中国成立后新出生的人口进入老年期，我们迎来第一个老年人口增长高峰。2013年，老年人口数量突破了2亿大关，达到2.02亿，老龄化水平将达到14.8%。这预示着我国已经进入老龄化社会。老年人的健康问题日益受到关注。

　　很多老年人都不同程度地存在一些慢性疾病，如高血压病、糖尿病、冠心病等，人们对这些慢性病可能比较熟悉，但是对于慢性肾脏病，尤其是老年慢性肾脏病还比较陌生，且我国老年慢性肾脏病患病率高，知晓率低，致残率高，就诊率不高。因此，希望老年朋友们对肾脏病的知识多做些了解，从而能尽量做到对"高危人群早筛查、早发现，出现症状时早诊断、早治疗"。下面就一些常见的慢性肾脏病做一些阐释。

一、肾脏的主要功能

　　1. 肾脏有强大的超自动化功能　首先了解一下肾脏的主要功能。用通俗的话讲，肾脏犹如一部功能强大的超自动化机器，它具有以下三方面的功能。

　　（1）"净化机"功能。肾脏一天大概要过滤约200升血液，相当于人体全部血液的40倍。

　　（2）"筛子"功能。把有用的物质留在血液中，新陈代谢产生的废物排到尿液中。

（3）"生产工厂"功能。肾脏同时生产了很多跟内分泌、代谢有关的激素，与调节血压、生成红细胞、骨头代谢都有关系。

2. 肾脏具有惊人的韧性和脆弱　人有两个肾脏，但是这两个肾脏只要还剩余20%的功能，就能够完全满足人体正常的需要，这说明肾脏具有惊人的韧性；但肾脏又是一个比较脆弱的器官，一旦受到损伤后，就没有那么强的自我修复能力了。随着年龄的增长，人体各个器官的功能都在衰退，当你60岁时肾脏的功能只有正常成年人的2/3，所以肾脏已经很脆弱了，你要像关爱心脏一样关注肾脏，每年要查尿常规、肾功能、肾脏彩超。如你发现眼睑、面部、下肢水肿，突发的尿频、尿急、尿血、尿量减少、恶心、食欲不振，不明原因的贫血等，要及时到肾病科就诊。

肾脏同老年人的健康的关系相当密切。我们来看一下与老年肾脏关系密切的几个病种吧：肾小球肾炎、肾病综合征、高血压肾损害、系统性小血管炎、糖尿病肾病、急慢性肾功能不全、药物性肾损害、肿瘤相关性肾损害、多发性骨髓瘤、痛风性肾损害等。

二、老年肾病综合征

1. 老年肾病综合征特点　如果老年人无明显诱因出现眼睑及双下肢水肿，甚至全身水肿，有时可有尿量减少、尿泡沫增多等，一定要去查尿常规，看是否有蛋白尿；若尿蛋白阳性，则需要进一步检查24小时尿蛋白定量，肝肾功能、血脂，明确有无低蛋白血症及肾功能、血脂异常，做出是肾小球肾炎还是肾病综合征的诊断。

若符合"三高一低"：大量蛋白尿（24小时尿蛋白定量大于3.5克）、高脂血症、水肿和低蛋白血症（血浆白蛋白小于30克/升），那么就可以诊断为肾病综合征。需要提醒大家的是，肾病综合征只是一种临床综合征，不是一种疾病。

2. 查找老年肾病综合征病因

（1）主要病因。诊断确诊后要积极寻找病因，肾病综合征分为原发性和继发性，原发性肾病综合征主要原因是肾小球疾病，有很多病理类型，不同病理类型的治疗原则及预后也有很大不同。所以，明确病理类型是非常重要的，方法就是行肾穿刺活检术。有些老年人谈"术"色变，其实大可不必那么紧张的。

（2）肾穿刺活检。肾穿刺活检术就是在彩超引导下，在您的肾脏上取一点点组织送去化验，化验后您的肾脏到底出了什么问题，是哪种病理类型，需要怎么治疗，以后会怎么发展也很清楚了。

虽然老年人相对年轻人行肾穿刺的风险会增加，但是在行穿刺前您的主治医师会很全面地进行健康评估，确定无明显禁忌证后才进行此项检查。

一般老年肾病综合征的主要病理类型是膜性肾病和微小病变性肾病，系膜增生性肾炎和 IgA 肾病的发病率也比较高。

（3）继发性肾病综合征。老年继发性肾病综合征的主要病因是肾淀粉样变性，其次是各种肿瘤性疾病，若怀疑肿瘤性疾病则应进行肿瘤的化验及影像学检查。另外，也应该注意有无服用解热止痛药，因为这种药物也可以引起老年肾病综合征。

3. 老年肾病综合征治疗　诊断明确后就应该根据病理类型进行治疗了。治疗原发性肾病综合征的主要药物是激素和免疫抑制剂。对老年人来说，这些药物的副作用更大，但是在用药之前，医师都会仔细评估您的病情及身体状况，规范地应用相关药物。如果应用激素及免疫抑制剂，医师也会嘱托服用相关药物以减少激素副作用，以将治疗风险降至最低。

三、高血压肾损害

1. 高血压与肾损害　2002 年全国营养调查数据显示，我国老年人群中，年龄≥60 岁的高血压患病率为 49.1%。据此患病率和 2005 年我国人口数推算，目前我国老年人群中高血压病患者已达 8 346 万，大约每 2 个老年人中就有 1 人患有高血压病。而且老年高血压病患者数呈持续增加趋势。老年高血压病患者的肾血流、肾小球滤过率和肾小管功能随着年龄增加而降低。早期血肌酐可能相对正常，但肾小球滤过率或肌酐清除率有下降趋势。微量白蛋白尿异常较为常见，中晚期肾功能不全的发生率明显增加，且大于年轻人。

老年高血压病患者若发现血肌酐升高、微量白蛋白尿或蛋白尿，均提示存在高血压肾损害。因此，这些患者应该定期检查血肌酐、尿微量白蛋白，以明确有无肾脏损害，不要等到肾脏功能衰竭时才去检查，那样就后悔莫及了。

2. 高血压肾损害的预防　那么有没有办法减少或避免肾功能的损害呢？办法是有的。

（1）血压控制达标。首先老年人要把血压控制达标，根据《老年高血压病的诊断与治疗中国专家共识》（2011 版），推荐将血压<150/90 毫米汞柱作为老年高血压患者的血压控制目标值，若患者能够耐受，可将血压进一步降低至 140/90 毫米汞柱及以下。

（2）对于高血压合并心、脑、肾等靶器官损害的老年患者，此共识建议采取个体化、分级达标的治疗策略：首先将血压降低至<150/90 毫米汞柱，如果患者能够良好地耐受，可继续降低到 130/80 毫米汞柱。

（3）对于 80 岁及以上的高龄患者，建议将<140/90 毫米汞柱作为血压控制目标。对于高血压合并慢性肾功能不全的老年人，血压控制目标为<130/80 毫米汞柱，80 岁以上高龄老年患者血压控制目标<140/90 毫米汞柱。

3. 高血压肾损害的治疗

（1）治疗上若无禁忌证，首选血管紧张素转换酶抑制剂（ACEI）或血管紧张素受体阻滞剂（ARB），可降低蛋白尿，改善肾功能，延缓肾功能不全进展，减少终末期肾病。

（2）严重肾功能不全时选用袢利尿剂。

四、系统性小血管炎肾损害

1. 系统性小血管炎肾损害概念　系统性小血管炎肾损害是近年来诊断过程中发病率较高的疾病，是指以小血管壁（微血管、毛细血管、小动脉）的炎症和纤维素样坏死为病理特征的一组多系统受累的自身免疫性疾病。通俗地讲，血管炎就是全身小血管出现了病变，这种病变是自身免疫性的。最常累及的脏器是肾脏和肺。患者群以中老年为主，老年人发病率为42.3%。

2. 系统性小血管炎肾损害临床表现　系统性小血管炎肾损害的非特异表现为发热、乏力、体重下降等消耗性疾病的症状。肾脏受累活动期多为血尿、蛋白尿、肾功能下降，表现为急进性肾炎综合征。少数患者可有少尿、高血压，早期可表现为单纯血尿。

3. 系统性小血管炎肾损害的诊断　研究发现，60岁以上的老年人抗中性粒细胞胞浆抗体（ANCA）相关性小血管炎病例，首次因呼吸道表现入院时，单纯表现为肺损害的患者占72.7%，说明该病以肺损害为首发者不少，以呼吸系统表现为主的收治在肾脏病科以外的抗中性粒细胞胞浆抗体（ANCA）相关性小血管炎患者，在我国仍较易发生误诊、漏诊。

老年人由于较多存在着不同的慢性基础病，再发生ANCA相关性小血管炎时，则更易误诊、漏诊。因此，如果老年患者存在以下病症时应考虑ANCA相关性小血管炎的可能。

（1）发热、乏力和体重下降等非特异性症状，类似消耗性疾病。

（2）多系统受累的表现，除肺损害外，还应注意上呼吸道和肾脏有无受累。

（3）实验室检查：血沉增快，C反应蛋白增高，血白细胞和血小板偏高，但存在与肾功能下降不平行的贫血。存在上述表现时应尽快检测血清ANCA有助于及时诊断。

（4）组织活检是诊断血管炎的金标准，如有可能应尽快实施。

五、糖尿病肾病

1. 糖尿病肾病诊断　我国 60 岁以上老年人糖尿病肾病的发病率为 20.4%，糖尿病肾病的诊断应符合下列条件。

（1）较长的糖尿病史（一般至少 5 年以上才出现应激状态微量白蛋白尿，大于 10 年才出现持续性微量白蛋白尿）。

（2）尿中出现微量白蛋白或尿蛋白阳性，并排除高血压或其他肾脏疾病。因糖尿病肾病和糖尿病视网膜病变均属糖尿病微血管病变，故可同时合并存在，糖尿病视网膜病变是诊断糖尿病肾病的有力佐证。有研究证实，呈现肾病综合征的糖尿病肾病患者绝大多数（>90%）合并视网膜病变。

（3）多种因素综合作用。糖尿病肾病的发生与其他慢性并发症一样，是多种因素综合作用所致，包括血糖控制不佳、生化改变、遗传因素、摄入过量的蛋白质、高血压、生长激素分泌过多、脂肪代谢异常、血小板功能亢进、肾脏血流动力学异常、肾脏结构异常及吸烟等。

2. 糖尿病肾病临床表现

（1）肾功能进行性减退。糖尿病患者一旦发生肾脏损害，出现持续性蛋白尿，则提示肾功能持续性减退，直至终末期肾功能衰竭，至今尚无有效的措施阻止其发生与发展。糖尿病肾病是老年糖尿病患者致死的原因之一，应早发现、早诊断和早治疗，以提高老年人的生命质量。

（2）肾小球硬化。糖尿病患者肾脏损害的表现与肾小球硬化的程度呈正相关。出现微量蛋白尿时，糖尿病病史多已 5~6 年，临床诊断为早期糖尿病肾病，此时无任何临床表现。尿白蛋白排泄率（UAE）20~200 微克/分，是诊断早期糖尿病肾病的重要指标；当 UAE 持续大于 200 微克/分或常规检查尿蛋白阳性（尿蛋白定量大于 0.5 克/24 小时），即诊断为糖尿病肾病。约 80% 的患者在 10 年内发展为临床糖尿病肾病，通常无明显血尿，临床表现为水肿、高血压。一旦出现持续性蛋白尿，伴有食欲减退、恶心、呕吐和贫血，提示已出现慢性肾功能不全。

3. 糖尿病肾病治疗 目前糖尿病肾病尚无特效治疗办法。表现为肾病综合征者不宜用糖皮质激素，细胞毒药物或雷公藤治疗亦无明显疗效。

（1）应积极控制血糖，包括饮食治疗、口服降糖药和应用胰岛素。当出现氮质血症时，要根据血糖及时调整胰岛素和口服降糖药的剂量和种类。

（2）限制蛋白质摄入量［≤0.8克/（千克体重·天）］。必要时加必需氨基酸或复方 α-酮酸治疗。

（3）伴高血压病或水肿但肾功能正常者，可选用小剂量噻嗪类利尿剂。肾功能不全者应选用袢利尿剂；高度水肿者，除严格限制钠的摄入外，还应适当扩容利尿；若血压过高或有心功能不全，经积极扩容利尿病情无改善者，可考虑透析治疗。

（4）积极将血压降到 140/90 毫米汞柱以下。建议首选血管紧张素转换酶抑制剂，在降压的同时可改善肾小球过滤率（GFR）和减少尿白蛋白排出率，但要防止功能性 GFR 下降；酌情合用利尿剂、钙通道阻滞剂和 β-受体阻滞剂及血管紧张素 II 受体拮抗剂（ARB）。

（5）使用减低尿蛋白药，如舒洛地特、ARB 及中成药。

（6）应积极治疗高脂血症和高尿酸血症。

（7）应用抗血小板聚集和黏附的药物，如潘生丁、抵克力得、阿司匹林或肝素等。辨证施治，正确使用中药，尤其对控制血糖、改善微血管病变有良好的作用。

（8）当肌酐清除率在 10~15 毫升/分或血肌酐 530~710 微摩/升时可考虑替代治疗（腹膜透析、血液透析、肾移植、胰肾联合移植）。

4. 糖尿病肾病预防 本病的早期预防十分重要，常见的预防措施有以下几点。

（1）所有的糖尿病患者病程超过 5 年，要经常查肾功能、尿蛋白、24 小时尿蛋白定量，并注意测量血压，做眼底检查。

（2）有条件时，应做尿微量蛋白测定和 β_2-微球蛋白测定，以早期发现糖尿病性肾病。如果尿微量白蛋白增加，要 3~6 个月内连测 3

次以确定是否为持续性微量白蛋白尿。

（3）如果确定为微量白蛋白增加，并能排除其他引起其增加的因素，如泌尿系感染、运动、原发性高血压者，应高度警惕。并注意努力控制血糖，使之尽可能接近正常。若血压>140/90毫米汞柱，就应积极降压，使血压维持在正常范围。同时，还应强调低盐、低蛋白饮食，以优质蛋白为佳。

六、急性肾损伤

1. 急性肾损伤概念　急性肾损伤（AKI）是一组临床综合征，它可由各种病因引起肾功能在短时间内（数小时至数周）急剧下降。目前，肾脏疾病患者中约两成是由急性肾损伤所致，尤其在老年人、糖尿病患者和慢性肾病患者中多见。我国每年罹患急性肾病患者人数逐年攀升。由于轻度或早期急性肾损伤可以没有任何症状，容易被忽视，在所有急性肾损伤患者中，有相当一部分患者因救治不及时而导致尿毒症，需要终身接受透析治疗，面临着身体和经济上的巨大压力。

2. 老年人容易发生急性肾损伤的原因

（1）肾脏形态结构与生理功能随着年龄增长而退化。首先，随着年龄增长，肾脏的形态和结构会发生一系列生理性改变。我们来看一组数据：80~90岁老年人，肾脏的重量仅为成年人的75%~80%；在70岁时，肾小球数目仅剩原有的50%~70%，且残存的肾小球出现不同程度的硬化现象。这些变化使得老年人的肾脏生理功能随之退化，主要表现为肾血流量减少和肾小球滤过率降低。有研究显示，80岁者肾血流量仅为20岁者的一半。

（2）接触肾毒性致病因素的概率增多。与年轻人相比，老年人接触各种肾毒性致病因素的概率明显增加。一方面，老年人罹患各种全身性疾病的风险增加，伴随疾病本身即可增加肾脏负担、影响肾功能；另一方面，针对伴随疾病的诊治，又使得老年人暴露于各种肾毒性药物和医疗措施的机会增高。

（3）毒物在体内代谢变慢。由于老年人机体退化，甚至多器官功能衰竭等，肾脏对各种重症感染、肾毒性药物（包括造影剂）的使用，在体内的分布、滞留和清除变缓，使得老年人对肾毒性物质更加敏感，更易发生急性肾损伤。

3. 导致老年人急性肾损伤的常见因素

（1）药物、毒物导致的急性肾损伤在老年人中十分常见。导致急性肾损伤的药物种类繁多，最多的是低分子右旋糖酐，其次是甘露醇，这可能与这两种药物治疗心脑血管疾病较多有关。其他还有庆大霉素、血管紧张素转换酶抑制剂（ACEI）类、青霉素、头孢类、四环素、利福平、非甾体类消炎药（NSAID）、甘油果糖、鱼胆中毒及中药偏方中毒等。

（2）部分利尿剂引起的急性肾损伤是由于电解质丢失，引起肾小管上皮细胞损伤而促进肾功能恶化。

（3）特别需要注意的是，造影剂引起的急性肾损伤近年来增多。原因在于老年人因各类疾病的需要做造影检查较多，造影剂对肾小管上皮细胞的直接毒性作用可使肾血管收缩造成缺血性肾损伤。大量造影剂如不能及时排出，可引起蛋白尿、血尿和氮质血症，严重者可引起急性间质性肾炎导致急性肾损伤。老年人易发生药物急性肾损伤是由于老年人肾血流量减少，肾小球滤过率、肾小管排泄和重吸收功能降低，造成药物从肾脏清除减少，也使药物易在体内蓄积。在老年人存在脱水、充血性心力衰竭、低血压、尿潴留等情况时，肾脏对药物的毒性作用更为敏感。

（4）老年人肝血流量亦减少，参与药物代谢的许多酶类活性降低，氧化作用减弱，使由肝脏代谢的药物半衰期延长。所以老年人药物使用的安全范围很窄，易出现药物不良反应，其中部分严重者可导致急性肾损伤。

（5）全身各部位感染也可引起急性肾损伤，但以肺部感染、急性胰腺炎、腹膜炎、急性化脓性胆管炎、脓毒症、尿路感染、皮肤感染、口腔真菌感染者为多。老年人体质较弱，有时甚至一个"感冒"就可以引起肺部感染，而后出现急性肾损伤及多脏器功能衰竭而导致患者死亡。

（6）老年人前列腺增生肥大引起的尿路引流不畅十分常见，尤其是在感染和饮酒后常常出现尿路完全梗阻。输尿管内外肿瘤压迫及尿路结石所致的尿路梗阻也不少见。这些也是老年人获得性急性肾损伤的重要原因。

4. 急性肾损伤防治对策　目前治疗急性肾损伤存在相当的困难，仍以对症支持治疗为主，包括替代治疗。目前临床上没有公认的疗效肯定的药物治疗方法，因为早期治疗受制于早期诊断，当血肌酐有明显变化时，有些治疗的最佳时机已经错过，疗效得不到肯定；其次，发生急性肾损伤的诱因非常多，针对不同诱因，治疗措施亦不同，同时发生急性肾损伤后，所并发的疾病种类不同、病情轻重不一，也给治疗带来困难。故临床上更要注重早期预防，这主要包括以下三个方面。

1. 一级预防　①尽可能避免使用肾毒性药物。②早期积极补充液体，可减轻肌红蛋白尿的肾毒性，预防急性肾损伤。③需要使用造影剂时，高危患者应使用非离子等渗造影剂。静脉输入等张液体降低造影剂肾病的发生。等张碳酸氢钠优于等张生理盐水。④危重患者预防急性肾损伤（AKI）时，胶体液并不优于晶体液。⑤及时有效的重症监护，可降低 AKI/急性呼吸衰竭（ARF）发生率。

2. 二级预防　①必须避免低血压［重症性胰腺炎（SAP）＞80毫米汞柱］支持心输出量、平均动脉压和血管内容量以保持肾灌注，有利于肾功能恢复，当需要血管加压药逆转全身性血管扩张时（如脓毒症休克），首选去甲肾上腺素。②选择性改善肾血流量的药物未能显示能改变急性肾损伤后果。③肾替代治疗（CRRT）是严重急性肾损伤的主要治疗措施。但由于急性肾损伤患者血流动力学不稳定，分解代谢更旺盛，需要加强营养支持，并及时调整透析方式和透析剂量。

3. 急性肾损伤并非不治之症。在日常生活中谨慎用药、避免滥用中药、定期监控身体各项指标、不盲目治疗、避开导致肾脏疾病的相关环境因素，就能在很大程度上预防急性肾脏病。需要提醒大家的是，如果出现感冒、腹泻、高烧等症状持续时，切忌盲目乱服药，要及时就医，以免药物造成肾损伤。一旦患病，也不要产生绝望心态，及时治疗可以使疾病得到控制。

七、慢性肾功能不全

1. 老年慢性肾功能不全的临床表现　肾功能不全早期，一般出现乏力、精神不振、易疲劳等症状，而后出现食欲差，晨起恶心、呕吐、自觉口中有异味，以后逐渐发生头晕、心悸、皮肤瘙痒、肢体感觉异常、足部麻木等症状；晚期肾功能衰竭患者可出现高血压、心力衰竭、呼吸困难、贫血、精神异常等多系统症状，且常有水、电解质和酸碱平衡的紊乱，蛋白质、糖类、脂肪和维生素代谢紊乱及各系统的临床症状。

老年慢性肾衰的临床表现与非老年人基本相同，但因为老年人各器官系统解剖结构、生理功能的变化，以及伴随全身随龄性疾病的增多，使老年慢性肾功能不全有一些自己的特点。

（1）心血管并发症较多。心血管疾病是慢性肾衰患者的常见并发症，亦是首要死亡原因。在血肌酐 1.7 毫克/100 毫升的慢性肾衰患者中，约 58% 死于心血管疾病，其心血管病死亡率是普通人群的 15 倍以上。心血管并发症包括心包炎、心肌病、心力衰竭、高血压及代谢异常引起的心脏损害。

（2）营养状况较差。因为老年人肠道黏膜绒毛萎缩，消化吸收功能减退，容易出现营养不良。

（3）贫血较重。老年慢性肾衰患者贫血一般较重，且常较早出现症状，可能与营养不良对造血功能影响较大等有关。

（4）神经系统症状多见。老年人往往伴有脑动脉硬化、脑血流量下降、脑组织供血不足，当水、电解质紊乱，贫血及酸中毒时容易出现神经系统表现。终末期肾脏病患者死因中，脑血管病占 6%。

2. 慢性肾功能不全患者的一体化治疗　尽早发现进展的肾脏疾病，给予干预治疗，延缓肾功能不全的进展，防止尿毒症的并发症发生，完善肾脏替代治疗前的准备，适时提高患者生活质量和回归社会能力，这一连续过程即慢性肾功能不全患者的一体化治疗。

治疗原发病和纠正可逆因素。各种原发性肾小球病早期治疗至关重要，如原发性肾病综合征中微小病变型肾病经正规的激素治疗可完全缓解，膜性肾病早期给予激素及细胞毒性药物治疗约60%患者可缓解，继发性肾病综合征中糖尿病肾病已成为发达国家慢性肾功能衰竭的第一位病因，而糖尿病的早期发现和及时控制血压、血糖等治疗可延缓肾脏等病变的进展，对于动脉粥样硬化引起的肾动脉狭窄通过介入等方法解除狭窄可以明显改善症状，稳定肾脏功能，对于梗阻性肾病，及时解除泌尿系统梗阻是防止肾功能恶化的关键。

3. 合理饮食在慢性肾功能衰竭防治中至关重要　主要原则是高热量低蛋白饮食（LPD），合理饮食的调理在肾功能受损的早期就要实施。

（1）热量每天至少供给 30~35 卡/（千克·天）（1 卡 = 4.18 焦）或 1 500~2 500 卡较为适宜，只有摄入足够热量才能防止体内蛋白过度分解，并为合成蛋白质提供热量。

（2）低蛋白饮食加用必需氨基酸和 α-酮酸治疗。蛋白质的摄入量必须根据肾功能减退的程度而相应减少，一方面使尿素氮维持在 50% 以下，另一方面不要因降低蛋白质摄入而产生负氮平衡，原则上未透析患者蛋白质摄入 0.6~0.8 克/（千克·天），其中高生物价蛋白应占 50% 以上。此外，应测定 24 小时尿中蛋白质丢失量，其丢失量可另外予以补充。有条件的患者补充必需氨基酸或 α-酮酸，目前有口服复方酮酸片、肾安干糖浆，静脉用的复方氨基酸制剂如肾病氨基酸、支链氨基酸等。研究证明 α-酮酸能促进蛋白质的合成和储存，还可能在 α-酮酸转变为必需氨基酸的过程中增加尿素氮的利用率，有利于改善营养状况并延缓肾功能衰竭进程。

（3）控盐。控制食盐用量随病情而定，如有高血压、水肿等，宜用低盐饮食，每天食盐 2 克或酱油 10 毫升。如有多尿，则需测量每天尿钠含量，根据其丢失量予以补充。老年终末期肾脏病患者肾小管保钠功能下降，有失盐倾向者，不必过分限制。在肾功能低下，每天尿量保持在 1 500 毫升左右时，才能将机体当天产生的氮质代谢产物排出；如果无水肿、高血压，且有多尿，则应保证足够水量摄入。

饮食治疗是治疗慢性肾功能不全的重要措施之一，但老年患者本身存在胃肠消化吸收功能减退、营养摄取少，若过分强调饮食成分，有可能会因食物品种过于单调、烹调乏味、患者进食过少而发生营养不良。因此，对于老年患者不应过分强调限制蛋白，而是改变不良饮食习惯。

八、老年人药物性肾损害

随着年龄的增大，老年人药物不良反应明显增加。据统计，60~70 岁老年人药物不良反应的发生率约 10%，70~80 岁者达 20%，分别较 20~30 岁年龄的人增加 3~6 倍。药物性肾损害是药物不良反应的重要方面。经研究发现，药物性肾损害致死的病例远远多于药物的胃肠道损害致死的病例。因此，应当认真防治老年人药物性肾损害。

1. 老年人药物性肾损害的原因

（1）老年人药物代谢动力学改变，药物的吸收、弥散分布、代谢和清除等方面与年轻人相比有所不同：①老年人胃肠道功能减退可能使某些药物的吸收减少。②老年人机体组成改变，水分减少、脂肪增多，血浆白蛋白降低。水溶性强的药物分布容积减低，血浓度较高；脂溶性强的药物分布容积广，血浓度低而半衰期延长。③老年人肝脏血流下降，肝微粒酶活性降低，对药物的生物代谢可能减低。④肾功能随年龄老化而减退，肾小球滤过率下降，药物的排泄可明显降低，若未调整药物剂量，则会导致过量用药。

（2）老年人用药种类多，药物性肾损害的发生概率大大增加。老年人疾病增多，用药种类明显增加，联合用药和长期用药的机会远比青年人高。国内、国外资料一致认为，用药种类多是老年人药物不良反应多见的重要原因。

（3）老年肾脏对药物的肾毒性损害易感。随着年龄的增长，老年肾脏血流量降低，肾小球滤过率明显减退，肾内血管的舒张反应大大降低而收缩反应变化不大。老年肾脏的退行性变使其对药物的毒性损害更加敏感；对于影响肾内血流动力学的药物，老年人比年轻人敏感而易于出现急性肾功能衰竭。

（4）老年肾脏常处于灌注不足的状态而易发生药物肾损害。老年人的常见病如高血压病、糖尿病、粥样硬化性肾动脉狭窄等疾病导致肾脏的灌注下降；全身的疾病状态如感染、脱水、第三间隙水钠潴留、心力衰竭或过度利尿等，有效循环血容量不足导致肾脏灌注不足，使肾脏处于缺血状态，极大增加了药物肾毒性损害的发生。

2. 药物性肾损害及机制　西药、中药均可能引起肾损害。多数药物肾损害为急性病变，常诱发急性肾衰竭，但是少数也可为慢性肾脏病，并最终进入慢性肾衰竭。药物性肾损害的主要病变部位在肾小管和（或）肾间质，而主要病变在肾小球和（或）肾血管的药物肾损害很少见。常见的引起药物性肾损害的药物有以下几类。

（1）降压药。降压药中要特别注意血管紧张素转换酶抑制剂（如卡托普利、依那普利）导致的肾损害，其发生往往与临床医生未能严格掌握用药剂量，以及未及时发现潜在的肾衰竭危险有关。这些潜在的危险包括肾动脉狭窄、多囊肾、心力衰竭、合用利尿剂等。

（2）造影剂。老年人使用造影剂引起肾病的发生率较高，原有肾脏病、脱水及在短期内大量注射造影剂的患者，肾损害发生率更高。

（3）抗肿瘤药。顺氯氨铂、丝裂霉素等抗肿瘤药引起的肾损害常与剂量过大有关。

（4）中草药。中草药导致肾损害的报道近年来不断增多。具有肾毒性的中药种类繁多，常见有雷公藤、山慈姑、木通、牵牛子、苍耳子、罂粟壳、草乌、天麻、蜡梅根子、益母草、胖大海等，其中以雷公藤引起的肾损害最常见；其次是木通。过量服用上述中药导致的肾损害，约占药物肾损害的50%。

3. 老年人药物性肾损害预防　老年人药物性肾损害在很大程度上能够预防，关键在于普及用药常识，加强药物不良反应的监测。良药也需善用，非处方药、中草药并非完全无害。

（1）合理用药，老年人应尽量减少用药种类。针对主要的临床问题给予强适应证的治疗药物，而非全面用药，这是减少老年人药物不良反应的最重要环节，也是避免药物性肾损害的关键。例如，因非特异骨关节疼痛而服用非甾体类抗炎药的老年人，若权衡药物的风险/效益比，则多数人可以停用或仅间断使用该类药，从而极大地避免非甾体类抗炎药导致的肾损害。

（2）从小剂量开始服用，缓慢增量。对于非负荷量给药的药物，老年人初次服用，一般给予成人剂量的1/2~3/4。

（3）主要通过肾脏排泄清除的药物（或代谢产物），应根据老年人肾小球滤过率调整药物剂量。需要强调的是，应根据临床治疗反应、血药浓度等调整剂量。

（4）用药过程中监测尿量、尿常规和肾功能：下列情况下老年人易于出现药物肾毒性，更要提高警惕，严密观察：①已有慢性肾功能不全的老年人。②存在肾脏灌注不足的老年人。③叠加使用肾毒性药物。

（5）已经发生的药物性肾损害，应及时停药。给予充足的液体和强有力的血流动力学支持，改善肾脏的血流灌注，是预防和治疗老年人药物性肾损害的重要措施。对于能配合的老人，多饮水是有效、简便的预防方法。除了马兜铃酸的肾损害不可逆外，多数药物的肾损害可逆，老年人亦是如此。停药及对症治疗后老年人的肾小球功能多能逐渐恢复，但常遗留肾小管功能减退。

九、肾淀粉样变性

1. 肾淀粉样变性病概念　淀粉样变性病是一组因特殊蛋白质在细胞外形成不可溶的纤维丝沉积而引起器官功能障碍的疾病，可累及全身各个器官。肾脏是淀粉样变性最容易受累的器官之一，肾淀粉样变性病是老年人常见的继发性肾脏病之一。

原发性肾淀粉样变性病的发病高峰是60岁，继发者与多发性骨髓瘤、类风湿性关节炎等疾病有关。典型的临床表现是蛋白尿、肾病综合征和进行性肾功能衰竭，并伴有其他脏器损害，如充血性心力衰竭、直立性低血压、巨大肝脾和巨球蛋白血症等。随着诊断手段和认识水平的不断提高，肾淀粉样变性病已经不再是少见病，在老年（大于60

岁）肾病综合征中15%的病因为肾淀粉样变性，它是老年人继发性肾病综合征中最常见的病因。肾淀粉样变性所致透析的患者占透析总人群的0.6%～6.0%。

2. 需高度警惕肾淀粉样变性的人群　凡有以下情况，应做进一步检查和必要时做肾活检以明确肾淀粉样变性诊断。

（1）有明确类风湿性关节炎或慢性感染性疾病（如结核、支气管扩张、骨髓炎等），出现蛋白尿或肾病综合征。尤其同时合并肝、脾肿大或心脏疾患（心力衰竭、心律不齐、心脏肥大等）。

（2）中老年患者不明原因出现蛋白尿、肾病综合征，特别是血清蛋白电泳有M蛋白和（或）尿蛋白免疫电泳本周蛋白阳性者（肾淀粉样变性病患者血/尿中存在单克隆免疫球蛋白轻链的比例高达65.6%），因此，建议对40岁以上的肾病综合征患者应常规进行血、尿免疫固定电泳检查。

（3）多发性骨髓瘤患者出现大量蛋白尿。

（4）长期透析患者出现腕管综合征、关节病或溶骨损伤者。

3. 肾淀粉样变性病诊断　肾脏病理学检查是诊断淀粉样变性的最可靠手段之一，阳性率为85%～95%。主要依据为：①刚果红染色阳性；②电镜可见8～10纳米不分支的纤维丝样物质。

4. 肾淀粉样变性病治疗　对于继发性肾淀粉样变性，关键在于治疗原发病。对于原发性肾淀粉样变性，暂以对症支持治疗为主，目前细胞毒类药物减轻蛋白尿、治疗淀粉样变性肾病的疗效还不确切。如果已经出现肾功能衰竭，有透析指征，应及时进行血液透析等肾脏替代治疗。

十、多发性骨髓瘤肾损害

1. 警惕多发性骨髓瘤　老年人经常出现腰背、四肢骨关节等部位疼痛，这在大多数人的眼里，是一件再普通不过的小事，有的觉得是年纪大了骨质疏松，补钙就好了，往往不去医院检查，照常工作生活。但如果骨痛持续一段时间不缓解，老年朋友们就该注意了。还有一种容易被人忽视，也常被误诊的导致多部位骨痛的恶性疾病，它就是多发性骨髓瘤。

多发性骨髓瘤是骨髓异常浆细胞增生的恶性肿瘤。浆细胞是骨髓中一种数量较少的白细胞。它负责生产免疫球蛋白（抗体），帮助杀灭细菌、病毒等病原体，相当于人体抵抗疾病的兵工厂。正常情况下，浆细胞在骨髓细胞中只占很小的比例，但在发生多发性骨髓瘤时，浆细胞会发生恶性变，开始过度增殖，并产生过量但却无效的异常免疫球蛋白。这时可出现如下情况。

（1）它可抑制骨髓正常造血，从而导致贫血，严重时合并血小板、粒细胞减少。

（2）过多的浆细胞可造成溶骨损害，导致骨痛甚至病理性骨折。

（3）大量异常免疫球蛋白（主要是轻链蛋白）从肾脏滤过导致蛋白尿，并使肾脏功能受损。

（4）正常浆细胞数量减少，能发挥免疫功能的抗体也相应减少，机体对感染的抵抗力降低。

（5）血小板功能障碍、凝血功能障碍而导致出血倾向。

（6）多脏器受累及淀粉样变性。

2. 多发性骨髓瘤临床表现 本病易发于 50~60 岁及以上的老年人，男女比例为（2~3）∶1。起病隐袭，其临床表现多种多样，主要为骨关节痛、贫血、发热、感染、出血、肾功能不全、消化道症状（消化不良，恶心、呕吐）、神经系统症状（四肢麻木）及骨骼变形、病理性骨折等。

多发性骨髓瘤病程中如果累及肾脏（出现水肿、少尿，甚至尿毒症相关症状），则称为骨髓瘤肾病或骨髓瘤肾，60%~90%患者可出现肾脏损害，其中50%首发症状为蛋白尿或肾衰竭。

3. 多发性骨髓瘤诊断 多发性骨髓瘤肾损害临床表现复杂，确诊靠骨髓穿刺、活检。血清蛋白电泳、免疫球蛋白定量及骨骼 X 摄片等检查，容易误诊。

4. 多发性骨髓瘤治疗 治疗越晚，预后越差。那么怎样才能早发现、早治疗多发性骨髓瘤及其肾损害呢？

（1）凡具有以下一项或多项表现者，均应配合医生完善有关临床及实验室检查，排除多发性骨髓瘤的可能性。①50岁以上发病的肾炎或不明原因蛋白尿。②高免疫球蛋白血症及血沉显著加快。③与肾衰竭不相平行的贫血、出血倾向。④不明原因的成年人范可尼综合征。⑤尿本周蛋白阳性或持续性圆盘电泳较大量的小分子蛋白。⑥不明原因的高钙血症或高钙尿症，伴有肾衰竭。并与能引起以上情况的其他疾病相鉴别。

（2）多发性骨髓瘤肾损害的关键是针对多发性骨髓瘤进行早期治疗（主要靠化疗），同时对加重肾损害的因素进行防治。一旦患者有透析指征，应及时进行肾脏替代治疗。

5. 多发性骨髓瘤肾病预后　就目前的医学水平，骨髓瘤还属于一种不能够彻底治愈的疾病，自然病程平均为6~12个月，有效化疗后，中位生存期3~4年，少数长达7年。

十一、病毒性肾炎

1. 病毒性肾炎特点　病毒性肾炎属感染后肾炎的范畴，可由乙肝病毒、丙肝病毒、EB病毒、巨细胞病毒、水痘病毒及流感病毒和一些尚不确切的呼吸道病毒等感染所致。

临床特点：①从前驱感染到发生肾炎之间期较短，大多数在5天之内，甚至更短。②有显著的血尿，但高血压、水肿、蛋白尿、少尿等症状很轻。血尿可持续很久。③肾功能不受损，或轻度受损，一般在6~12周后可完全恢复正常。④周围血象白细胞降低，淋巴细胞相对增多。白细胞也可正常或轻度增加，嗜酸性粒细胞不增加。⑤病程短，预后好，很少发展到亚急性、慢性肾炎。

2. 乙肝相关性肾炎　乙型肝炎病毒相关性肾炎最为常见，简称乙肝相关性肾炎，是指乙肝病毒直接或间接诱发的肾小球肾炎，经血清免疫学及肾活检免疫荧光所证实有乙肝病毒沉积的证据，并除外其他病因引起肝肾病变的一种疾病。我国是高发区，人群中乙肝病毒携带率一般在15%左右，乙肝相关性肾炎发生率占肾炎的10%~65%。它可发生于任何年龄，多见于儿童和青壮年，尤以男性多见。老年人发病率相对较低。它起病缓慢，临床表现多样，可表现为肉眼血尿、镜下血尿或轻重程度不一的蛋白尿，晚期少数病例可进展至终末期肾衰竭。

3. 乙肝相关性肾炎的防治

（1）治疗原则。①降低尿蛋白。②防止再发。③保护肾功能及延缓肾脏病进展。由于乙肝相关肾炎为乙肝病毒所致，因此有乙肝病毒活动复制（如 HBV-DNA 复制指标阳性）的证据时，应积极抗病毒治疗。

（2）预防。值得注意的是，预防远重于治疗。全面接种乙型肝炎疫苗是根本的预防方法。

【作者简介】

刘冰，女，河南省人民医院主任医师，教授。现任河南省人民医院肾病风湿免疫科副主任，兼任中华医学会风湿学会委员，河南省医学会肾脏病分会常委，河南省医学会风湿病分会副主任委员，河南省中西医结合肾脏病分会副主任委员。

第十三章　骨性关节炎的防治

张铁良

骨性关节炎临床十分常见，它是 21 世纪危害中老年人最常见的三大疾病（心脑血管病、糖尿病、骨性关节炎）之一。因而，在 1998 年布拉格一次国际学术会议上，有识之士提出，2000~2010 年，为骨与关节病的 10 年活动，意在引起重视，加强国际之间合作与研究，并建议今后每年 10 月 12 日为骨关节炎日。1999 年，由当时任联合国秘书长的安南先生签发实施。中国于 2002 年在北京由全国人大常委会副委员长吴阶平及卫生部等高官参加举行了启动仪式，确定从 2002 年到 2012 年为中国骨与关节健康活动 10 年。如今，已取得长足的进步和发展。但是，还存在一些问题，仍有不少难点、疑点。为此，有必要继续加强这方面的工作。

骨性关节炎是骨与关节疾病中最常见的疾病，约占其中 80%。近来，国内专家调查，骨关节炎患者占我国中老年总人口 8% 以上，50 岁以上的发病率为 60%，严重影响中老年人的生活和工作。

一、骨性关节炎的概念

骨性关节炎，又称骨质增生症、退行性骨关节病、骨性关节病、过渡生长性关节病等。它是一种慢性关节疾病，是以关节软骨和邻近骨的退变为特点，且病变可涉及软骨下骨、滑膜和关节周围组织的慢性、发展性关节病，其病因及发病机制目前尚不十分清楚。人体所有骨与关节均可发生，但最常见的部位是手、足、髋、膝关节。特别是负重大、活动度大的膝关节，最具代表性。常发生关节疼痛、肿胀、

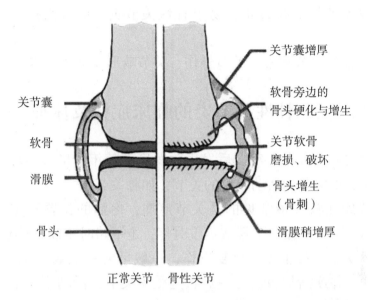

正常关节　　骨性关节

图3　正常关节与骨性关节　　（国立台北护理学院护理系　周昌平制）

功能障碍，严重者可致残（图3）。

二、骨性关节炎的原因

引起该病的原因很多，就目前所知，其原因有以下几种。

1. 年龄因素　骨性关节炎多发生在中老年，年龄越大发病率越高。因为人体具有生物体的规律性，年纪大了，人体各器官都会发生退化，关节及关节软骨、关节周围组织也不例外。软骨退变、损伤及自身免疫反应，使关节软骨蛋白多糖合成受到抑制、胶原纤维受到破坏、软骨弹性逐渐丧失、润滑作用下降等一系列变化，造成关节软骨的破坏，这是主要原因。

2. 损伤和过度使用　如关节周围组织损伤、关节内骨折、半月板损伤、髌骨损伤等造成关节软骨损伤。临床上常见掷铁饼、铅球、链球、足球等运动员膝关节易发生骨性关节炎。

3. 肥胖　在2013年美国医学会年会上，经全美最权威的医生、医学专家投票，一致通过，认定肥胖是一种疾病，需要采取干预措施，进行治疗和预防。肥胖会使人们患许多病，特别是骨性关节炎，因肥胖造成膝关节等负担过重，易患骨性关节炎，而且治疗也难，效果也差。

4. 其他　关节感染、关节外伤、关节畸形及遗传因素等。

三、骨性关节炎的临床症状及体征

骨性关节炎常在中年以后发生，发病率随年龄增长而增加，受累关节多为负重关节和活动频繁的关节，如膝关节。

1. 临床症状　最常见的是关节疼痛，疼痛的位置不定，可轻可重，早期多数在上楼、下楼或负重时疼，走平路时不痛，休息则好转。疼痛可因受凉、负重多，反复发作，一般反复一次病情就加重一次，呈间断性，并逐渐加重。另一症状是受累关节，活动不灵活、关节僵硬、起坐不方便，有时听到摩擦声、咔喇声，可有关节肿胀等。

2. 临床体征　关节局部有压痛，可在膝关节内侧、外侧、后面（腘窝处）、髌上、髌下等处不定，压痛程度不一。其二有关节处肿胀、关节活动度受限。病情重时，有关节周围肌肉萎缩、关节畸形等。上述症状、体征随病情变化、发展程度而不同。

四、骨质增生的原因

当今在人民群众及一些医务人员中，对骨质增生谈论较多，甚有产生恐惧、无奈的想法。也出现了一些"专治骨质增生"的专家、祖传秘方、骨质增生一贴灵、包治骨质增生。那么，骨质增生是怎么回事呢？

骨质增生是退行性骨关节病在影像学检查中常见的一种现象。它产生的原因很多，特别是中老年人，随着年龄的增长，骨质增生发生率也在升高，年纪越大，发生率越高。其次，骨关节过度使用、外伤、肥胖等也会促使骨质增生。临床上常见于踢足球、掷铁饼的运动员膝关节、踝关节骨质增生很重，长期弯腰劳动人群，易腰椎骨质增生。

为什么呢？专家通过生物力学、组织学、病理学等方面研究及临床试验，认为骨质增生在绝大多数情况下不是引发症状的原因，而是机体为了增加病变关节承受应力、缓冲能力的一种自身调整病理生理现象为保护性的代偿反应。骨关节退变和骨质增生是一种复杂的生物、生化变化过程。

在长期的临床实践中，我们发现：①骨质增生的程度与临床患者疼痛症状不成比例。②有些骨质增生很重，临床无症状；有些增生不明显或很轻，但症状很重。③患者治疗后疼痛消失，而影像学上增生仍存。这就说明骨质增生是退变关节在 X 射线上的一种表现。骨质增生的发生和发展规律基本上符合生物力学关于骨关节对应力作用适应性的变化，也就是人随着年龄增长及其他原因造成的一种适应骨代谢的过程。

社会上流传"骨质增生危害严重、专门治疗骨质增生、骨质增生一贴灵"等说法，不科学，易造成人的意识混乱和恐惧。因此，应纠正过去不符合实际的偏见和认识，从而正确认识、对待骨质增生问题。

五、骨性关节炎需要做的检查

目前，临床上检查方法甚多，对于骨性关节炎而言，最基本、最常用的是 X 射线，以膝关节为例，年龄大者，最好拍站立位、正侧位。早期 X 射线可能为阴性，偶尔可见有小的骨刺，继之可见骨刺增多、增大、关节间隙变窄、内外侧间隙大小不一，软骨下骨板致密、可见小囊性改变，多为圆形。病变严重时，可见关节畸形、髌骨半脱位、关节内有游离体等。根据病情发展，为了解半月板、韧带及鉴别诊断可选择性做 CT、MRI、彩超、关节镜等，以便进一步了解有无半月板损伤、韧带断裂、关节腔积液。当前临床上流行，患者一来就诊，不拍 X 射线片，就做 MRI，这种一步到位的做法欠妥，骨性关节炎早期甚至中期，就诊断而言，一般 X 射线片就可以了。

另外，应做些必要的化验，以便助诊和鉴别诊断。血常规正常、血沉不快，很少有超过 30 毫米/小时、C 反应蛋白正常、类风湿因子阴性、血尿酸正常、关节滑液常为清淡黄色，白细胞数可微高，常以淋巴细胞为主。

六、骨性关节炎的诊断

骨性关节炎的诊断一般不难，它同其他疾病的诊断一样，应从病史、体检及影像学三方面着手。必要时做病理检查，临床诊断讲"临床、影像、病理"三结合。

1. 病史　详细询问病史十分重要，一般情况下完整的病史 70% 以上的疾病诊断就有了眉目，所以一定要重视。询问疼痛起始的时间、部位、程度与天气变化、活动、休息等的关系，有无其他关节疼痛、有无发烧和外伤，疼痛发展情况，有无关节晨僵、活动受限与负重的关系等。

2. 体检　认真、准确、完整的体格检查往往有助于诊断及鉴别。重视患者全身概况，关节有无红肿、畸形、压痛及其部位、程度、关节活动范围、髌下有无摩擦感、髌骨有无压痛及临床常用检查（麦氏症、抽屉试验、侧方试验、过伸过屈试验等）。

3. 影像　依据病史、体检，可进一步做影像检查，如 X 射线、CT、MRI、彩超等。

根据病史、体检及影像学，一般不难诊断，诊断中应注意与类风湿性关节炎、强直性脊柱炎、痛风、大骨节病等鉴别。骨性关节炎的诊断可分为原发性、继发性两大类。继发性少见，多数为青壮年。或将骨性关节炎分为早、中、晚三期以便记忆，掌握应用和治疗。膝关节骨性关节炎在临床上符合下列情况者可确诊，符合（1）、（2）、（3）、（4）或（1）、（2）、（3）、（5），则临床可确诊。

（1）近一个月内经常反复的膝关节疼。

（2）活动时有摩擦音。

（3）膝关节晨僵≤30 分钟。

（4）中老年者≥40 岁。

（5）膝关节骨端肥大，伴有骨质增生。

七、骨性关节炎的预防

预防为主是卫生工作的方针，当今存在认识不够、落实贯彻不力的问题。骨性关节炎也应贯彻预防为主。

（1）保持良好的心态、情绪，骨性关节炎是可防可治的，绝大多数预后是良好的，应以平静的心态认识该病、对待该病。

（2）坚持活动和运动，维持骨骼肌肉系统正常生理功能，从青少年时期就应重视，中老年特别是退休后更应知足常乐、重视运动，生命在于运动，根据自己的年龄、体质等状况，参加一些积极有益的适合自身情况的活动和运动。其原则是，坚持活动、姿势动作多样、循序渐进、量力而行，防止过度运动，预防外伤，保持一个健康心态和强健体魄。

（3）避免过度负荷，有句俗话"有钱难买老来瘦"。肥胖是一种疾病，它增加关节负荷，易导致骨性关节炎，治疗也比较困难。所以应减肥，我们主张控制饮食，适当活动，不赞成药减。

（4）有合理的生活和工作方式：多晒太阳、调整劳动强度，尽量避免长期站立、蹲位、跪位的工作和习惯，注意做保健操，有膝关节病者避免扛拿重物。

（5）老年人患有骨性关节炎者，可酌情使用辅助设施如把手、手杖、步行器等减少关节负重。

（6）有病早治、无病防病，有骨性关节炎早期症状者，应及时就诊治疗，切忌硬挺，可辅助做些热疗、按摩、理疗。

（7）防止受凉，依据气候变化及时更衣，注意保暖，年迈者可带护膝、护踝、护腕等。

八、骨性关节炎的治疗

骨性关节炎的治疗方法很多，特别是近十余年，新药物、新治疗技术日新月异。治疗一般分为非手术治疗（或称保守治疗）和手术治疗。

1. 非手术治疗

（1）非药物治疗。

1）强化科普宣教，正确认识、对待疾病，树立信心，要医患互信，互相尊重，建立治疗上的顺从性、合作性。

2）减少关节负重，可理疗、休疗，减轻症状，保持关节的稳定。早期一般无须休息，病情重时适当休息。在日常生活中，尽量减少负重，避免负重工作。上下楼时，应扶楼梯扶手，可侧身上下，坐站时应用手撑椅扶手，减少关节压力，病情严重时可选用手杖，有关节积液时应休息、制动。

3）锻炼关节周围的肌肉，可保持关节稳定，减少肌肉萎缩，如适当坚持每天直腿抬高，主动伸屈膝关节等。

4）严格控制体重，特别是对膝关节很有好处。

（2）药物治疗。目前骨性关节炎治疗分为改善症状、改善病情及保护软骨治疗。

1）改善症状药。当前，仍以抗炎止痛药和非类固醇类药物症状治疗为主。消炎止痛首选乙酰氨基酚或选用非甾体药。根据病情，患者可选择用非选择性 NSAID（如扶他林）或选择性的 NSAID（西乐葆），若疗效不好，可选用或联合用一些曲马多，甚至吗啡类药。

2）缓解病情药。氨基葡萄糖类，既有抗炎止痛又有延缓病情发展、改善关节功能的作用，但该类药止痛缓慢、持续作用时间长。目前临床上有硫酸氨基葡萄糖、盐酸氨基葡萄糖两大类，如维骨力、奥泰灵等。

3）黏弹性补充疗法。具有减轻滑膜炎症状、缓解软骨破坏、润滑关节改善功能的作用，方法是向关节腔注入透明质酸（玻璃酸钠溶液），每周注射 1 次，连续 5 次为 1 疗程，但费用较高，疗效缓慢。

4）糖皮质激素。过去应用较多，目前专家认为，不宜全身应用，仅在关节炎急性发作、有滑膜炎时，可局部关节腔或病变处注入。不宜反复多次应用，同一部位注射两次间隔最好在 3 个月，每年应用不超过 3 次。

另外，近来研究了不少新药，如多西环素、米诺环素等，但只在少数国家试用，值得一提的是，ASU 是鳄梨豆非皂化物，每天服用300 毫克，1~2 个月后渐起效，初步观察效果很好，已在美国少数国家应用。

5）中医中药治疗。祖国医学已有数千年历史，在治疗骨性关节炎中，积累了一些有效方法，如针灸、艾灸、按摩、拔罐等均具有活血、改善血液循环、抗炎、止痛、改善功能的作用，特别是中药如强骨胶囊、仙灵骨葆、奇正消痛贴等临床应用疗效满意。

2. 手术治疗　目的是减轻疼痛，清除关节内游离体、碎物，纠正关节畸形，改变力线，改善功能等，手术方法很多。

（1）关节冲洗清理术。它是清除关节内机械性刺激物，是一种姑息性手术。应用关节镜具有创伤小、术后恢复快的优点，但对晚期骨性关节炎，病情重、畸形明显等效果差，但关节镜的技术在发展、逐渐成熟，适应证也在扩大。

（2）截骨术。针对膝痛重并有对线不良的膝关节骨性关节炎进行股骨或胫骨截骨。目的是改善关节力线平衡，使胫股关节保持 5°~7° 外翻位，恢复关节间隙的正常平衡。但截骨术必须是膝关节稳定，关节活动接近正常者，一般适用于青年人，50 岁以上慎用。

（3）人工关节置换术（以膝关节为例）。这是目前最常用的方法，效果良好，但它有适应证：①骨性关节炎年纪一般在 60 岁以上。②病变关节属晚期、有休息疼、症状重、关节有畸形等，但应严格掌握适应证、手术时期、手术条件及注意术后并发症和康复。人工关节的种类很多，一般讲，人工关节使用寿命为 15 年左右，但这与患者心态、年龄、适应证、患者全身情况、局部软组织条件、人工关节的种类、手术做得好坏等因素有关。

（4）其他手术。近年来在少数国家、医院开展有骨软骨移植、软骨细胞或间质干细胞移植、软骨移植等。这些手术，需经临床实践进一步应用和总结。

总之，骨性关节炎的治疗是一个系统工程，需要社会的支持，需要患者的配合，需要医务人员尽心、尽责，在治疗中从实际出发，体现人性化、个性化，贯彻"少花钱、治好病"的方针。

附：骨性关节炎口诀

骨性关节炎，临床最常见。原因有多种，年龄排在前。
疼痛为首发，功能多受限。诊断较容易，应分早中晚。
治疗方法多，个体人性现。预防最重要，三早落实全。
医患同心德，去病健康还。
注：三早为早预防、早诊断、早治疗。

【作者简介】

郑铁良，男，河南省人民医院主任医师，教授，河南省老区建设促进会理事，河南省人民医院原院长，河南省医学会骨科专业委员会原主任委员。

第十四章　练好双腿　人老腿缓衰

张玉林

如果把身体比作一台机器，腿就是提供动力的"马达"。马达不灵了，机器便会老化、运转不良。人老后，不怕头发变白、皮肤松弛，怕的就是腿脚不灵便。在美国《预防》杂志总结的长寿迹象中，"腿部肌肉有力"赫然在列。生活中也不难发现，长寿老人几乎都步履稳健、行走如风。因此，只要养好双腿，活过百岁的可能性便大大提高。腿有劲寿命长，练好双腿，人老腿不衰。

一、全身压力都在腿

双腿就像人体的承重墙。很少有人知道，一个人50%的骨骼和50%的肌肉都在两条腿上，人一生中70%的活动和能量消耗都要由腿来完成，人体最大、最结实的关节和骨头也在这两条腿上。

"人年轻时，大腿骨可以支撑起一辆小轿车。膝盖则承受着9倍于体重的压力。腿部肌肉也要经常与大地的引力进行搏斗，保持紧张状态。所以说，坚实的骨骼、强壮的肌肉、灵活的关节形成了一个'铁三角'，承受人体最主要的重量。"

为什么腿能支撑这么大的重力？俗话说"立木顶千斤"，人体的腿能够承受重大的压力也与此相似。腿部的骨骼虽然是空心的，但有着许多适应力学要求的纹理结构，所以分量较轻且很坚固，每平方厘米的骨头足以承受15吨的重压，一点儿也不亚于花岗石。

双腿还是身体的交通枢纽。两条腿有人体50%的神经、50%的血管，流淌着身体50%的血液，是连接身体的大循环组织。

腿健能延年。中医认为，只有双腿健康，经络传导才畅通，气血才能顺利送往各个器官，特别是心脏和消化系统。可以说，腿部肌肉强劲的人，必然有一颗强有力的心脏。由此，美国科学家认为，从走路便可判断人的健康状况。如果一个 70~79 岁的老人，一次可步行约400 米，就说明其健康情况至少能让他多活 6 年。老人每次走的距离越长，速度越快，走得越轻松，那么他的寿命就越长。

二、人体衰老从腿开始

俗话说："树老根先枯，人老腿先衰。"人老后，腿部和大脑间指令的准确性和传导速度都有所下降，不像年轻时那么默契。人从出生到离世，腿每时每刻都在工作，如果不注意保护，自然就"年久失修"了。从 20 岁开始，如果不积极运动，每 10 年可能丧失5%的肌肉组织。同时，骨骼中有"钢筋"之称的钙也会逐渐流失，人的骨关节，特别是髋关节和膝关节会出问题，比如容易摔倒、骨折。

老人骨折容易导致股骨头坏死，长期卧床，继而引起褥疮、尿路结石等并发症，甚至诱发脑血栓。有 15%的患者甚至会在骨折一年内死亡。

"人老腿先知"，这也是人体衰老的报警信号。这些报警信号是：腿脚没有原先灵便了，上楼梯也越来越费劲。站的时间稍长，就会觉得腰酸腿痛。不知不觉中走路步速越来越慢，甚至出现肌肉萎缩的情况。自觉双腿一侧发凉，这可能是血液循环不畅造成的，或与腰椎间盘病变有关。下楼梯、蹲下或跳跃时出现不适，甚至髋、膝关节疼痛，腿抽筋、肿胀、静脉曲张，说明腿部可能有骨质疏松、血管劳损等病变，已经急需注意保护了。

三、练好双腿　人老腿不衰

虽然人到中年后，腿会慢慢衰老，但练好双腿就能延缓腿衰老的进程。练腿是一辈子的事，从 20 多岁开始，就要注意锻炼保护。特别是现在的开车一族，以车代步惯了，腿部力量通常比经常步行者差，只有练好腿，才能人老腿不衰，延年益寿。

1. 首先注意保暖，穿宽松的裤子，促进血液循环　千万别让腿部受凉，平时常用热水泡泡脚，使气血能顺利到达上身，维持机体平衡。同时，老年人要穿宽松的裤子和鞋，鞋跟2~3厘米比较合适。此外，临睡前拿个小枕头垫垫腿，也能促进血液畅通。

2. 多晒太阳，防止骨质流失　在日常运动之余，也要多晒晒太阳，因为，晒太阳不仅有利于保暖，还可以促进体内维生素D活化为维生素D_3，增加钙质吸收，避免双腿钙流失，有效防止骨质流失，预防骨质疏松，延缓退化性关节炎的出现。

3. 要活动，要走路　活动腿为先。腿部对全身有非常重要的支撑作用，占人体力量的90%以上，腿部肌肉是全身肌肉的发动机，因而有"腿太细，不健康"的说法。只有腿部肌肉足够强大，其他部位的肌肉才能更好地发展。

据统计，我国台湾年逾50岁的中老年人，每两人就有1人罹患不等程度的退化性关节炎，一走路就痛，不少人因而整天待在家里，一动也不敢动，导致症状恶化速度加快，最后真的走不动了。

不活动、不走路是个错误的观念。人体每个人器官都会老化，关节也不例外。关节使用到某种程度后，就会因磨耗而退化。一旦出现退化性关节炎时，患者必须有正确认知，才不会让症状急剧恶化下去。

4. 活动能增强软骨海绵作用　软骨就像一块吸满水分的海绵，当我们走路时，脚往下踩那一刻，身体重量往下压，软骨里面的关节滑液就会被挤出；脚往上提，来自身体的重量消失，关节滑液又回吸到软骨里面，关节滑液的挤出与回吸形成一个动态平衡。

就在关节滑液进进出出之际，营养成分才能进入软骨组织里面，维持软骨的健康。问题是，大多数退化性关节炎患者一来怕痛，二来也担心运动会增加关节的磨损，不敢走动，整天就坐着不动，软骨缺乏关节滑液带来营养成分的滋润，时间一久，必然要出现更大的问题。因此，适度的运动可增强软骨的海绵作用，借着不断流进流出关节滑液，可带给软骨营养，保持湿润，关节周围的肌腱也会增强，减少软骨磨损的概率。

在所有运动中，走路是人们最佳的选择，如果觉得自己的平衡感还不错，骑自行车、跳舞、游泳等有氧运动，也不妨试试看。但是要强调的是，必须把这些运动融入日常生活中，每天至少应走路半小时。但若正处于关节疼痛之际，就不要勉强去运动，以免症状更加恶化。此时，不妨以"三只脚"来替代两只脚，拄着拐杖来分担身体重量，让软骨及关节获得更充分的休息。

四、如何减轻爬楼梯对膝关节的伤害

在腿部最容易受到伤害的部位是膝关节。爬楼梯是一项很常见的有氧运动方式，可以帮助运动者有效消耗热量，能够锻炼人体的内脏器官，增强腿的灵活性和力量，对于身体健康有一定好处。但是也并不是所有人都适合这一运动，同时，我们也要注意防止爬楼梯的伤害，如果不注意的话，一旦膝关节受到伤害，很难自我恢复，后果往往不良，这是由于以下几种原因。

1. 爬楼梯属于负重运动　膝关节由髌骨关节、内侧胫股关节、外侧胫股关节三个关节构成，易出现问题的是髌骨关节。有研究表明，人在平地上站立行走时，两腿膝关节承受的重量为本人的体重。

髌骨关节面所受的压力是体重的一半，而爬楼梯主要是下肢运动，膝关节需要弯曲80°左右，并以这样的角度，膝盖负担的重量会瞬间增加到4倍左右。以一个体重60千克的人为例，走平路时两边膝盖各承重60千克，但爬楼梯时膝盖负重就高达240千克，相当于背了一架钢琴。而且速度越快，膝盖的压力就越大。容易随着年龄的增长出现人老腿先衰的现象（图4）。

身体重量是膝关节最大的"敌人"，对膝盖磨损是无法恢复的。爬楼梯或爬山时膝盖除了承重增加，还要前后移动、侧向扭转，尤其膝关节前端的髌骨部位承受压力最大，对半月板等关节软组织也会造成磨损。因此，身体有特定状况的人最好不要爬楼梯或爬山。

2. 以下几类人不适宜爬楼梯或爬山　爬楼梯健身不应全民化，特

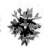

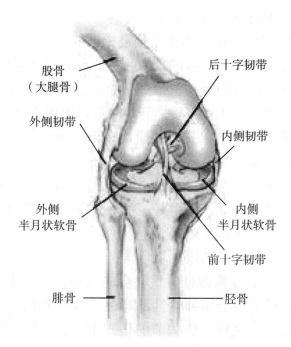

图 4　膝关节

殊人群并不适合，以下几类人不宜爬楼梯。

（1）孕妇或身体肥胖、身体过重的人。

（2）膝关节受过外伤、骨关节有陈旧损伤和有退行性关节炎的人。因为膝盖软组织已经过度磨损，继续不当使用会使症状加剧。

（3）有髌骨外翻问题的人，因为髌骨先天不稳定，常爬楼梯或爬山会使外翻问题更严重。

（4）"O"形腿的人内侧膝关节磨损较多，过度爬楼梯或爬山会加速膝盖内侧软组织磨损、退化，使"O"形腿症状更明显。

（5）有心血管疾病的人爬楼梯或爬山时也要小心，因为心脏对氧气的需求会增加，若一下子氧气不够时，可能导致心肌梗死，如果没有及时送医救治，甚至可能猝死。

（6）40岁以上的人，因身体各部位功能渐差，建议最好也要少爬楼梯或爬山。

3. 如何预防或减少膝关节损害　有些人家住小高层，又没有电梯设施，每天要生活、工作不得不爬楼梯，但也不要太担心，专家提出几项建议，可以预防或减少膝关节损害。

（1）爬楼梯前应做热身活动。爬楼梯前应针对膝、踝关节进行热身活动，避免关节活动不协调的现象发生。平时进行功能训练，如膝关节在非负重下进行屈伸活动，最好经常做下蹲、起立等练习，以保持膝关节的灵活性，防止在爬楼梯开始时出现僵硬、强直现象。

（2）不要提重物。如果提着较重的东西，可以每爬半层楼休息一下，分次提或戴护膝，为关节提供支撑力。

（3）好上坏下。如果有一边膝盖已经出现问题，上楼时要好腿先上，下楼梯时则病腿先下，利用好腿的股四头肌支撑身体，减轻对坏腿膝关节的磨损。如果两腿都有问题，就扶着扶手，一步一阶，利用手部的力气减少对膝关节的压力。

（4）穿平底鞋。穿高跟鞋时重心会向前移、偏离中心，为了不使身体往前扑倒，膝关节会做补偿性的弯曲，所以肌肉、韧带全都用力绷紧才能保持稳定，这样对膝关节的伤害很大，所以需要爬楼梯的时候最好换一双平底鞋。

（5）两腿巧用力。上楼梯时，当向上迈的腿踏在台阶上时，后腿应随之用力蹬，而不是简单地起到支撑的作用；下楼梯时，前脚向下伸接触到下一个台阶时，膝盖处应有一定弯曲，让膝盖有一个缓冲，以保护膝盖。下楼梯时，下肢的承重加大，反复重复这一动作，对膝关节、踝关节等直接作用力也增大。因此，民间有"上楼健身，下楼伤身"的说法。

【作者简介】

张玉林，男，河南省疾控中心副主任医师，河南省健康知识进老区宣讲团成员、中央文明办/卫生部全国"相约健康社区行"巡讲活动专家，泰国 Mahidol 大学国际健康社会科学文科硕士，美国 Nebraska 大学教育心理学系高级访问学者，卫生部/UNICEF 健康促进合作项目核心专家，全国亿万农民健康促进行动项目核心专家，西藏自治区健康教育所原副所长，河南省第九、十届政协委员。

第十五章　缺铁性贫血

席雨人

缺铁性贫血（IDA）由缺铁引起，起病缓慢，呈渐进性过程。当机体对铁的需求与供应失衡，导致体内储存的铁耗尽，继之红细胞内铁缺乏，补偿不了血红蛋白（Hgb）合成时才发生真正的 IDA，其特点是 Hgb 下降至正常，红细胞呈典型的低血素，小细胞形态学改变，血清铁浓度、转铁蛋白饱和度及血清铁蛋白降低。

一、发病率

该症是最常见的营血要素缺乏性贫血，发病遍及全世界。据世界卫生组织调查，全球 10%~30%的人群患有不同程度的缺铁，亚洲高于欧洲，我国的发病率为 15.2%，其中婴幼儿、60 岁以上的老人和孕龄期的妇女发病率最高，男性发病率约 10%，女性高于 20%，孕妇可达 60%~80%。

二、体铁代谢

铁是人体最丰富的和必需的微量元素，人体所有具有功能的细胞均含有铁，缺铁时不仅使 Hgb 合成减少，众多的含铁酶和铁依赖酶的形成也受到影响，活性降低，更使机体的代谢过程遭受严重的影响。

1. 铁的总量和分布　成年男性体铁总量为 3~4 克，女性稍低，更年期后男女相似。人体内铁主要分布于血红蛋白、肌肉、组织和血浆中。其中以血红蛋白中含量最多。在组织中的铁包括细胞色素 c、过氧化氢酶等含铁酶，量虽小，但对铁缺乏很敏感。

2. 铁与血红蛋白 铁是红细胞合成血红素必需的元素，来自血浆的铁进入骨髓中的红幼细胞，与线粒体中的原卟啉结合形成血红素，再与珠蛋白结合形成血红蛋白，进而发育为成熟红细胞。

缺铁时 Hgb 合成减少，但由于原始红细胞的增殖能力和成熟过程不受缺铁的影响，因此 IDA 时红细胞的数量并无相应减少，只是每个红细胞中的 Hgb 含量减少，体积较正常为小，故称之为低色素小细胞性贫血。

3. 铁的吸收 铁的吸收部位主要在十二指肠和空腔上端，植物食品主要含三价铁（Fe^{3+}），又称高铁，Fe^{3+} 必须经十二指肠中的还原酶（细胞色素 c）的作用转变为二价铁（Fe^{2+}）方可被肠黏膜细胞吸收，动物食品主要含 Fe^{2+}（又称亚铁），易被吸收。

每天普通饮食中含铁量为 15~20 毫克，其中只有 5%~10% 的铁被吸收。但成长期中的儿童、哺乳期的妇女及 IDA 患者的吸收率要较正常人为高，胃酸可增加铁的溶解度，促使 Fe^{3+} 转变为 Fe^{2+}，维生素 C 可使 Fe^{3+} 还原为 Fe^{2+} 并防止 Fe^{2+} 再氧化，因之有利于铁的吸收。植物食品中的磷酸盐、茶叶中的单宁酸及咖啡中的多酚类物都可与铁形成不易溶解的盐类而抑制铁的吸收。不同品种的食物，铁的吸收率也不同，动物食品铁的吸收率为 30%，植物食品<5%，人乳铁的吸收率高达 50%，但牛乳则为 10%，长期服用抗酸药亦可影响铁的吸收。

4. 铁的排泄 人体保存铁的机制十分严密，正常男性虽含体铁数克，但每天仅排出 1 毫克左右，其中 70% 有含铁的肠黏膜细胞脱落从肠道排出，其余 30% 随脱落的皮肤上皮细胞、汗液、尿液和胆汁中排出。

三、发病原因

1. 供铁不足 成年男性每天需铁量约 1 毫克，但成长期的婴儿、青少年每天需铁量甚可达 5 毫克以上，育龄期的妇女因月经、妊娠、分娩和哺乳等需铁量要比男性多得多。按每毫升血液含铁量 0.5 毫克计算，正常月经平均每次 40~60 毫升，也就是说相当于 20~30 毫克的铁从经血中丢失。哺乳期每天从乳汁中丢铁近 1 毫克，一次妊娠估计耗铁量近 1 000 毫克，所以婴幼儿、青少年及孕龄期的妇女，若不补充足够的铁，最易发生 IDA。

2. 吸收不良 真正由胃肠道铁吸收不良而发生 IDA 者少见，但胃大部分切除的患者因胃酸缺乏或因小胃症食物过快进入空肠而影响铁的吸收，数年后可发生 IDA。慢性胃炎、长期腹泻或小肠吸收不良综合征亦可引起缺铁。

3. 丢铁过多 失血等于丢铁。胃肠道慢性失血过多，如十二指肠溃疡、肿瘤、息肉、食道和胃底静脉曲张、慢性胃炎、钩虫感染、痔疮等，是男性和绝经后女性最常见的缺铁原因，经血失调和多种原因引起的经血过多如子宫肌瘤等，是妇女发生 IDA 最多见的原因。此外，如各种原因引起的长期咯血、血红蛋白尿症、因肾功能不全、反复血液透析等均可引起缺铁。

四、临床表现

IDA 的临床表现为贫血缺氧、组织缺铁和原发病引起的三症状。

1. 贫血缺氧症状 贫血缺氧症状包括面色苍白、心跳加速、头痛头晕、耳鸣眼花、乏力易倦，患者常感心慌气短、走路稍快或上楼梯时更甚，重度贫血还可因心肌缺氧、血而出现心绞痛样症状。

2. 组织缺铁症状 参与机体细胞氧化和还原过程的含铁酶及铁依赖酶均因缺铁而活性下降，因而产生劳动耐力差、工作效率低下、肢体感觉异常、皮肤干燥、毛发干枯脱落，指甲扁平、脆薄易裂，甚者出现反甲、凹陷呈勺状，消化道可出现口角炎、舌炎、舌乳头萎缩、重者消失呈镜面舌，偶尔有吞咽困难，有些患者有异食癖，婴儿可有注意力不集中、对外反应迟钝，甚可影响发育、免疫力下降，但亦有易激怒和多动症的现象。

3. 原发病的症状 它系指引起 IDA 的原发病的症状。如患者是否有胃肠道慢性失血性疾病，如溃疡病、肿瘤、钩虫感染等症状。妇女是否有痛经、经血过多等妇科相关的症状，患者是否有长期咯血等相关的肺部疾病的症状。

五、实验室检查

1. 血象　因 Hgb 合成不足，红细胞色素少、体积小、呈典型低色素小细胞性贫血，网织红细胞计数大多正常或轻度增多，也可减少，若患者近期有活动性失血，中性粒细胞和血小板可有反应性增多，Hgb 浓度和红细胞指数（MCV、MCHC、MCH）均低于正常。

2. 髓象　增生活跃或明显活跃，以红系为主，粒红倒置［正常 =（3~5）∶1］，其中多为中、晚幼红细胞，特征体积小、浆少偏蓝、核染质致密、呈核老浆幼现象。

铁粒染色：骨髓涂片经普鲁士蓝染色，显示细胞外铁（即蓝色的含铁血黄素颗粒）消失，红细胞内铁粒减少或缺如，铁粒幼细胞<15%，该法简便易行，是判断储存铁的重要依据。

3. 铁的检测　最常用的铁检测如下。

（1）血清铁。缺铁性贫血血清铁浓度常小于 8.95 微摩/升（50 微克/100 毫升），但其浓度常受多种因素影响，如月经期、急慢性炎症、癌症时血清铁下降，而化疗时则升高。在生理情况下，血清铁呈晨高（上午 7~10 时）晚低（下午 9 时）现象，判断结果应审慎。

（2）转铁蛋白饱和度和总铁结合力。缺铁时转铁蛋白结合的铁减少，故饱和度降低，IDA<15%，但总铁结合力>64.44 微摩/升。

（3）血清铁蛋白。虽含铁量不多，但血清铁蛋白的检测是反映体铁储量的重要指标，IDA<12 微摩/升。

（4）血清转铁蛋白受体（sTfR）。IDA 患者红幼细胞合成 TfR 增多，可直接测定红细胞内受体表达水平，也可直接测定脱落入血液中的可溶性受体，若 sTfR>26.5 微摩/升（2.25 微克/升），即可诊断为 IDA。

（5）红细胞原卟啉和锌原卟啉。因铁缺乏红细胞内原卟啉（FEP）不能形成血色素而堆积，经铁络合酶作用还可与锌结合形成锌-原卟啉（EPP），故 IDA 患者 FEP>0.9 微摩（50 微克/100 毫升）、EPP>0.96 微摩/升（60 微克/100 毫升）。

六、诊断及鉴别诊断

1. 诊断 根据病史、临床表现和实验室检查，诊断典型 IDA 并不难。若男性 Hgb<120 克/升，女性<110 克/升，孕妇<100 克/升，红细胞呈低色素小细胞形态学改变，血液指数（MCV、MCHC、MCH）低于正常，骨髓可染铁消失，铁粒幼细胞<15%，即可诊断 IDA。

若医院有条件可进一步检测血清铁、铁结合力、血清铁蛋白、转铁蛋白受体和红细胞原卟啉，并根据结果进行评析，可使 IDA 的诊断更完善和准确。

2. 鉴别诊断 与以下疾病应予以鉴别。

（1）铁粒幼细胞性贫血。该症有遗传性和获得性之分，发病主因是铁利用障碍，故呈低色素小细胞性贫血，但患者并不缺铁，骨髓可染铁增多，并出现典型的环形铁粒幼细胞，很易鉴别。

（2）地中海贫血。在我国该症主要见于南方，中原地区甚少，系珠蛋白肽链合成障碍，致 Hgb 合成降低，呈低色素小细胞形态改变，但患者有家族遗传史，呈慢性溶血表现，肝、脾常肿大，血涂片可见多量的靶形红细胞，网织红细胞增多、骨髓可染铁和血清铁等检测均显示体铁增多。Hgb 电泳显示 Hgb F 和 Hgb A_2 增高。

（3）慢性炎性贫血。20%~30%的慢性炎症或感染的患者因铁利用障碍出现低色素，小细胞性贫血，但骨髓可染铁增多，血清铁减低，血清铁蛋白和转铁蛋白增高，总铁结合力正常或增高。

（4）维生素 B_6 缺乏性贫血。维生素 B_6 包括吡哆醇、吡哆醛和吡哆胺，在体内均变成 5-磷酸吡哆醛，对卟啉前体的合成具有重要的辅酶作用，维生素 B_6 缺乏最终导致低色素小细胞性贫血。抗结核药异烟肼可干扰维生素 B_6 的代谢，先天性维生素 B_6 代谢异常均可产生缺铁样贫血，但患者并不缺铁，铁治疗也无效，只有补充大剂量维生素 B_6 可改善贫血，由异烟肼引起者应停用药物。

七、缺铁性贫血治疗

缺铁性贫血的治疗包括病因和补铁治疗。

除去引起 IDA 的病因或原发病极其重要。若 IDA 的发生与胃肠慢性失血如溃疡、痔疮等疾病有关，或与妇科疾病如经血不调、月经过多有关，应针对性地积极治疗和控制相关疾病。

1. 铁制剂　口服铁剂种类很多，目前临床广为应用的有硫酸亚铁和琥珀酸亚铁。硫酸亚铁经济实惠，疗效好，用法为每次 0.3～0.6 克，每天 3 次，饭后服用。

琥珀酸亚铁含铁量高，易吸收，疗效好，不良反应少。用法为每天 150～200 毫克，分 3 次饭后口服。肌内注射铁剂右旋糖酐铁（每次 50 毫克，每天或隔天 1 次）和山梨醇铁，用药总量按以下公式计算：

需补铁量（毫克）＝（150-患者 Hgb/L）×体重（千克）×0.33

2. 补铁的注意事项

（1）要补充足够量的铁。成人 100～150 毫克/天，婴儿 6 毫克/（千克·天），至 Hgb 恢复后至少继续维持用药 4～6 个月。

（2）补充铁剂的同时，应辅以维生素 C，以利于铁的吸收。

（3）应首选口服铁剂。若铁吸收不良，口服不能耐受或需铁量较大，口服达不到者，可考虑胃肠外给药。

（4）为减轻口服铁剂的胃肠道反应，可在进餐同时或餐后服用，仍有副作用者可减量或改用其他铁制剂。

（5）应用铁剂时应避免同时应用抗酸药，含鞣酸药、钙盐、镁盐及浓茶等，以防铁的吸收不良。

（6）铁对胃肠有一定刺激性，可致恶心、上腹疼，甚至呕吐、腹泻等。铁还可与胃肠道硫化氢结合形成硫化铁，减少了硫化氢对肠蠕动的刺激，可致腹胀、便秘，甚或黑便。

（7）患有铁负荷过重者（如血色素沉着症），含铁血黄素沉着症或肾功能严重损害者，应禁用铁剂。

（8）患有肝炎、肠炎、酒精中毒及消化性溃疡者应慎用铁剂。

（9）网织红细胞常于补铁后 3~5 天上升，8~10 天达高峰后下降，Hgb 开始上升，两周后上升明显，1~2 个月内达正常，此种反应有助于 IDA 的诊断。

八、缺铁性贫血预防

对婴幼儿要提倡母乳喂养，做好喂养指导，对生长期的儿童、青少年或孕龄期的妇女，要改进食谱，增加含铁较高的鱼、肉类等食品，必要时补充铁剂。对慢性失血，如溃疡、肠道肿瘤等，应当早发现、早诊断、早治疗。对经血过多的女性，也应当尽早查明原因，进行调理。

【作者简介】

席雨人，男，郑州大学教授、主任医师，硕士生导师，原河南医科大学第一附属医院副院长、代理院长，原河南医科大学副校长。曾任中华医学会理事，中华血液病学会常务理事，河南省医学会副会长、河南医学会血液病专业委员会主任委员。

第十六章　女性生殖系统炎症

任品金

女性外阴及阴道有自然防御功能。两侧大阴唇自然合拢，遮掩阴道口、尿道口，具有保护功能。由于盆底肌的作用，阴道口闭合，阴道前后壁紧贴，可以防止外界的污染物进入。经产妇的阴道松弛，这种防御功能较差。阴道具有自净作用。阴道上皮在卵巢分泌的雌激素影响下增生变厚，增加对病原体侵入的抵抗力，同时上皮细胞中含有丰富的糖原，在乳杆菌（优势菌）作用下分解为乳酸，维持阴道正常的酸性环境（pH 值≤4.5，多在 3.8~4.4），使适应于弱碱性环境中繁殖的病原体受到抑制。临床观察发现，过着正常夫妻生活的女性罹患阴道炎、子宫内膜炎、盆腔炎等妇科感染性疾病的比率，较那些夫妻不和或独居的女性少得多。原来，精液中含有一种抗菌作用的物质——精液胞浆素，杀菌效果毫不逊于青霉素。尽管如此，由于种种原因，在妇科临床上所见的女性生殖系统炎症还是相当多见的。

女性生殖系统炎症包括外阴炎、阴道炎、宫颈炎、子宫内膜炎、输卵管炎、输卵管卵巢炎、盆腔腹膜炎和盆腔结缔组织炎等。现分述如下。

一、外阴炎

外阴炎有前庭大腺炎、前庭大腺囊肿等。其中前庭大腺炎的病原体为葡萄球菌、大肠杆菌、链球菌、肠球菌、淋病奈菌和沙眼衣原体等，其临床表现为典型的病灶局部红、肿、热、痛、功能障碍。检查时可见一侧或双侧的大阴唇下方红肿、压痛明显。如果炎症没有及时控制，一旦脓肿形成时可触及有波动感。

急性炎症时应卧床休息，同时应取分泌物做致病菌培养及药物敏感试验，寻找敏感抗生素进行治疗。中药局部热敷或坐浴有一定效果。若已形成脓肿，应到医院切开引流并做造口术。

前庭大腺囊肿是由于前庭大腺管开口部阻塞，分泌物积聚于腺腔而形成，治疗手段是行前庭大腺囊肿造口术（损伤小，保留腺体功能）。

二、阴道炎

阴道炎有滴虫性阴道炎、阴道假丝酵母菌病、细菌性阴道炎、幼女性阴道炎等。下面作一简要介绍。

1. 滴虫性阴道炎　滴虫性阴道炎由阴道毛滴虫引起，适宜温度与酸碱度为 25℃、pH 值为 5.2~6.6。月经前后阴道 pH 值发生变化，经后接近中性，滴虫得以繁殖，引起炎症的发作；消耗或吞噬阴道上皮细胞内的糖原，阻碍乳酸生成。

（1）其传染方式。有经性交直接传播、间接传播和医源性传播等。间接传播一般为经公共浴池、浴盆、浴巾、游泳池、坐式便器、衣物等传播。医源性传播是在就医过程中因为消毒不严格造成的传播。

（2）临床表现。外阴瘙痒，稀薄泡沫状白带增多。有细菌混合感染时，分泌物呈脓性，味臭。一般妇科检查可见阴道黏膜充血，严重者可见散在出血斑点，草莓样宫颈，后穹隆多量白带。

（3）诊断。用悬滴法或培养法，从阴道分泌物中查找滴虫，找到滴虫可确诊。

（4）治疗方面。采取全身用药和局部用药。

全身用药时要男女双方同用。甲硝唑 0.4 克，每天 3 次，口服，连服 7 天，或用替硝唑 2.0 克，顿服；或硝呋太尔片 200 毫克，每天三次，口服。

局部采用甲硝唑泡腾片 0.2 克，每晚阴塞连用 7~10 天。或硝呋太尔阴道片 1~2 片阴塞，每晚 1 次，共 1 周。1∶5 000 高锰酸钾液、坐浴。外用3个月经后复查，白带为阴性方能判断为治愈。

2. 阴道假丝酵母菌病（真菌性阴道炎）

（1）病因。阴道假丝酵母菌病又称为念珠菌性阴道炎，其病因为：①由白色念珠菌（条件致病菌）感染所致，该致病菌适宜 pH 值4~5。②阴道内糖原增多、酸度增高时，适于念珠菌繁殖，孕妇、糖尿病患者、接受大量雌激素治疗者易发。③长期应用抗生素者，易发生念珠菌感染。

（2）传播方式。这种疾病可通过自身的肠道向阴道传染，也可通过性伴侣间互相传染，还可能会通过接触污染物体间接传染。

（3）临床表现。外阴瘙痒、灼痛；可有尿频、尿痛及性交痛；白色稠厚豆渣样或凝乳样白带；检查可见小阴唇内侧及阴道黏膜上附着白色膜状物，擦除后露出红肿黏膜面；急性期可见白色膜状物覆盖下有受损的糜烂面及浅溃疡。

（4）治疗。①消除诱因。②改变阴道酸碱度：2%~4%碳酸氢钠液，坐浴。③局部治疗：应用杀菌剂，如凯妮汀（克霉唑栓）、环吡酮胺栓、达克宁栓、米可定泡腾片等。按照用药规程治疗。④全身用药：口服斯皮仁诺（伊曲康唑）。首次用药后一周复查。真菌学涂片镜检阳性者要重复治疗；临床有效及白带真菌学涂片镜检阴性者，进入维持期治疗：斯皮仁诺0.2克，每天1片，月经第1天口服，连用两周。氟康唑：150毫克，每天1次，连服3天。酮康唑：0.4克，每天1次，口服，连服5天。硝呋太尔口服片200毫克，每次1片，每天3次，口服一周。⑤复发病例的治疗：消除诱因，对性伴侣进行检查及治疗；应进行阴道分泌物的培养，寻找敏感药物；应进行局部及全身药物的联合治疗；经前复查白带，治疗应在经后进行，持续3~7天，时间应长达3个月经周期。

3. 细菌性阴道炎

（1）病因。由于阴道内乳酸杆菌减少，而其他细菌大量繁殖引起。主要有加德纳尔菌、各种厌氧菌、支原体引起的混合感染。

该病1/3无临床症状。主要临床表现为阴道分泌物增多，伴有异味（厌氧菌繁殖——腐臭或鱼腥味）；可伴轻度外阴瘙痒或烧灼感。

检查可见阴道黏膜无明显充血的炎症表现；白带增多，为灰白色、均匀一致的稀薄白带。

（2）诊断。符合下列标准中 3 条阳性者可确诊：阴道分泌物为匀质稀薄的白带；阴道 pH 值>4.5；氨臭味试验阳性；线索细胞阳性；可诊断。

（3）治疗。①全身用药：首选甲硝唑（抗厌氧菌治疗），0.4 克，每天 2~3 次，口服 7 天；或 2.0 克，顿服。②局部用药：硝呋太尔阴道片 0.2 克，每天 1 次，连续 7 天；妇必舒泡腾片每晚 1~2 片，阴塞 7~10 天；百安洗液或 1∶5 000高锰酸钾液阴道冲洗。③妊娠期治疗：硝呋太尔阴道片每晚 1 片，阴塞 7~10 天。

4. 幼女性阴道炎

（1）病因。缺乏雌激素，阴道上皮抵抗力低；卫生不良、大小便污染。常见病原体为葡萄球菌、链球菌、大肠杆菌、滴虫、淋病奈菌。

（2）临床表现。脓性分泌物、外阴瘙痒。检查见外阴、阴蒂红肿，尿道口及阴道口黏膜充血、水肿，小阴唇粘连，阴道有脓性分泌物流出。

（3）诊断。用阴道分泌物涂片检查或培养；检查阴道有无异物。

（4）治疗。①保持外阴干燥、清洁，减少摩擦。②阴道内滴入与病原相应的药物。③取出异物。④必要时外用雌激素软膏。

三、宫颈炎

正常情况下，宫颈对外界感染具有防御能力。宫颈阴道部表面覆以复层鳞状上皮，具有较强的抗感染能力。宫颈内口紧闭，宫颈管黏膜被分泌黏液的高柱状上皮所覆盖，黏膜形成皱褶、嵴突或陷窝，从而增加黏膜表面积。宫颈管分泌大量黏液形成黏液栓，内含溶菌酶、局部抗体——抗白细胞蛋白酶，这对保持内生殖器无菌非常重要。

宫颈炎分为急性宫颈炎和慢性宫颈炎两种。急性宫颈炎又称黏液脓性宫颈炎，病原体为沙眼衣原体和淋病奈瑟菌。其临床表现为脓性分泌物增多。通过涂片、培养可以进行诊断。应针对病原体进行治疗。

1. 病理特征　慢性宫颈炎的病理为宫颈糜烂、宫颈息肉、宫颈黏膜炎、宫颈腺囊肿、宫颈肥大等。

宫颈糜烂（宫颈柱状上皮异位）是指宫颈外口处宫颈阴道部鳞状上皮被颈管内单层柱状上皮所取代，外观呈细颗粒状的红色区。根据糜烂深浅程度分为3型：单纯型、颗粒型、乳突型。宫颈糜烂面积大小分为3度：Ⅰ度、Ⅱ度、Ⅲ度。

2. 临床表现　阴道分泌物增多，分泌物呈乳白色黏液状，有时呈淡黄色脓性。可有尿频、尿急、腰骶部疼痛、下腹坠痛、不孕等症状。检查可发现宫颈不同程度糜烂、肥大、充血、水肿，有时质较硬，可见息肉、裂伤及宫颈腺囊肿。

依据临床表现可以诊断，但要进一步检查排除人乳头瘤病毒感染和宫颈癌前病变。常规用刮片、宫颈管吸片就可以诊断。必要时可采用阴道镜检查及活组织检查；需注意与宫颈上皮内瘤样病变或早期宫颈癌进行鉴别。

3. 治疗　①对于一般性宫颈糜烂，可采用物理治疗（激光、微波、电烫、冷冻、红外线治疗）、药物治疗（α干扰素）、手术（宫颈锥切，环形电切）等方法。②对于宫颈息肉（颈管黏膜增生），应进行息肉摘除术。

四、盆腔炎性疾病

如前所述，女性外阴及阴道具有自然防御能力。宫颈具有自然防御功能；育龄妇女子宫内膜周期性剥脱，也是消除宫腔感染的有利条件；输卵管黏膜上皮细胞的纤毛摆动及输卵管的蠕动，均有利于阻止病原体的侵入；生殖道本身具有免疫系统。这些都构成了女性生殖道的自然防御能力。

女性盆腔炎性疾病是指上生殖道感染引起的一组疾病。主要有子宫内膜炎、输卵管炎、输卵管卵巢脓肿、盆腔腹膜炎。其中最常见的是输卵管炎，它可局限一个部位，也可累及几个部位。

盆腔炎的病原体有内源性和外源性两类。内源性病原体是来自寄居于阴道的菌群，包括需氧菌及厌氧菌，多见混合感染。外源性病原体主要是性传播疾病的病原体，如淋病奈瑟菌、沙眼衣原体、支原体、结核杆菌、绿脓杆菌等。

盆腔炎的感染途径包括4种：①经淋巴系统蔓延。它是产褥感染、流产后感染及放置宫内节育器后感染的主要传播途径，多见于链球菌、大肠杆菌、厌氧菌感染。②沿生殖器黏膜上行蔓延。淋病奈菌、沙眼衣原体及葡萄球菌沿此途径扩散。③经血循环传播。为结核菌感染的主要途径。④直接蔓延。腹腔其他脏器感染后，直接蔓延到内生殖器，如阑尾炎可引起右侧输卵管炎。

1. 急性盆腔炎 急性盆腔炎的感染主要源于产后或流产后感染，宫腔内手术操作后感染，经期卫生不良等。

急性盆腔炎感染的病原体以下生殖道内源性菌群的病原体为主，如葡萄球菌、链球菌、大肠杆菌、厌氧菌等。外源性感染性疾病常见病原体为淋病奈菌、沙眼衣原体或合并有需氧菌、厌氧菌感染。阑尾炎、腹膜炎等邻近器官炎症也可以直接蔓延引起急性盆腔炎，以大肠杆菌为主。在放置宫内节育器10天内，也有可能引起急性盆腔炎，以葡萄球菌、链球菌、大肠杆菌、厌氧菌为主。在长期放置宫内节育器后，继发感染形成慢性炎症，这些慢性炎症有时可急性发作。

急性盆腔炎病理上表现为急性子宫内膜炎、急性输卵管炎、输卵管积脓、输卵管卵巢脓肿、急性盆腔腹膜炎、急性盆腔结缔组织炎、败血症及脓毒血症等。

临床上，可因炎症轻重及范围大小而有不同的临床表现。有发热、头痛、食欲缺乏、血白细胞增高等全身表现；伴有明显下腹痛、阴道脓性分泌物增多、尿频、里急后重。检查可见急性病容、体温升高、心律快、腹胀、下腹压痛、反跳痛、肌紧张、肠鸣音先亢进后减弱；阴道有大量脓性分泌物，宫体可略增大、变软、压痛阳性，活动受限，子宫两侧压痛、增厚或触及明显的包块。

下腹压痛伴或不伴有反跳痛；宫颈或宫体举痛或摇摆痛；附件区压痛都可以作为急性盆腔炎的诊断依据。下列标准可增加诊断的特异性：宫颈分泌物培养或革兰氏染色涂片淋病奈瑟菌阳性或沙眼衣原体阳性，体温超过 38℃，血白细胞总数>$10×10^9$/升；后穹隆穿刺抽出脓性液体；双合诊或 B 型超声检查发现盆腔脓肿或炎性包块。

用腹腔镜检查，急性盆腔炎可见输卵管表面明显充血，输卵管壁水肿，输卵管伞端或浆膜面有脓性渗出物。

急性盆腔炎的诊断应与急性阑尾炎、输卵管妊娠流产或破裂和卵巢囊肿蒂扭转或破裂相鉴别。

急性盆腔炎采取以下治疗方法。

（1）支持疗法：卧床休息，半卧位有利于脓液积聚于直肠子宫陷窝而使炎症局限。

（2）药物治疗：采用敏感抗生素兼顾厌氧菌和需氧菌，联合用药，配伍合理；抗生素要足量、足时，给药以静脉滴注收效快；病情好转后，应巩固治疗 10~14 天。

（3）手术治疗指征：药物治疗 48~72 小时，体温不降、症状加重、包块增大者；输卵管积脓或输卵管卵巢脓肿持续存在或脓肿破裂者。

（4）中药治疗：活血化瘀，清热解毒。

2. 慢性盆腔炎 目前已不再提出，而是以盆腔炎后遗症的治疗为处理原则。包含有以下几项：盆腔粘连，输卵管卵巢炎，慢性盆腔痛，不孕症和异位妊娠。

诊断为慢性盆腔炎时，常有急性盆腔炎史。临床上全身症状不明显，有时低热、疲乏、精神不振、失眠等；下腹坠胀、疼痛，腰骶部酸痛，性交及月经前后加剧；不孕及异位妊娠；月经异常。检查可以发现子宫活动受限，子宫两旁增厚及轻压痛，形成囊肿时触及明显，边界清或不清的囊性肿物。

慢性盆腔炎应与盆腔充血或阔韧带内静脉曲张、子宫内膜异位症、卵巢囊肿和卵巢癌等进行鉴别。

慢性盆腔炎一般采用抗感染治疗。也可采用清热利湿、活血化瘀法进行中药治疗。物理治疗也是可以选用的方法。当有肿块如输卵管积水或输卵管卵巢囊肿，反复引起炎症急性发作者，可行手术治疗。手术以彻底治愈为原则，避免遗留病灶以免有再复发的机会，行单侧附件切除术或全子宫切除术加双侧附件切除术。对年轻妇女应尽量保留卵巢功能。

【作者简介】

任品金，女，郑州大学第三附属医院主任医师，教授，研究生导师，河南省老区建设促进会理事，郑州大学第三附属医院原院长。原河南省医学会理事、妇科专业委员会主任委员。

第十七章 痔的诊治与保健

宋光瑞

一、痔的概念与范畴

1. 肛肠病与痔　肛肠病是指发生于肛门、直肠、结肠部位疾病的总称，共有 100 多种，是一种常见病、多发病。肛肠病一般包括内痔、外痔、混合痔、肛裂、肛周脓肿、肛瘘、直肠脱垂、肛乳头肥大、肛乳头瘤、肛窦炎、肛周皮肤病、肛周性病、大肠息肉、家族性息肉病、慢性结肠炎、溃疡性结肠炎、克罗恩病、便秘、结肠癌、直肠癌、直肠阴道（尿道）瘘、先天性巨结肠等。肛肠疾病虽然较少危及生命，但病情重者可影响工作、学习及生活质量。其中最常见的肛肠疾病之一是痔。目前，结、直肠恶性肿瘤的发病率也有着明显的上升趋势。

2. 痔形成的学说　痔因发生部位的不同，分为内痔、外痔和混合痔。痔到底是什么，目前并没有完全搞清楚，达成一个共识。关于痔疮形成的学说多达十余种，如静脉曲张学说、血管增生学说、遗传学说、感染学说、压力梯度改变学说、痔疝形成学说、直肠下动脉分支学说、肛管狭窄学说、勃起组织学说、洞状静脉学说、直肠肛管衬垫下降学说、直肠肛管力失衡学说、变态反应学说、肛门括约肌功能障碍学说、痔静脉泵功能下降学说等。每一种学说都有或多或少的拥护者，都能解释痔疮的某个方面，但又不能完完全全地把"什么是痔"解释透彻。

现在对痔认识较为一致的学说——肛垫下移学说，目前算是对"什么是痔"这一问题有比较全面的回答。

3. 肛垫与痔形成 首先要弄清楚什么是肛垫，肛垫是肛门衬垫的简称，是人体直肠下段正常的组织结构，由一些静脉、肌肉及纤维结组成，具有协助肛门闭合的功能，是非常精细的感受器，能分辨出到达肛门的大便是硬的、软的、稀烂的还是根本没有大便，或者只是气体（屁）。它由一条肌肉牵拉固定在直肠下段，血管丰富。随着年龄的增长，以及在各种因素刺激下，这条肌肉会逐渐老化，越来越没有弹性，甚至断裂，导致肛垫组织下移，里面的痔静脉丛则因此也逐渐发生迂曲、扩张和瘀血，这样就形成了痔。

二、痔的发病原因

1. 痔发病等流行病学调查 痔在任何年龄都可发病，但以 20～40 岁时发病较为多见，10 岁以下的儿童基本没有痔。痔的症状可随年龄的增加而逐渐加重。儿童和青少年很少患痔，这可能与青少年处于发育阶段，肛肠血管、肌肉等组织弹性好，加上活泼好动、体位多变，不易形成肛门部位血流瘀滞有关。成年之后易患痔，且年龄越大发病率越高，可能与血管逐渐变硬、失去弹性，同时活动量减少、久坐久站等有关。

（1）女性比男性患者多。男性患病率为 53.9%，女性患病率为 67%。

（2）患者以成年人居多。普查结果表明，肛肠疾病的发病随着年龄增长而增多。20 岁以下的患病率仅为 32%；20 岁以上则不断增高，21～30 岁为 59.5%；31～40 岁为 69.9%；41～50 岁为 72.4%；51～60 岁为 74.1%；60 岁以上为 75.5%，呈阶梯上升。反映出儿童、青年发病率低，成年人发病率高，年龄越大，患病者也越多。

（3）在肛门直肠疾病中痔的发病率最高。痔占肛肠疾病患者的 87.25%，其中又以内痔最为常见，占痔患者数的 59.86%，外痔占 16.01%，混合痔占 24.13%；其他肛肠疾病为 12.75%，其中肛裂占 4.12%，肛乳头肥大占 2.85%，肛瘘占 1.67%，直肠脱垂占 0.58%，直肠息肉占 0.28%，其他肛门直肠疾病占 3.25%。

2. 痔和职业、生活习惯的关系

（1）痔的易患职业人群。久坐、久站、活动少的人患病者多。由于职业的关系，必须长时间坐着工作的汽车驾驶员、理发师、售货员、民警、教师等发病率最高，为81.7%；次为干部，为71.5%；工人为70.3%；农民为62%；军人为32.6%；学生为19.2%；从事长时间下蹲工作的翻砂工人，痔的发病率也较高。这是因为他们长时间保持站立或静坐等相同姿势，使肛门充血，从而诱发痔的发生。另外，身体着凉也会使肛门瘀血，所以，不仅在寒冷的冬天，即使在夏天长时间待在温度较低的空调房内也容易患痔。多数人认为，这可能与腹部和盆腔压力增加、与肛门直肠部位血液流动不畅有关。

（2）长时间便秘和腹泻。便秘、腹泻、排便时间长的人患病者多。普查2 669名便秘患者中，就有1 989人患肛肠病，占74.5%；1 523名腹泻患者中，就有1 013人患肛肠病，占66.5%。这是因为痔是发生在排便通道肛门周围的疾病，所以便秘和腹泻是诱发痔的重要原因。总之，只要有便秘和腹泻的习惯存在，无论接受什么样的治疗，都难以根治痔，即使治愈了也容易复发。相反，如果能维持不便秘、不腹泻的日常生活，痔就容易治愈了，也能预防新痔的生成。痔的生成与生活习惯密切相关，也是可能伴随一生的慢性病。与那些能用药治愈的疾病不同，养成良好的生活习惯，每天认真做好肛门卫生护理是非常重要的。

（3）久蹲厕所会引起痔。痔的发生有很多因素，很多医生认为，长久蹲厕是痔疮的致病因素。蹲厕时，内外括约肌松弛，外括约肌向外上提拉肛门，使肛门放松，开口增大；内括约肌下移，环状肛垫松弛，向外凸出，肛垫充血。长时间蹲厕自然会引起肛垫的长时间充血，静脉丛的长时间充血增大了肛垫中支持组织的负担。国外学者通过问卷调查，经过科学的统计分析，也确认了久蹲厕与痔的因果关系。需要指出的是，即使没有便秘，如果有蹲厕时间过久的不良排便习惯，也可促使痔的发生。

3. 饮食与痔发生有关　人类的饮食结构与许多疾病都有关系，痔尤为明显。人的饮食结构，决定了饮食的质量、纤维素及营养等方面。

摄入的食物经过人体消化、吸收，饮食中一些杂质、粗纤维等不易被人体吸收的食物残渣，经肠道排出体外，但排出体外之前，在肠道要进一步吸收维生素类及水分，从而使之变成具有一定形状的粪便排出体外。若食物过细过精，则会造成粪便在肠道蠕动减慢，粪便在肠道及肛门部停留时间过长，如厕时间延长，导致肛门直肠部位静脉血管团曲张诱发痔。若食物中辣椒、胡椒或咖喱粉摄入过多，则会刺激肛门直肠部，使血管充血扩张而产生痔。食物以蔬菜及粗粮为主的人中，痔疮发病率相对较低。因此，可以肯定地说，饮食结构与痔有密切的关系。

饮酒过多、嗜好辛辣可能是痔的诱因。辣椒、酒类等对直肠黏膜有直接刺激作用，过度食用，排便时就会感到灼痛。虽然不一定是引起肛肠病的直接原因，但对诱发和加重肛肠病有一定的作用。

春节期间是肛肠疾病的高发期，由于生活习惯紊乱和饮食不规律，前来就诊的痔患者猛增。春节期间亲朋好友聚会，饮食规律或饮食品种难免发生改变，这是很自然的。如食物质量的精粗，蔬菜种类的改变与量的减少，蛋白质、脂肪、淀粉、纤维素等含量的多少，水分摄入情况，都直接影响粪便的成分，从而引起肛肠疾病。以中国的传统，家家户户都必须做到瓶中有酒，厨中有肉。大家聚在一起大吃特吃、暴饮暴食，易引起胃肠功能紊乱。节日饮食质量大幅度提高，如大鱼大肉等油腻食品摄入量大增，而粗纤维食物减少。

4. 孕妇易患痔　怀孕时肠蠕动及肠张力减弱，运动量少，故易造成便秘。子宫及胎儿先露部的压迫使腹压增加，会阴肛门静脉回流受阻，引起痔。孕妇在妊娠期内，由于胎儿的压力，也使得门静脉及下腔静脉受到压迫，静脉回流不畅。

肛门直肠部位的血液供应及回流，以齿状线为界，齿状线以上部是直肠上静脉丛，最终汇至门静脉，而肛门静脉丛则在肛门齿线附近，与直肠上静脉互相交通。由此可见，孕妇长期妊娠，对肛门直肠部位均有不同程度的压力，从而使静脉回流不畅，肛门直肠部静脉曲张，导致痔的发生。同时，平时已患有痔的孕妇，可加重症状。

预防的方法是养成定时排便的习惯，适当地运动，吃含高纤维素的蔬菜、水果，每日食用一勺蜂蜜，补充足够的水分。若痔脱出，可手法还纳。

5. 婴幼儿也会患痔　婴幼儿及青少年极少患痔，但在临床中也可见到一些婴幼儿患有痔，对此类患儿，一般认为多与先天性肛门松弛或直肠黏膜先天性下移有关。患儿有痔时，常伴有其他症状，如粪便干结，呈羊粪球状，或排便次数多且稀溏，而年长幼儿则多伴有蛲虫病等寄生虫病。因此，可以较确切地说，婴幼儿直肠肛门部黏膜弹性好，不易下移，加之局部血液循环好，本来不易导致静脉曲张而成痔。只有蛲虫病、排便次数多而稀溏或粪便干结，使肛门直肠部血液循环障碍，静脉血管团曲张，或使较脆弱的黏膜受到较大的刺激而下移时，才会造成痔。

三、痔的临床表现

1. 如何第一时间知道自己患了痔　俗话说"十人九痔"，说明很多人患有这种疾病。如果在排便时出血，感觉有东西脱出肛门外，或肛门外有肿物疼痛，分泌物增加，就可能已经患痔。

内痔早期的症状主要是排便时出血，血量较多，有时点滴而下，有时如泉喷射，没有疼痛或其他不适。日久可以引起贫血，患者会感到头晕、气短、乏力。内痔到中期，排便后就会有痔核脱出肛门外。一般便后可以自行回纳到肛门内。内痔发展到晚期，排便后痔核脱出不能回纳到肛门内，需要用手推回，或经过休息后才能回纳。严重时，咳嗽、用力、工作或劳动时都会脱出肛门外，经常因分泌物增加而感到肛门湿润不适，内裤污染。如果因衣服的摩擦感染发炎，就会肿痛起来，送不回肛内，甚至出现坏死，这称为内痔嵌顿。

中期到晚期的痔一般因痔表面逐渐纤维化，出血量减少，而以脱出为主。可以引起排便出血的疾病很多，如直肠癌、溃疡性结肠炎等，千万不要以为排便出血就是痔，买药自治而不去医院检查。临床上经常碰到直肠癌患者以为自己患的是痔而延误治疗。

到底该如何判断自己是否患了痔呢？关键要看痔的血、脱、痛、痒四大特点。

（1）便血。内痔早期主要症状有喷射状出血、点滴出血、手纸带血等，血色鲜红，内痔出血还可引起贫血、头晕、食欲缺乏、粪便干燥。外痔不会引起出血。

（2）脱出。为中、晚期内痔主要症状，主要原因为内痔痔核结节增大，使黏膜及黏膜下层与肛层分离，排便时，内痔结节可下降到齿状线以下，游离于肛管之外。

（3）坠痛。为炎性外痔的主要症状，内痔无炎症时不痛，坠痛常发生在内痔感染、嵌顿和绞窄性坏死，常导致剧烈的坠痛。

（4）瘙痒。晚期内痔反复脱出，可引起肛门括约肌松弛和分泌物增多，致使肛缘周围常潮湿不洁，出现瘙痒和湿疹，严重时还可引起摩擦痛和痒痛。

2. 便血未必就是痔　血液从肛门排出称为便血，主要包括排便时滴血、喷血或粪便带血。一般说来，肉眼可见的便血多提示下消化道（特别是结肠与直肠）出血。出血部位离肛门越接近颜色越鲜红。便血是内痔，特别是早期内痔的一个典型症状，但不能据此就认为便血就是内痔。便血是一个常见症状，临床中许多疾病都可引起便血。

便血都是痔所导致的认识是不正确的。一般认为，大多数患者的便血确实是由内痔所导致的，但不能认为便血都是痔。其实，可引起便血的疾病远非痔这一种，许多疾病均可出现便血，这包括肛裂、直肠或结肠息肉、直肠炎、溃疡性结肠炎、结肠憩室、肠套叠、梅克尔憩室、小肠肿瘤、直肠癌或结肠癌、菌痢或阿米巴痢疾、结直肠血管瘤等。

痔，特别是Ⅰ、Ⅱ期内痔多以便血为主要症状。便血一般发生于排便时，便时及便后滴血或有喷射状出血，血与粪便不相混。出血量多少不等，可为数毫升至数十毫升。反复出血可导致严重贫血。痔的诊断比较容易，但必须指出，临床上常将具有便血症状的肛管直肠疾病，如直肠腺瘤、直肠癌误诊为内痔。因此，确定痔的诊断时，必须排除其他疾病。对便血患者进行指检是必要的，使用乙状结肠检查镜进行常规检查是一种方便、经济、安全、准确的检查方法。

3. 肛门有脱出物未必是痔　内痔发展到中、晚期的主要症状就是内痔脱出。但脱出于肛门外的部分不全是内痔，在肛门疾病中，许多疾病都可引起肛门有脱出物，如肛门乳头瘤、直肠脱垂等都可脱出肛门外，但其临床表现各有不同。内痔脱出于肛门外区别于其他各种肛门病的表现在于脱出物在齿状线上，黏膜覆于脱出物上，可自行还纳肛内。若纤维组织覆于其上时，需休息后方可还纳肛门内，脱出物基底大，以齿状线为界，上下分明，在肛门口可见一个或几个脱出，多不相连成片。而乳头瘤基底部多细而长，瘤色灰白，附着于乳头部位。直肠脱垂则表现为直肠黏膜下移，全部脱出肛门外，肛门环周有黏膜脱出，严重时，直肠肌层均可随之脱出。由此可见，脱出是内痔加重的表现之一，但脱出的不全是痔。

4. 外痔的分类

（1）结缔组织外痔。结缔组织外痔如无炎症发生，患者仅觉局部有异物感或排便后肛门部不易清洁，常有少量分泌物和粪便积存，刺激肛门部，可发生湿疹和瘙痒。如有发炎，则感疼痛，坐立及行走不便。初起只是皱襞肿大，中间有粪便和分泌物积存，皮肤黯红色，有表皮脱落。因反复的炎症刺激，则肛门外皮肤有突起、质软、色黄，常在肛门后中线上，也有时在肛门前方或两侧。常伴有乳头肥大和肛梳硬结，容易因受刺激引起括约肌痉挛而产生疼痛。

（2）静脉曲张性外痔。发病缓慢，初起只感觉肛门部肿胀不适，排便时肿胀加重，如有发炎等并发症则发生肿痛等症状。检查可见在肛管前后或围绕肛门有肿块隆起，表面覆以皮肤，皮下有扩大曲张的静脉丛。

（3）炎性外痔。患者自觉肛门部灼痛、湿痒，便后或活动过多后症状加重。检查时，可见肛门皱襞充血、肿胀，并有少量分泌物。

（4）血栓性外痔。排便或用力后，在肛门缘皮下忽然出现一圆形或椭圆形肿块，患者感觉异常疼痛，活动或排便时疼痛加重。因括约肌痉挛，感觉直肠下部、肛门有异物感，妨碍行走，坐卧不安。肿块表面颜色稍暗，有时呈紫红色，稍硬，触痛明显。有的经2~3天血块自行吸收，疼痛减轻，可以自愈；有的感染化脓，表皮破溃，就会生成肛瘘。

5. **外痔急性期会剧烈疼痛的原因**　有外痔核者会感到很痛，而且肛门周围会突然肿起，出现伴随着剧痛的血栓性外痔核和嵌顿痔核。血栓性外痔核是指在肛门周围的血管上出现血栓（血块），即形成硬疙瘩一样的东西。有时也会出现皮肤破裂而导致出血的现象。从未生过痔的人，也可能由于便秘憋气使劲、长时间保持同一姿势、着凉等原因造成肛门负担加重，而导致突然发病。另外，嵌顿痔核是指内外痔核上血栓增多，脱出肛门外，肿大不能回纳肛内。这时，注意千万不要强行将其推进肛内，否则就会出血，反而使病情加重。

血栓性外痔核和嵌顿痔核都属于痔核的急性期。由于剧痛，连坐立、行走甚至排便都很困难。当然，这种情况下患者一般都会去医院接受治疗，但并不用手术。疼痛主要是由血块引起的，可用热水等热敷肛门，使用栓剂或敷用软膏等外用药，再用内服药调理，数天后疼痛和水肿就会消失，血栓也会在 1 个月左右自然消失。不过，嵌顿痔核的痔本身不会消失。

6. **内痔的症状**　内痔初起时症状不明显，仅在体格检查时才会被发现。随着痔核逐渐增大，症状亦会逐渐加重。内痔常见的症状如下。

（1）便血。排便时或便后出血，色鲜红，有时粪便表面附有少量血液，或将手纸染红，有时为滴血或射血。由于粪便擦破黏膜，或因排便时过于用力，血管内压力增高，以致曲张动脉血管破裂，排便时则有喷射状出血。如长期反复出血，或多次大量出血者，还可引起贫血。

（2）脱出。由于痔核体积增大，排便时受到粪便的挤压，使其逐渐与肌层分离而脱出肛外，有时是 1~2 个痔核脱出，有时是全部痔核并带有直肠黏膜一齐脱出。最初仅在排便时脱出，便后能自行复位。症状较重者，脱出后需用手推回，或卧床休息方能复位。症状更严重者，除排便时脱出外，用力、行走、咳嗽、喷嚏、下蹲等，都可能脱出。脱出的痔核极易受感染，每因发炎、水肿、疼痛而发生嵌顿，以致复位困难。

（3）疼痛。单纯内痔一般无疼痛，有时仅感觉肛门部坠胀或排便困难。如有发炎肿胀，痔内有血栓形成或嵌顿，则有疼痛。如脱出未及时复位，则疼痛加重。如发生嵌顿，有溃烂坏死，引起肛缘发炎水肿，则疼痛剧烈，使患者坐卧不安。

（4）黏液流出。直肠黏膜长期受痔核的刺激，引起分泌物增多。晚期内痔因肛门括约肌松弛，常有分泌物由肛门流出。轻者排便时流出，重者不排便时也自然流出，污染内裤，使患者极不方便。在内痔脱出时，分泌物更多。

（5）瘙痒。因分泌物或脱出痔核的刺激，使肛门周围潮湿不洁，发生湿疹和瘙痒，瘙痒有时是由于内痔脱出因反射作用而引起的。

7. 患痔后经常感到肛门部瘙痒的原因　有相当一部分痔患者，特别是内痔加重到二期、三期时，内痔就会反复脱出，使肛门括约肌松弛，同时反复刺激使肛门的分泌物增多，从而使肛门周围潮湿不洁，刺激皮肤出现瘙痒，严重时还会因为摩擦而引起疼痛。对此，《疡科选粹》中说："痔疮绵延不愈……涓涓流水如甘则稀。"《诸病源候论》云："脉痔候，肛边生疮，痒而复痛。"明确指出了痔形成肛门瘙痒的原因。

患痔后出现瘙痒的原因有很多，但从临床来看，内痔过大，经常脱出肛门外，使得肛门局部分泌物增加是主要原因。另外，从肠道排出的分泌物或者从肛腺分泌的分泌物刺激肛门局部皮肤，从而形成肛门湿疹，这种情况临床上也较常见。形成湿疹者，常可见肛门部皮肤有红色小丘疹，患者瘙痒难耐。

对于肛门部瘙痒的患者，首先要积极治疗原发病痔，待痔病情好转后，瘙痒自会很快减轻直至消失。同时要注意及时清洗肛门部，保持肛门部清洁干燥，并可配合温水或中药煎液坐浴等，以减轻或消除肛门部的瘙痒不适。

四、如何诊断肛肠疾病

1. 如何根据粪便的性状判断疾病

（1）黏液便。正常粪便中肉眼看不到黏液。如看出黏液混于粪便之中，多见于肠壁受刺激或各类肠炎、痢疾、急性血吸虫病、肠套叠等疾病所致。

（2）脓血便。多见于下消化道疾病，如溃疡性结直肠炎、直肠癌、细菌性痢疾、局限性肠炎。脓或血量的多少取决于炎症的严重程度和类型，细菌性痢疾以黏液及脓为主，阿米巴痢疾以血为主，呈暗红色果酱样便。

（3）黏液脓血便。常见于细菌性痢疾、空肠弯曲菌肠炎。

（4）柏油样粪便。粪便呈现暗褐色或黑色，质软而有光泽如柏油。上消化道包括口腔、食管、胃及十二指肠，出血50～75毫升或以上可出现柏油样便，如多次出现柏油样便，应及时就诊。食用某些食物如动物的血、含铁高的食物，或服用药用炭、铋、铁剂等，亦可出现黑粪。

（5）水样便。多见于食物中毒、婴幼儿腹泻、急性肠炎、急性肠道传染病，因肠蠕动或分泌亢进所致。

（6）糊状便。多见于急性胃肠炎，由于肠蠕动增强或分泌量增多所致。亦可见于其他肠炎，如有膜状物存在则要考虑假膜性肠炎，应及时就医。

（7）白陶土样便。多见于阻塞性黄疸，如胆结石、胆管炎症和肿瘤。钡剂造影术后呈现淡黄白色粪便，是由于胆汁减少或没有，以致粪便胆红素相应减少所致。

（8）米汤样便。呈白色淘米水样，量较大，见于霍乱或副霍乱，有很强的传染性，应及时隔离和治疗。

（9）胨状便。患过敏性结肠炎时常于腹部绞痛之后，排出黏胨状、膜状或纽带状物，见于慢性细菌性痢疾；如在坚硬的粪便表面附有少量黏胨，则是痉挛性便秘的特点。

（10）球形硬便。常见于习惯性便秘者或排便无力的老年人。经常排细条或扁片状粪便提示有直肠狭窄，多见于直肠癌。

（11）泡沫样便。食用淀粉或糖类过多时，可使肠腔中食物增加发酵，产生的粪便呈深棕色的水样便，并带有泡沫。

（12）蛋花汤样便。病毒性肠炎和致病性大肠埃希菌性肠炎的小儿患者，常常出现蛋花汤样便。

（13）豆腐渣样便。常见于真菌引起的肠炎。

（14）果酱样便。暗红色果酱样粪便见于肠套叠；暗红色果酱样脓血便则见于阿米巴痢疾。

（15）洗肉水样便。洗肉水样血便并有特殊的腥臭味，见于急性出血性坏死性肠炎。

2. 痔患者检查时的常用体位　痔患者在接受检查或手术时常需要保持一定的体位，而许多患者不知道如何摆好自己的体位以配合医生的检查和治疗。正确选择体位，可充分显露患者的病灶，给医生诊断和治疗带来方便，同时也可以减少患者的不适。从临床来看，痔患者接受检查或手术时的常见体位主要有以下几种。

（1）侧卧位。侧卧位可分为左侧卧位和右侧卧位。患者在接受检查和治疗时侧面卧于床上。具体操作时要求患者双膝向胸前弯曲（上面的腿要比下面的腿略多弯曲些），使肛门得到充分暴露。一般病灶在肛门左侧就取左侧卧位，病灶在右侧则取右侧卧位。侧卧位适用于各种痔患者的诊治，尤其对年老体弱及患有心脏病、高血压病等的患者更为适宜。

（2）膝胸位。膝胸位是俯卧，胸部着床，双膝弯曲跪伏于床上，两膝分开，足尖向两侧摆放。这种体位主要用于直肠镜和乙状结肠镜检查。

（3）截石位。截石位是仰卧，双膝及髋关节屈曲，两腿下垂，臀部略高于头部。截石位是痔疮患者检查和治疗最常用的体位。

（4）弯腰扶椅位。弯腰扶椅位是患者弯腰，两手扶置于椅子上，两腿略分开站立。该体位适合老年人、孕妇、体质虚弱者选用。弯腰扶椅位一般为检查所用，不适合手术选位。

（5）蹲位。蹲位是患者下蹲于地上或床上，适当增加腹压，能充分暴露脱出的息肉、内痔、肛乳头瘤及脱肛程度。这种体位较适合小儿和老年人。

3. 痔常用的辅助检查项目

（1）肛门视诊。肛门视诊是医生用肉眼观察肛门部的检查方法。

检查时患者取侧卧位或截石位，医生用双手将患者臀部分开，首先检查肛门周围有无瘘管外口，然后检查肛门有无内痔、外痔、混合痔、肛裂，有无红肿、潮湿、分泌物等异常情况，如有异常应观察清楚其位置、大小、形态、色泽及是否出血等。

（2）直肠指检。直肠指检是一种对肛肠疾病简便易行且又十分重要的检查。检查时患者取侧卧位或截石位，并做深呼吸放松肛门，医生以戴有手套或指套的右手食指涂上润滑油，轻轻插入肛门进行触诊检查，重点检查肛管直肠有无狭窄、肿物、溃疡和出血等。

（3）肛门镜检查。肛门镜检查又称为直肠镜检查，是医生将肛门镜插入肛门，用来观察肛门直肠内部情况的一种检查方法。这种方法能在灯光的照射下直观地观察肛门直肠内有无溃疡、息肉、肿块及痔疮等情况。

（4）乙状结肠镜检查。乙状结肠镜检查是利用最长 30 厘米的硬质筒状器械经肛门插入肠腔，在直视下观察直肠及其上方的乙状结肠情况的一种检查方法。其检查意义与肛门镜检查基本相同，但检查可达更高的部位。

（5）探针检查。探针检查是肛瘘最重要的检查手段，通过探针自肛瘘外口徐徐插入，沿硬索方向轻轻探查，同时以左手食指插入肛内协助寻找内口，探针在肛管直肠内如能顺利通过的部位即为内口。以探针检查可以探知肛瘘管道的方向、有无分支、内口与肛管直肠环的关系等。

（6）其他检查。除上述检查外，还可根据痔患者的具体情况，选择电子肠镜检查、血常规检查、大便常规检查、心电图检查、B 超检查等。

4. 肛肠病“钟点定位”的原因 所谓“钟点定位”，就是采用时钟的顺时针走向，将肛门环共分成 12 等份，以 1～12 点的定点位置标志来表示肛门直肠部痔的位置。我们选择肛肠科最常用的膝胸位和截石位来具体加以说明。例如，当患者采用膝胸位时，患者俯卧，胸部着于床上，双膝弯曲跪伏于床上，两膝分开，足尖向两侧摆放，将肛门想象成一个钟表面，上方即肛门的正后方（尾骨方向）定为 12 点，下方即肛门的正前方（会阴方向）定为6点，右侧为3点，左侧为9点。当采用截石位时，患者取仰卧位，双腿屈曲，大腿分开，暴露肛门，这时肛门上端连接会阴部的正中点就是12点位置，肛门下端连接尾骨部的正中点则是6点位置，右侧为9点，左侧为3点。

5. 直肠指检对肛门疾病的诊断意义　直肠指检也叫直肠指诊检查、直肠指诊、肛门指诊，是用食指伸进患者的肛门，以检查疾病的一种简便易行的检查方法。直肠指检是一种临床较为常用、简便易行且又十分重要的检查方法。因为许多肛管直肠疾患仅凭直肠指检即可早期发现，约80%的直肠癌可在直肠指检时被发现；而在直肠癌延误诊断的病例中，约85%是由于未及时进行直肠指检所致，所以直肠指检十分重要。

直肠指检患者不需特殊准备，也没有什么痛苦。直肠指检时患者可以采取膝胸式、左侧卧式或仰卧式体位，并做深呼吸，放松肛门，检查者右手戴上消毒的手套，食指和患者肛门外部都涂上一些液状石蜡，将食指逐渐插入肛门进行触摸检查。依次检查肛门括约肌的松紧程度和触摸肛管直肠环，触诊直肠时应由前壁、两侧至后壁，要尽量向后向上触摸，注意肛管直肠有无狭窄、肿物、溃疡和出血等。直肠指检有助于诊断直肠癌、直肠息肉、内痔、肛瘘、肛周脓肿等肛门疾病。

直肠癌指检时在肠壁上可摸到高低不平的硬块，其表面可有溃疡，常有肠腔狭窄，指套上往往染有脓血和黏液；直肠息肉在指检时可摸到质软而可推动的肿块，指套上常染有血迹；内痔在指检时一般是柔软的，不易摸到，但如有血栓形成则可摸到光滑的硬结；肛瘘在指检时可摸到索状物，有时在肛瘘内口可摸到小硬结；对骨盆直肠窝脓肿及直肠后间隙脓肿，指检时在直肠内可摸到压痛性肿块，其他间隙脓肿可用拇指、食指双指触诊检查，可以发现肛门前、后间隙脓肿及坐骨直肠间隙脓肿。

6. 内痔、外痔、混合痔的区别　在临床上，根据痔发生的部位不同而名称不一。内痔和外痔的划分以齿状线为界，发生在齿状线以上的痔叫内痔，发生在齿状线以下的痔叫外痔，跨越齿状线上下的痔叫混合痔。内痔一般不疼痛，以便血、痔核脱出为主要症状，严重时会喷血，痔核脱出后不能自行还纳；外痔一般不出血，以疼痛、肿块为主要症状，肛门周围长有大小不等、形状不一的皮赘；混合痔兼有内、外痔双重特征，临床以脱出、疼痛、坠胀、反复感染为主要症状。区分内痔、外痔、混合痔具有重要的临床意义，建议患者一旦发现症状，应及时到正规医院确诊，对症治疗。

7. 痔和肛裂的区别　　肛裂是以肛管皮肤裂口，肛管溃疡，难以愈合为主要表现。痔则是由于肛门周围静脉曲张、静脉血管团，以及直肠下端黏膜滑动而形成的。

两者共同点：肛裂多数伴有哨兵痔，特别是Ⅲ期肛裂，都伴有外痔，同时伴有内痔；而痔只有内痔、外痔及混合痔。其二者在Ⅲ期肛裂时，肛门外观表现多相同。

两者不同点：①疼痛：肛裂以疼痛为主，具有肛裂典型的周期性疼痛，有疼痛间歇期；痔只有外痔发炎肿胀时，痔才会剧痛。②出血：痔以出血为主，排便时出血，但无肿块突出肛外，早期新鲜的肛裂也可便鲜血。③检查时可见，肛裂患者肛裂的肛管皮肤有裂口，肛门外观可见狭窄；痔疮患者则多见内痔脱出、外翻。④痔疮经肛门指诊即可确定，肛裂者多不可行肛门指诊或窥器检查。⑤肛裂多伴有肛乳头肥大、肛乳头瘤，而痔则不伴有。

8. 与内痔易混淆而导致误诊的疾病　　内痔引起的便血、脱出和肛门松弛等症状，应注意与下列疾病相鉴别。

（1）直肠腺瘤或绒毛状腺瘤。这类肿瘤如有长蒂，排便时可由肛门脱出，指检时可摸到圆形质硬的肿块。窥器在直肠内可见到肿瘤，呈朱红色，有的有蒂，有的无蒂，有的单个独生，有的多个群聚，经常出血，每次排便带血或带有血丝，也偶有大量出血。

（2）肛管癌、直肠癌。便血也是肛管癌、直肠癌的早期症状之一，易被人们误认作痔而延误诊治。肛管癌、直肠癌的便血多为黯红色或果酱色，往往有脓血便或黏液血便，由此可鉴别。最主要的是直肠癌患者多有排便习惯的改变，包括腹泻、排便次数增多、里急后重、排便不尽的感觉等。常被误诊为痔，延误治疗，应特别警惕。癌肿形状不规则，呈菜花状，表面不整齐，质坚硬，常有出血和恶臭脓血分泌物，经活体组织检查可以诊断鉴别。如果出现以上症状则需及时到医院就诊。

（3）肛乳头肥大。位于齿状线，表面为肛管上皮，常呈锥形，质较硬，灰白色，不常出血，有刺痛或触痛。低位的大肠息肉，较大者可出现便血。但同时多具有排便习惯改变、便次增多、便中带黏液等特点，多见于儿童。

（4）肛门直肠脱垂。直肠黏膜、肛管或直肠全层脱出，脱垂成环形，表面光滑，常有由肛门向外而有层次的黏膜皱襞。无静脉曲张，出血较少。

（5）肠出血。各类肠出血，血色深紫，与粪便混合，并有其固有症状。内痔出血，血鲜红色，常在便后滴血或射血。

五、肛周脓肿

1. 肛周脓肿的特点及分类　可发生于任何年龄的人，但以 20～40 岁的青壮年较为多见，男性多于女性。肛门周围突然红肿、疼痛、发热，出现这些症状时属于急性感染性疾病，考虑为肛周脓肿。脓肿的局部特点是红、肿、热、痛，重者可导致行走困难、排尿困难等。

肛周脓肿分为两种：一种是浅部脓肿，一种是深部脓肿。浅部脓肿才有局部红肿的特点，而深部脓肿红肿热痛不明显，但是全身中毒症状明显。深部脓肿除局部疼痛外，可有高热、头痛、白细胞明显增高等特点。

2. 夏季易发生肛周脓肿的原因　夏季气温较高，休息时间相对减少，身体易于疲劳，食欲也相对不好，身体抵抗力减弱，为感染性疾病的发生提供了一定的基础；夏季食物变质快，人误食变质食物后易发生急性菌痢、胃肠炎等疾病，导致肛周感染，引起肛门直肠周围脓肿的发生；夏季出汗较多，大肠对水分的吸收代偿性增强，粪便易干结，导致排便困难，有时会擦伤肛管皮肤黏膜特别是肛窦，导致感染化脓；夏季出汗多，肛门部位较潮湿，也是肛周感染的一个原因。

中医认为，夏季暑湿之邪气较盛，机体内的火气较旺，内外合邪，容易导致肛周脓肿的发生。

3. 婴幼儿也会发生肛周脓肿的原因　肛周脓肿在小儿，尤其是新生儿或婴幼儿中较为多见，是肛肠科的一种急症。关于婴幼儿易发生肛周脓肿的问题，目前有两种观点：一种观点认为与生长激素特别是雄性激素有关。日本研究发现，出生后 3 个月以内的婴幼儿，由身体健壮的母亲所生的男婴更容易发生肛周脓肿，这可能与从母体携带的性激素较高有关。其依据是婴幼儿出生后有一过性外生殖器肥大，外阴肤色较深，有的女婴有少量月经，发生肛周脓肿或肛瘘的婴幼儿多并发身体他处的痤疮。皮脂腺和肛门腺都受到来自性激素特别是雄性激素作用的影响，故性激素高时，皮脂腺和肛门腺分泌也旺盛，而皮脂腺和肛门腺分泌较多时又易于被细菌感染。皮脂腺和肛门腺受雄性激素的影响更大，故男婴更易发生肛周感染。另一种观点认为与尿布等擦伤肛周皮肤有关。婴幼儿的皮肤娇嫩，免疫功能低下，机体抵抗力差，又易于腹泻和便秘，如肛周皮肤被尿布或硬纸擦伤，腹泻时细菌进入肛窦，就容易导致肛周感染，发生肛周脓肿。通过指导新生儿母亲换用软的尿布，不用硬纸擦便后，婴幼儿肛周脓肿的发生率大为减少。另外，婴幼儿肛周脓肿多在两侧，不与肛门相通，而成年人肛周脓肿多发生于后侧，与肛门相通。

4. 预防肛周脓肿的措施

（1）注意饮食调养，饮食以清淡、易于消化、富有营养为原则，不吃或少吃肥腻及辣椒、生姜等辛辣刺激性食物，戒除饮酒，适当多吃蔬菜、水果。

（2）积极参加体育锻炼，做到劳逸结合，防止过度疲劳，增强机体抗病能力。注意肛门部卫生，勤换内裤，坚持每日用温水坐浴，便后清洗肛门。

（3）积极防治便秘、腹泻及其他肠道炎症性疾病，以免引发肛门部感染而形成肛周脓肿。及时治疗易引发肛周脓肿的肛乳头炎、肛隐窝炎等。

（4）肛门如有疼痛、灼热不适等症状时，及时到医院诊治。积极治疗肠结核、溃疡性结肠炎、克罗恩病、糖尿病、直肠炎等易引发肛周脓肿的全身性疾病。

（5）避免坐卧潮湿之地，以免湿热之邪侵袭引发感染。一旦发生肛周脓肿，应采取恰当的措施及早进行治疗，做到既病防变，防止其蔓延、扩散。

六、痔的治疗

1. **患了痔若不及时治疗会造成的后果**　痔在人们的生活中十分常见，由于患病部位隐私，大多数人都认为痔不算大病，错误地认为痔不及五脏六腑的病痛那么可怕，根本不会危及生命。因此，不愿意主动治疗，往往给自己的健康埋下隐患。从痔的临床表现来看，患者十分痛苦，常会发生大量便血、疼痛难忍、排便困难，甚至会恐惧排便、贻误治疗、导致轻生等。痔还会引发一些严重的并发症，如重度贫血、感染坏死、直肠癌变、妇科炎症等，重则病情恶化，增加治疗难度，降低生活质量，甚至还会威胁生命，给人们的生活和健康带来很大的危害，等到不得不就医的时候，已是悔之晚矣。所以，重视痔的早期治疗和预防是十分必要的。

2. **痔不能"讳疾忌医"**　痔占肛门直肠疾病总数的87.25%，而到医院就诊的人却不多，因为它是一种慢性病，通过自我调节症状会减轻。还有不少女性在体检时就被查出患有痔，可看到医生大多是男性就不好意思，难以启齿，讳疾忌医，不进行治疗，想用"忍"来解决问题，错误认为，忍一忍过去就好了。其实，这么"忍"下去是不会好转的，使很多病情较轻的患者得不到及时正确的医治。提早治疗是十分有益于健康的。

在前来医院就医的患者中，十有八九已经有了很长的发病经历。最初他们往往对痔毫不重视，总以为是不足为奇的小毛病。等到出现症状时，又嫌到医院太麻烦。好在时下医治痔的药物非常充足，所以就到药房买一些贴剂、膏剂或是栓剂先来试一试，有一部分人用后会顿觉症状全失。于是大呼此药神奇，并相互转告，原本就医之心荡然无存，总觉得有灵药护身，不怕它今后再发。该吃的照样吃，该玩的照样玩，喜好蹲厕阅读的继续以此为乐。殊不知日子一长，那些恼人的症状又卷土重来，还是要到医院治疗。

3. 痔的治疗原则　痔需要进行治疗，治疗的目的在于减轻、消除主要症状，而非根治。解除痔的症状较改变痔的大小更有意义，视为治疗效果的标准。从治疗的角度来说，通常应先采取一般治疗，包括改变饮食结构、多饮水、保持大便通畅等，医生应根据经验和设备采用对患者最为有利的治疗方法。如一般治疗无效，可采用药物治疗和手术治疗。

4. 痔治愈的标准　根据中华医学会外科学分会结直肠肛门外科学组、中华中医药学会肛肠病专业委员会、中国中西医结合学会结直肠肛门病专业委员会制定的《痔临床诊治指南》，明确指出痔的治疗原则：无症状的痔无须治疗。医生应根据患者情况、本人经验和医疗条件采用合理的非手术或手术治疗。

5. 治疗痔存在的误区　为便血、肛门疼痛、肛门分泌物增多等疾病而烦恼的人很多。肛门出现上述症状就有可能是患了痔。任何人都有可能生痔。痔半数以上是在肛门处长了"痔核"，痔核是指在肛门的扩缩部位出现异常隆起的疾病。这个扩缩部位的组织相当于"密封圈"，可以防止粪便及气体从肛门漏出。这个"密封圈"谁都有，所以谁都有可能患痔。痔疮发病率达 70% ~ 80%，民间有"十人九痔"之说。然而，对此常见症，人们往往还有许多误解。

（1）男性更容易生痔。事实上并非如此。确切地说是到医疗机构去接受治疗的男性患者比较多，而很多女性患者却在犹豫是否要因痔而去接受治疗。其实由于痔而导致便秘的女性患者很多；另外，由于患痔及其病情恶化而为怀孕和分娩担心的女性也不少。

（2）一次注射，永不复发。这是一些不负责任的广告词中经常出现的，说的是采用内痔硬化剂注射治疗，不会再复发。事实并非如此，内痔硬化注射疗法，有时可止血半年，但永不复发却是骗人之说。

（3）十人九痔，无须去治。这种观点是错误的。无须治疗是指没有表现出症状的痔，而一旦有了出血、脱出、疼痛等症状，却拖延不治，只能加重自身痛苦，也给健康造成危害。

（4）痔会发生癌变。这种说法使一些痔患者忧心忡忡。其实，现代医学至今尚未证实痔有癌变的可能，不必为此忧虑。不过，直肠癌的早期症状往往与痔相似，有时会导致直肠癌误诊，延误治疗时机，应引起注意。

（5）痔手术可致大便失禁。这是没有根据的传言。手术治疗痔疮，只要方法正确，不会导致大便失禁。

（6）痔好复发，手术也没用。这种说法也不对。痔疮虽然是一种复发率较高的疾病，但绝不是不需要手术。有些痔疮症状严重，只有通过手术才能达到临床治愈，而且只要术后注意保健，便可防止复发。

（7）追求"不手术"。无论是内痔、外痔还是混合痔都是一种实体，是实实在在的"东西"，是不可能自行消失的，保守治疗只是在于缓解症状，如痔发展到一定程度，手术是必需的。当然手术的方法较多，要根据患者的具体情况而采用不同的手术方法，非手术治疗是不可能将"痔体"完全消除的。但是，有的患者因惧怕手术而相信许多不科学的治疗方法，结果既花了钱又误了病。

（8）冷冻治疗好，应首选。现代冷冻技术治疗痔确实为痔开辟了一条新的途径，而且疗效较好。但冷冻治疗只适用于内痔，而且术后因组织坏死，有时会导致大出血。因此，是否选择冷冻治疗应根据病情而定，最新的方法未必是最好的方法。

（9）迷信"高科技"。人们的就医条件在明显地改善，于是患者在看病时就追求起"高科技"来。但是，并非所有的疾病都需要"高科技"治疗，传统的方法未必不好。就痔的治疗而言，多数专家认为传统的治疗方法好，所谓的"激光""电脑治疗"是有一定的局限性。但有的患者不管疗效好坏，盲目追求"高科技"治疗。

6. 患痔后，什么情况下需要治疗　痔患者出现以下情况应该去医院就医：

（1）肛门出血，可将粪便或卫生纸染红。

（2）排便时触痛或疼痛。

（3）肛门周围疼痛性肿胀或肿块。

（4）肛门瘙痒。

（5）肛门黏膜脱出。

即使自己认为患有痔，但第一次出血时，还是应该去医院检查。结肠息肉、结肠炎、直肠癌皆可引起肛门出血，必须进行准确诊断。即使自己认为未患痔，但出现慢性肛门出血（每周或每天出现），或出血较以往多时，也应该去医院确诊治疗。

7. 痔的治疗方法　治疗痔的方法分为非手术与手术两种，而80%的患者可以经非手术方法消除症状。

（1）首先要保持排便通畅，进食易消化、少渣滓的食物。饮食应粗细搭配，少饮浓茶、咖啡、酒类及少进食辛辣食物，以减少对肛管的刺激。

（2）便后要温水坐浴，局部应用痔栓或痔膏。

（3）根据病情的不同，可以采取非手术治疗。非手术方法包括药物（口服药和外用药）、硬化剂注射、红外线凝固、冷冻、激光及物理治疗等，一般适用于症状较轻的患者。严重者可手术治疗，包括结扎法、胶圈套扎法、痔切除等。经过积极的治疗，绝大部分患者是可以治愈的。

8. 什么情况下外痔需要手术治疗　大多数人都有外痔，有的外痔没有症状不需要手术治疗，只需要经非手术治疗及平时的预防即可控制。对于外痔，是否应该采用手术治疗完全取决于外痔引起症状的严重程度。

大部分小的静脉曲张性外痔或小的皮赘外痔无明显症状，也不会引起其他不良后果，故不必手术。但对于以下病例，则需要考虑手术：①血栓性外痔，经非手术治疗无效者。②炎性外痔，有明显疼痛、红肿、瘙痒者。③结缔组织性外痔，皮赘较大，影响肛门部位清洁者。

因此，并不是所有的外痔都需要手术治疗，外痔是否需要手术治疗是根据外痔的具体情况来决定的。了解清楚了这些，就可以知道外痔在什么情况下需要手术治疗，节省开支的同时，还能有效治疗外痔。

9. 痔手术前应做的准备

（1）手术禁忌证。①急性传染病；②肛门有急性炎症（除肛痈、血栓外痔）；③急性湿疹；④大便次数增多；⑤高血压；⑥心脏病；⑦肺结核活动期；⑧血液病；⑨肾炎等。上述疾患病情严重应禁忌手术，适合选用中医内治疗法；如病情急需手术治疗，应行较简便手术或分期施行手术治疗。检查可发现与疾病诊断是否符合，这对判定疗程、疗效、预后有密切关系。

（2）治疗计划。手术时间、疗法、疗程、治疗过程中可能发生的问题，应针对性制订防治措施。对患者要讲清治疗中的反应，如发热、坠胀感、疼痛、尿潴留等。对路远、外地和年老体弱患者，应考虑住院治疗。

（3）术前必要检查项目。三大常规（血常规、尿常规、粪常规）、出凝血时间、血小板计数、X射线胸透（特别是复杂性肛瘘患者），对可疑病变应做好病理组织检查准备。

（4）饮食。局麻不要禁食，但腰麻、鞍麻、骶麻当天应禁食。

（5）皮肤准备。肛臀部皮肤剃毛备皮。

（6）术前用药。一般无须用药，若患者精神紧张，可用镇静药，如苯巴比妥0.03毫克或地西泮5毫克口服。

（7）灌肠。一般无须灌肠，自行排空大便即可。住院患者在术前晚上，用温盐水或肥皂水500~1 000毫升清洁灌肠。术前直肠有粪块堆积不能自行排空，尤其老年患者、大便困难者可用开塞露1~2支塞肛，也可用50%甘油50~100毫升灌肠。

（8）麻醉。一般用局麻。比较大的肛瘘手术，用腰麻或鞍麻。

（9）手术体位。多数用侧卧位，也可用截石位或俯卧位。

（10）患者皮肤消毒。目前多用碘伏消毒，消毒应从上到下、从外到内、从右到左，消毒2~3遍。

10. 痔常用的手术方法

（1）痔切除术（外剥内扎术）。是最经典的手术方法，因方便易行，应用较为广泛，适用于各期痔疮，缺点主要是出血和疼痛较明显。

（2）冷冻痔疗法。应用液氮使痔核组织发生坏死，以后创面延期愈合。但有继发出血的可能，且疼痛时间长，伤口愈合慢，痔块剩余多，复发率高，有一定局限性。

（3）胶圈套扎痔疮疗法。适用于较小的痔块。将特制的乳胶圈套在痔块的根部，1周左右痔块坏死脱落。此方法简单易行，较受患者欢迎，但不适用于Ⅲ期多发的痔块，效果不如痔切除好，复发率较高。

（4）超声刀痔切除术。适用于各期，主要用于较小、孤立痔核切除，效果与血管结扎术、痔切除术类似。

（5）微创无痛治疗术。微创，无痛，手术出血少，无须住院，恢复快，术后疼痛轻，并发症少。

11. 治疗不同人群的痔要因人而异。

（1）糖尿病患者得痔后，应将痔的轻重与糖尿病的轻重综合考虑治疗。最好是等待糖尿病的病情稳定后再选择适宜的治痔疗法。

（2）中风患者因病后肢体活动功能受限，久卧久坐易生痔。对于轻度瘫痪或半瘫痪在拐杖帮助下可下地活动者，采用早期预防和早期治疗的原则，如适当运动和根据病情采取手术或非手术疗法等。对于重度瘫痪完全卧床的患者，不论痔症状的轻重，均以内服、外用药物治疗为宜，如凉血地黄汤煎服、麝香痔膏外敷。

（3）痔的发病率低，治疗宜采用中药外治等简便无痛苦的治疗方法。平时多注意调整饮食，多吃新鲜蔬菜、水果及蜂蜜。便后或临睡前用温水清洗肛门，以改善肛门血液循环。

（4）老年人由于肛门部的神经、血管、肌肉、韧带等都已松弛无力，极易患痔，治疗时尤为棘手。最好是采用内服润肠化痔的中药，同时外用中药熏洗、涂搽治痔的膏剂或用栓剂等疗法。

12. 痔能否根治　关于痔能否根治，患者往往十分关心。近年来，对于痔本质的认识有了新的飞跃，认为痔是肛垫的病理学肥大、移位形成的，系人人皆有的正常解剖结构，对调节肛门的自制功能起着极其重要的作用。因此，肛肠病专家提出，凡是没有症状的痔是无须治疗的，只有在痔出现症状，便血、脱出、坠胀、疼痛等时，痔便成为痔病，才需要治疗。痔治疗的目的并非根治，而是为了消除和缓解症状，只要症状被控制了，痔的治疗就算已达到预想的目的了。

如果由于发生病变而将其全部切除，则其垫性作用丧失，肛门的密封性能将受到影响。因而痔是不能全部切除的，当然也就不能根治了。如果为根治切除过多的肛管组织和肛垫，就会影响肛门的自制功能，造成排便失禁或半失禁等不良后果。

13. 痔手术后的注意事项　手术成功与否与手术后 1 个月左右的调养密切相关。为使伤口早日愈合，患者应该注意护理好伤口。特别重要的是，排便后一定要坐浴清洗干净肛门，并且擦干，保持清洁，才能使伤口早日愈合。另外，住院期间应注意饮食，防止便秘。接受肛瘘手术的患者，应注意防止腹泻。无论是住院期间还是出院后都应特别注意一日三餐的饮食搭配，养成良好的排便习惯，在治愈伤口的同时，防止痔复发。

出院时伤口虽然已恢复到一定程度，但出院后仍要注意肛门卫生及饮食生活，丝毫不能怠慢对肛门的护理，完全康复大约需要 1 个月的时间。打高尔夫球、做一些剧烈的运动及骑自行车、长时间地保持同一姿势都会给肛门造成负担，所以要尽量避免。要使伤口完全愈合，恢复到原来那样富有弹性的肛门需要好几个月的时间。

痔是伴随一生的疾病，即使是做了手术，如果仍不改变不规则的生活习惯，还是有可能复发的。要坚持正确的生活方式，有效预防痔的发生。

七、痔与肛肠病的预防

1. 科学排便　所谓科学排便，是指排便习惯要符合胃肠道的运动规律和直肠、肛门的生理功能。守时、专心、排净是科学排便的 3 个原则。守时，就是养成定时排便的习惯，每天晨起大便 1 次；专心，就是在大便时不做其他事情，如吸烟、看书、看报、想问题等；排净，就是每次大便都要排得彻底，无残留。

集团蠕动是肠道的一种运动形式，出现在早晨起床后或餐后，由十二指肠-结肠反射所引起。所以，要养成每天按时排便的习惯且最好在晨起后，以与胃肠道的运动规律相一致。直肠、肛门的生理功能是通过直肠内的压力引起神经反射，产生便意，然后肛门开放，排出粪便。这是一个自然的过程，时间很短，但是如果人为地延长排便时间或是忍便，会使直肠内压力持续偏高，易导致肠壁肌细胞的血供障碍，出现肠壁肌纤维变性、肌肉萎缩和肠壁肌间神经丛变性、变形、数量减少等病理改变，结果使肠壁肌肉的张力和神经敏感性不断下降而导致便秘。因此，排便时间不宜过长，不要忍便。日本学者提出解大便以5分钟之内排完为宜，英国学者提出每次排便时间不超过8分钟，都是在强调控制排便时间的重要性。

综上所述，科学的排便方式是：排便要有规律，每天晨起1次，最好每天1~2次；控制排便时间，每次不超过8分钟，用时越少越好；不要经常忍便，排得越及时、越干净，身体越健康。

2. 患痔后的禁忌

（1）忌饮酒。饮酒可使痔静脉充血、扩张，痔核肿胀。

（2）忌辛辣。痔患者如果嗜食刺激性强的辛辣食物，如辣椒、大蒜、生姜等，可促使痔充血，从而加剧疼痛。

（3）忌饱食。暴饮暴食、进食过饱，会加大痔的发病危险。

（4）忌久坐。久坐不运动，会使腰、臀部的血液循环受到障碍而加重痔的病情。

（5）忌紧腰。过紧束缚腰部会妨碍腹腔及肛门的血液回流，影响肠的正常蠕动，给排便带来痛苦。

（6）忌憋便。粪便在肠道里滞留的时间长了，水分被过多吸收便会干硬，造成患者排便困难、腹压增加、痔裂出血。

（7）忌讳疾。痔患者不能因为部位特殊而不好意思就医，或者认为是小毛病而不予重视，以免导致病情加重给治愈带来困难。

3. 预防痔的小窍门

（1）坐浴。便后用热水坐浴，既可以洗净肛门皮肤皱褶内的污物，又可以促进局部血液循环，对保持肛门部的清洁和生理功能有重要作用。

（2）每次排便超过3分钟的，应逐步控制在3分钟以内（若控制在1分钟以内，Ⅰ、Ⅱ期痔可自行康复）。排便时间要正常，坚持每天固定时间排便一次。保持排便通畅，经常清洁肛门并保持干燥。

（3）驾驶员、孕妇和坐班人员在每天上午和下午各做10次提肛动作。提肛运动是一种简便有效预防痔的方法。做提肛运动时要全身放松，臀部及大腿用力夹紧，配合吸气，将肛门向上收提，稍闭一下气，然后呼气，全身放松。

（4）习惯性便秘者，在每天晚饭后（隔1小时）生吃白菜心150~250克。

（5）避免辛辣刺激性食物，这类食物易引起直肠肛门黏膜皮肤充血，还可加重痔出血、痔脱出，少饮白酒。

（6）不要在排便时阅读书报。

（7）不要经常太长时间坐着不动，性生活不要太频繁，因为这些都是痔产生的原因。

（8）保持一定的体育锻炼，保持乐观开朗的心态，能防百病。

（9）出现粪便严重堵塞，即粪便无法排出时，不可强行努责，要看医生，吃泻药或灌肠。

4. 痔与肛肠病术后，肛门功能锻炼的好处

提肛是一种既简便又实用的肛门功能锻炼方法，具有预防和治疗肛门疾病的双重作用，国内外都很提倡该方法。其基本的方法可采用站、坐、卧等多种姿态进行，使用意念及内功，将肛门上提至脐中，做肛门上收的动作，自然呼吸或吸气时提肛缩腹，呼气时将肛门放下。此法不受时间和场地等条件的限制，一提一收为1次，每遍20~30次，每天2~3遍。

肛门的收缩与扩张是肛门的正常生理功能，在神经系统的支配下，由内括约肌、外括约肌、肛提肌等协调共同完成。健康者其肛门收缩有力，扩张有度，既可使较粗而干燥的粪便排出，又可使肛门紧闭，不致使稀薄的大便外溢。肛门病手术以后，由于肛门皮肤、括约肌大多有不同程度的损伤，可出现程度不同的肛门下坠感，甚至不能控制稀便及排气等情况。另外，手术后由于疼痛、肛门紧闭收缩、括约肌痉挛、创面的引流不同程度地受到影响等，均不利于创面的修复。如果手术后及时加强提肛锻炼，可以改善局部血液循环，避免和预防组织水肿；减少痔静脉的瘀血和扩张，预防痔病的复发；增强肛门括约肌的收缩和舒张能力，减少不完全性肛门失禁；促进创面引流，避免

无效腔和积液。

目前，临床上主张早期进行肛门功能锻炼，一般可在术后第 3 天起开始进行，逐渐增加锻炼的强度，延长锻炼的时间。即使痊愈以后，也主张每天坚持进行锻炼，这样可以避免和减少肛门直肠疾病的复发。

5. 练习提肛运动

（1）提肛运动的作用。提肛运动是预防和治疗肛门疾病，以及促进肛门手术后患者伤口和肛门功能恢复的一种较好的方法，对患有肛门疾病患者的便秘预防亦能发挥较好的作用。在做提肛运动的过程中，肌肉的间接性收缩起到了"泵"的作用，能改善盆腔的血液循环，缓解肛门括约肌痉挛，增强其收缩能力。通过这种有效的肛门功能锻炼，可以增强肛门、直肠局部的抗病力，避免和减少肛门疾病的复发，从而减轻排便过程中的局部疼痛，消除患者的排便畏惧心理，发挥预防便秘的作用。

（2）锻炼方法。

1）练功时间。早晨醒后、晚上入睡前各练 1 遍。

2）练功预备。仰卧、闭目、舌顶上腭、双臂自然置于体侧，调匀呼吸，全身放松，意守肛门。

3）练功动作。①吸气、紧胯、提肛。吸气控制在 2~3 秒。②呼气、松胯、松肛。呼气亦控制在 2~3 秒。

4）练功次数。一提一松为 1 次，每遍练功 30~50 次。

如遇痔发炎、重度痔核脱垂、肿痛或出血时，可暂停。

6. 如何防止痔术后复发　痔术后的复发率很高，有的人甚至多次手术仍有复发，原因很多，但患者忽视了肛门功能锻炼，往往是痔术后复发的重要因素。痔患者术后肛门括约肌多有不同程度的损伤，此时有效的肛门功能锻炼，可以改善局部血液循环，减少痔静脉的瘀血和扩张，增加肛门直肠部的抗病力，避免和减少痔复发。

（1）注意饮食调节。

（2）养成良好的排便习惯，保持排便通畅。

（3）适当运动，注意改变体位。

（4）患有高血压病、动脉硬化、肝硬化、心脏病、腹腔肿瘤等容易诱发痔的患者，要采取有效措施及时治疗，避免病上加病。

（5）加强肛门功能锻炼。

（6）摄入充足的水分能达到软化粪便的目的，有较好的预防便秘的效果。

7. 孕产妇如何预防痔　孕产妇患痔后，病情严重者会大量出血，长此以往必然导致贫血。倘若痔疮脱出肛门，还容易发生感染、嵌顿，出现疼痛、坏死，令人苦不堪言。因此，孕妇做好痔疮的预防至关重要。一般说来，应注意以下几个方面。

（1）合理饮食。孕妇的饮食除需富有营养外，还要注意多饮水，多吃新鲜的蔬菜、水果，尤其是含纤维素多的青菜，如韭菜、芹菜、菠菜等，以促进肠蠕动，保证大便通畅。此外，要忌食辣椒、大蒜、生姜、大葱等辛辣刺激性食物。

（2）适当运动。由于直肠和肛门位于人体下部，若久坐不动，该处静脉血液在回流时易受阻。所以，孕妇不宜久坐不动，而应适当活动，或做些较轻松的家务劳动。

（3）提肛运动。提肛运动可加速肛门周围组织的血液循环，增强骨盆底部肌肉的力量，起到预防痔的作用。具体做法是：全身放松，端坐，将大腿夹紧，吸气时腹部隆起，呼气时腹部凹陷。呼吸 5 次后舌舔上腭，同时肛门上提，屏气，然后全身放松。如此反复，每天做2 遍，每遍重复20 次。

（4）定时排便。平时应养成每天定时排便的良好习惯，每次排便时间不宜过长。不要在排便时看书，以免分散注意力而延长排便时间，致使肛周静脉长时间处于紧张状态，影响血液回流。倘若出现便秘，可适量服些麻仁丸等润肠通便的中成药；不可乱用泻药，以免子宫收缩造成流产或早产。

要预防产后痔，必须从孕期做起。由于子宫增大，盆腔内压力增加是无法改变的，但可防止痔的加重，如避免便秘、避免久立久坐、调整饮食等。产后，随着胎儿的娩出，胃、小肠、大肠恢复到正常位置，由于压迫因素的去除，肠蠕动变慢，加之分娩后盆腔肌肉及肛门周围肌肉过分紧绷，会阴伤口疼痛及痔疮痛，产妇不敢用力大便；产后多卧位，活动少，腹壁松弛，又多进食少渣食物，易发生便秘，使痔加重。因此，预防产后痔，除孕期避免便秘外，还需在产后增加活动，进行盆底肌肉锻炼；调整饮食，进食富含粗纤维的食物；减轻局部疼痛，如肛门冷敷或热敷，亦可涂痔油膏，或使用作用比较缓和的甘油栓通便。

8. 痔患者在日常饮食上的注意事项　痔患者应合理饮食，荤素搭配、粗细得当，多食膳食纤维，多吃蔬菜和水果，避免辛辣、油炸食物，同时注意不要暴饮暴食及食用过多生冷食物，保证消化道功能正常运转。

（1）要注意多饮水、多吃富含纤维素的食物，如粗粮杂粮、新鲜蔬菜、水果、银耳、海带等，可以促进肠道的蠕动，防止便秘的发生。

（2）应多吃易于消化的高纤维食物，如甘薯、玉米饼、全麦面粉及各种根茎类蔬菜。痔出血时，食用金针菜、香菜、木耳、绿豆、蜂蜜可起到缓解作用。

（3）应摄取具有润肠作用的食物，如梨、香蕉、菠菜、蜂蜜、芝麻油及其他植物油、动物油等。

（4）应选用质地偏凉的食物，如黄瓜、苦瓜、冬瓜、西瓜、藕、笋、芹菜、菠菜、莴苣、茭白、蕹菜、茄子、丝瓜、蘑菇、鸭蛋、鸭肉等，以免加重湿热而导致便血。

（5）久治不愈、长期出血、体虚的痔患者，应该适当选用滋补性食品，如桂圆、红枣、莲子、百合、牛奶、芝麻、蜂蜜、核桃等。

（6）应禁食辛辣等刺激性食物，如辣椒、生葱、生蒜、胡椒、芥末、姜及酒类，以免刺激直肠肛门部位使血管再度充血与扩张，从而加剧或诱发痔。

（7）应忌食油腻肥甘、煎炸熏烤及燥热助湿食品，如羊肉、狗肉等，同时也应忌食发物，忌烟酒。

（8）禁食腐烂、霉变、发酵变质或不洁食物，避免胃肠道传染病，以免使邻近组织特别是直肠肛门受其危害。

（本节参编人员有刘全林、汪志伟、魏晓东、罗林山、杨锋）

【作者简介】

宋光瑞，男，河南中医学院附属肛肠病医院院长、主任医师，教授，第二批全国名老中医药专家学术经验继承指导老师，"全国名老中医药专家传承工作室"建设项目专家，第二批国医大师候选人；中华中医药学会肛肠专业委员会副主任委员、世界中医学会联合会肛肠专业委员会副主任委员、中国民族医学会肛肠科分会名誉会长、河南省中医药学会常务理事、河南省中医（中西医结合）学会肛肠专业委员会主任委员。河南省卫生战线先进工作者，河南省劳动模范，河南省中医工作先进工作者，郑州市人民健康好卫士，感动中原人物，获河南中医事业终身成就奖。中共河南省第七次党代会代表，河南省第五、六、七、八届政协委员。

第十八章 老年性聋防治

杨龙鹤

一、老年性聋的原因

老年性聋是感音神经性聋中常见的一种类型，为人类机体老化过程在听觉器官中的表现。听觉器官在人类胚胎发育中是最晚的，依照神经生理学的观点，胚胎发育晚者早衰竭，所以耳蜗老化在人生中是较早出现；再加上人类的听觉器官自出生后就暴露在声音刺激之中，更易促使其衰竭退化，故老年性聋相当多见。据统计，正常人的听力在30岁以后渐有下降趋势，65岁以上人群中患有老年性聋者达30%~50%，70岁以上的老人50%都有听力障碍。卫生部老年医学研究所（1997年），对北京市60岁以上老年人常见病流行病学调查显示：47.6%老人自觉听力下降，检查发现78.7%有听力损伤，其中68.3%为老年性聋，甚至有部分老年人发生完全性聋。

老年性聋出现年龄与发展速度个体差异很大，有人40岁就开始出现老年性聋，有人80岁听力良好。患高血脂、糖尿病、动脉硬化、肾炎等疾病者，可加速其老化；同时也受饮食营养、体育运动、吸烟饮酒、噪声刺激及精神紧张、情绪不稳定、心理失衡、过度疲劳和有无自我保健等因素的影响。

二、老年性聋的危害

由于老年性聋是渐进性的，故常常被老年人或其家人忽视。即使发现了耳聋，也觉得这是一种自然现象而不以为然，也不会去看病，甚至错误地认为，聋一点好，少受外界干扰。"耳不听为净"，"耳聋什么时候治都一样"。很多老人不知道，刚出现明显听力下降是可以积极治疗的。现实中，很多长寿的老人耳朵并不聋，这表明老年性耳聋虽然多见，但年龄性老化并不是致聋的主要因素，积极采取治疗措施，甚至还有康复的希望。其实，老年性聋的危害是很多的，是不容忽视的。

（1）老年性聋患者在与别人交流谈话时听不到对方的声音或听不懂对方话语的意思，影响交流，有时还会产生误解，引起不必要的麻烦。不能听广播、看电视有影无声或声音很大还听不清等，日常活动受限制，生活质量降低，使他们的生活变得单调。

（2）驾驶汽车时，听不见汽车鸣笛声，容易发生交通事故。

（3）由于耳聋，听觉感受器和听觉中枢长期失去声音刺激会逐渐退化，从而出现言语理解迟钝，口语不清。人对信息的交流依赖的是听力和语言，如果听力严重受损，对面说话不能听及，交流肯定会出现不同程度的障碍，会尽量减少同他人的交流，影响工作，降低生活质量。

（4）甚至许多老年人因无法与他人正常沟通，久而久之，会出现心理障碍，导致抑郁、悲观，甚至多疑等问题。

（5）一些听力下降的老年人，不愿与人交往，这使得他们的性格变得孤僻、急躁，易怒，认知能力下降，甚至诱发老年痴呆症。

三、如何及早发现老年性聋

老年人及其家人在生活中要注意，出现以下现象就有可能是听力下降的表现。

（1）看电视时音量需要开得非常大，别人觉得很吵了，才觉得刚好。

（2）和别人交谈，特别是在餐厅、商场等公共场所交谈时，总感觉别人说话喃喃，咬字不清，聆听吃力或难以听清别人所说的话；回答问题，经常"打岔"，答非所问；要求别人重复所说的话，才能明白所说的内容；要求别人站在他的一侧说话，或侧着脸与人说话；多人交谈的时候，不专注就听不清自己感兴趣的话题。

（3）听不见或听不清门铃声、电话铃声，不能利用电话与人交谈；或听到关门声、女性或小孩说话大的声音，会感到很不舒适；时常听不到别人在背后的呼喊等。

老年人出现上述情况时，需要到医院进行正规的耳科检查，及时发现听力损害，并采取补救措施。

四、老年性聋的临床特点

感音神经性聋，特别是老年性聋，一般有如下特点。

1. 骨传导减退　声音传导有两种途径：一是空气传导，即将前庭窗所受到的声能传送到耳蜗的感受器毛细胞，提示传导系统的功能；二是骨传导，声波直接经颅骨途径使外淋巴发生相应波动，振动耳蜗螺旋器，使毛细胞兴奋，将螺旋器毛细胞所受到的声能转换到蜗神经的电位，传到中枢，产生听觉，提示耳蜗感受器、听神经和听觉中枢的功能。老年性聋时骨传导减退。两人对面一般谈话声不能听及者多为感音神经性聋。

2. 双侧对称性缓慢进行性听力下降　首先是高音听力下降，随之由高频向中频、低频发展，最后可致全聋。临床表现为：患者首先听不到与日常生活无关的声音，如鸟鸣和虫叫声，之后，逐渐对言语听觉不灵，在进行语言交流时，需用手掌挡在耳后倾听。但进展缓慢，绝大多数人的纯音听力曲线类型可持续多年不变。当有人向他借贷时，他置若罔闻，而骂他时多听得清楚。还有"重男轻女"现象，即男人说话时能听清，女人说话时，反而听不清楚。这都因为，借贷时和男人说话时都是低声，骂人时习惯用高声，女人说话时也是高音调，所以患者借贷听不清，被骂时又能听见，"重男轻女"这种现象往往被人误解为"装聋作哑"。

3. 日常听话不相连贯　即一句话中有某几个字听不清。纯音测听听力曲线有忽高忽低的特点，例如，在 1 000 赫兹是 20 分贝，1 500 赫兹突然下降至60分贝，2 000赫兹又突然上升，致使日常听话有不相连贯的现象。

4. 语言识别力差　患者不仅听力下降，且言语辨别力也差。患者能听到声音，但听不清语意，即能闻其声，不明其意。这不仅是内耳退行性变，且中枢神经系统也退变，同颞叶细胞数减少及脑内信息处理时间延长有关。谈话时常出现"答非所问"的现象。

5. 多有听力重振现象　听力重振的意思是患者所听到的正常声音感到异常地增大。这是因为高音强刺激下，还能引起足够的神经兴奋。患者和人谈话时，"低声听不见，大声嫌人吵"，对噪声耐受力差。

6. 对声音辨向与定位能力较差　让患者闭眼，倾听声音的来源，往往说不准确，这是因为鉴别双耳听觉时间差能力下降，以致影响识别声源的听功能。

7. 常伴有（60%）高音调蝉叫样耳鸣或头部噪声　初为间歇性，后呈持续性，严重者影响睡眠。前者是由于受损的毛细胞或神经纤维随意发射冲动所致。

8. 常伴有平衡障碍　尤多见于深居家中的老人，50%～60%诉说头晕，包括站立不稳、平衡障碍及眩晕等。在老年病门诊患者中，诉说这种症状者高达81%～91%。

老年性聋伴发平衡障碍的原因：①前庭系统退行性病变；②视觉和本体感觉系统等方面的老化改变；③血管功能不全。

五、老年感音神经性聋的防治

老年性聋是属于不可逆的退行性病变，目前尚无特效药物或手术疗法能使感音神经性聋患者完全恢复听力，但积极采取措施可以延缓听力下降的发展。其治疗原则是：①早期发现、早期诊断、早期治疗，力争恢复或部分恢复已经丧失了的听力。②尽量保存并利用残存听力，适时进行听觉训练和言语训练。具体方法如下。

1. 坚持健康生活方式　饮食尽量避免高糖、高脂食物，戒烟酒；避免接触环境噪声，听收音机时间不宜过长，音量不宜过大；避免应用对听神经有损害的药物，如氨基糖苷类抗生素等；适当体育活动与耳部按摩，可改善耳部血液供应和内耳血循环；积极预防和治疗中老年慢性病，如高血压、高血脂、脑动脉硬化及糖尿病等，对防治微循环障碍，延缓老年人听力减退的速度非常重要。这些措施可使未发病者预防老年性聋发生，已发病者延缓老年性聋发展。

2. 运用技巧，使用听力　已经出现听力障碍的老人，要积极应用听力，千万不能因聋不用。应用听力，既能获得语言交流又能延缓病变的恶化，因为器官是"用则进、不用则退"。老年聋人，可以学习一些使用听力的技巧，以更好地提高听觉和交流能力。同事、家人和朋友还要对这样的老人给予鼓励，并提供一定的支持。以下一些技巧供您参考：

（1）当您听不清楚时，要勇于询问，以避免不必要的误解，如"您说什么?"或"请再重复一遍好吗?"

（2）请对方换种表达方式重复讲话的内容，直到您弄懂为止。随身携带纸和笔有助于交流。

（3）尽可能选择光线好的地方交流，有利于看清对方的口型。

（4）在他人有话要讲时，请对方提醒你注意。比如请他拍拍你的肩膀，提醒你，他要讲话了，并请他在一段时间内只讲一个话题。

（5）与你熟悉的人结盟。如果要和不熟悉的人交流，如一些社交场合，你可以与熟悉的人在一起，请他帮助自己。

（6）可能的话，运用一些听力辅助设备，如 FM 无线调频系统。

（7）让自己坐在一群人中间，这样容易听到、看见每个人，尽量避免坐在桌子和沙发的末端。

（8）如果听不清他人对你讲的话，那么再靠近些，缩短与声源的距离。

（9）如果你在餐厅就餐，尽量选择距操作间、大门远一些的位置。

（10）聆听时，将注意力集中在对方身上，观察其表情、体位和肢体语言等。（摘自《健康报》中国聋儿康复研究中心宣传策划处）

3. 药物治疗　攻克感音神经性聋，其中包括老年性聋这一国内外难治之症，一直是科学家及专科医生努力的目标，但因其致病原因较多，机制与病理改变不尽相同，故迄今尚无一个简单有效、适用于任何情况下的药物与疗法。

（1）首先应根据耳聋病因与类型选择适当药物。在排除或治疗原因疾病的同时，尽早选用血管扩张剂、降低血液黏稠度的药物、神经营养药物、维生素 A 和 B 族维生素、能量制剂（ATP）、山莨菪碱、纳豆激酶等药物。

（2）碱性成纤维细胞生长因子。近年来国内外研究资料证明：碱性成纤维细胞生长因子有促进血管形成，改善微循环，促进受损神经、血管、肌肉、皮肤修复再生的作用，特别是对神经细胞的修复再生愈来愈受到人们的关注。国内杨力平报告，用碱性成纤维细胞生长因子治疗感音神经性聋 300 例，有效率达 81%。

（3）中药。葛根、复方丹参、黄芪、骨碎补、炙甘草、山萸肉、熟地黄、苍术等中药，都有活血化瘀的作用。药理试验研究显示：川芎嗪具有拟钙离子拮抗作用，能调整体内血栓素（TXA_2）和前列腺素（PGI_2）平衡，清除氧自由基，在体外能抑制弹力蛋白酶活力；苍术含有大量维生素 A，并有健脾燥湿功效，可服用苍术全粉片剂或丸剂；丹参能改善微循环，促进低氧状态下对氧的利用，具有提高组织耐氧能力，对改善听力也有一定的作用。

4. 选配助听器　某些患者药物治疗效果也不好的，可利用一种工具，像眼镜弥补视力缺陷一样，弥补丧失了的听力，这种帮助聋人听取声音的扩音装置，就叫助听器。遗憾的是，目前我国听力专业人才不足，地区发展不平衡，群众认知水平不高，我国听损人员选配助听器者仅有 5%，而国外这一比例是 24.6%。

（1）科学选配。助听器种类有几十种，型号近千种。质量不合格或佩戴不合适，不仅不能助听，还会损害听力，加重使用者的耳聋。要想获得理想的助听效果，必须由专业技术人员了解耳聋病史、确定耳聋性质及各个频率听力损失的分贝数，再选配与听力损失相匹配的助听器。这叫"科学选配"，而不仅仅是拿钱"购买"。助听器能提高声音强度 30~40 分贝，质量好者可提高 60 分贝。

传统的助听器被认为是最主要的听力康复干预手段之一，也是大部分老年人的首选。从本质上看，助听器就是扩音器。按照形状可分为3种：一是体配式助听器。这种助听器产生较早，佩戴在身体上，看起来像一个小收音机。优点是价格便宜，方便易得；缺点是体积大，重量大，干扰大。随着物质生活水平的提高，此类助听器将逐渐被淘汰。二是耳背式助听器。它依赖一个弯曲成半圆形的硬塑料耳钩而挂在耳后，不同听力损失情况的患者，大多可以使用耳背式助听器。三是耳内式、迷你耳道式、半隐蔽式、隐蔽式助听器。依据个人的耳形及听力损失情况而制，佩戴十分隐蔽，也称隐形助听器，但其输出功率不是很高，仅适用于轻度、中度、中重度耳聋患者。

　　如今的助听器已进入数字时代。按照性能可分为模拟助听器、数字可编程助听器和全数字助听器。所谓数字可编程助听器，就是通过一根特定的线与电脑连接，把听障者的基本资料和听力图输进电脑，再利用电脑中助听器调试软件，根据听障者的基本资料和听力图计算出助听器应放大声音的数据。助听器内的电脑芯片最终把数据保存起来并按照这些数据进行工作。

　　传统助听器在放大声音时，无论声音大小，都按等量分贝数进行放大处理，结果是小的声音听不到，大的声音又比较吵。而数字可编程助听器能使小的声音听得清楚，也能使听大声音时不感觉太吵，始终使声音处于令人感觉比较舒适的范围。

　　（2）佩戴助听器的适应证与注意的事项。

　　1）适应证。语频平均听力损失35~80分贝者适用，听力损失60分贝左右使用效果最好。35分贝以下者不需要佩戴，85分贝以上者佩戴也没用；一侧聋一般不需佩戴，双侧聋者，若两耳听力损失程度大体相同，可用双耳助听器或将单耳助听器轮换戴在左右耳。

　　2）种类选择。传导性聋用气导助听器或骨导助听器均可；外耳道闭锁、狭窄或有炎症时，则只能用骨导助听器；感音神经性聋患者多选用气导助听器；有重振现象者，需选用具备自动控制重振的助听器。

　　3）佩戴部位。使用助听器时，气导受音器塞入外耳道，骨导受音器戴于乳突部，一般均戴在听力较好的一耳；若双耳听力损失不足50

分贝时，应把助听器戴在听力较差的耳；若一耳听力损失超过50分贝时，应把助听器戴在听力较好的一耳；若双耳听力损失大体相同时，应戴双耳助听器，或将单耳助听器轮换戴在双耳。

4）佩戴效果。佩戴助听器后，多能抵制耳聋的发展，减轻耳鸣。儿童严重耳聋者，多有残余听力，应早戴用。但对进行性耳聋病变，听力仍可降低，然此非助听器影响的结果。

5）专科医生指导。患者如要佩戴助听器，应由专科医生或听力师详细检查后，给出处方，然后按处方选配。助听器发挥作用需要一个过程，不可能一下子就提高听力，初戴用者要经历调节、训练和适应的过程。开始佩戴应避免嘈杂环境，感到疲倦时还要注意休息。同专科医生保持联系，听从专科医生指导，定期检查听力。

5. 耳蜗器植入　耳蜗器又叫人工耳蜗、电子耳蜗。耳蜗器植入是基于感音性聋者，耳蜗的螺旋神经节细胞和神经纤维大部分还存活的事实，将连接体外的声电换能器上的微电极，经蜗窗插入耳蜗鼓阶或埋植于蜗轴内，代替毛细胞的声——电换能结构，刺激残余的听神经，产生兴奋，将模拟的听觉信息传至大脑听觉中枢，产生听觉。

（1）耳蜗器的发展史。人工耳蜗的开发和研制起始于20世纪50年代，我国是20世纪70年代起步。初期为单频道耳蜗植入，使重度耳聋者能进入有声世界。现已发展到24频道，提高了获得信息和语言交往的能力。此项工作的开展和推广，极大地促进了听力学的发展，产生了很大的社会效益，使很多全聋患者回归到主流社会。

到2009年4月，全世界有18.8万多人接受了人工耳蜗植入。我国自1995年5月多通道人工耳蜗引进以来，20年间我国的人工耳蜗植入工作得到显著发展。国家和各级地方政府出资救助、各类慈善机构和个人出资的捐助，使众多的听障儿童接受了人工耳蜗植入。随着接受人工耳蜗植入，儿童的入托、入学，其表现出来的良好的言语和语言能力，又进一步使人工耳蜗得到了更多家庭及社会的认可和接受。目前除西藏自治区外，全国30多个省、市、自治区、直辖市的60余家医院都已经开展了人工耳蜗植入手术。我国的人工耳蜗植入年度完成手术例数已经进入世界的前列。双侧植入已成主流。其中90%以上是儿童，这样的构成比例也是我国人工耳蜗植入工作的一大特点。

（2）国产人工耳蜗物美价廉。据估算，我国有几百万人可使用这种植入。植入少的原因是费用问题，许多患者"望蜗兴叹"。

据报道，国产人工耳蜗已由杭州诺尔康神经电子科技有限公司研制成功，并被国家批准，2011年正式上市销售。这使中国成为世界上继美国、澳大利亚、奥地利之后的第四家能够生产销售人工电子耳蜗的公司，填补了我国在该领域的空白。其价格仅为同档进口产品的1/3，而且产品升级及维护等长期使用费用仅为进口耳蜗的一半甚至更少。到2013年12月，已有近千名患者安装该产品，其性能和效果得到了业界和用户的一致认可。

（3）耳蜗植入的适应证。随着新生儿听力筛查工作的逐年普及，我国对听力障碍儿童的早期干预年龄也在逐步降低，正朝着对听力障碍早发现、早诊断、早干预的方向发展。

1）双耳全聋，无残余听力，纯音测听在90分贝以上，戴助听器无效者，首选语后聋。

2）电刺激试验有音感者。

3）X射线耳蜗断层照片显示结构正常者。

4）适宜植入年龄在放宽，现在已实现年龄全覆盖。2011年9月《健康报》报道，哈尔滨医科大学第四医院为出生仅几个月的聋儿聪聪成功植入电子耳蜗。目前，人工耳蜗植入患者的最大年龄为89岁，相信随着人类预期寿命的延长，最大植入年龄的纪录会不断被打破。目前，我国老年性聋患者进行人工耳蜗植入比例不到10%，而国外老年性聋植入比例达到50%以上。究其原因：一是我国对老年性聋的关注相对滞后，二是全民对老年性聋危害的认识不足，三是老年人本身健康意识相对落后。

（4）术后的言语听觉训练。认为聋人一旦植入耳蜗器，就能立即解决听和说的问题是不切实际的。术后伤口愈合需7~10天，术后第4周开始调试外部设备和言语处理器，并开始言语和听觉训练。训练时间：成人语后聋3个月左右，儿童语后聋相对长些，先天性聋无语言基础的则要1~3年。

第十九章　常见癌症的危险因素及其预防控制

陆建邦

一、食管癌

　　食管是连接咽喉和胃的长管状器官，食物通过食管进入胃内（图5）。成年人的食管一般长25~30厘米，在正常情况下，5厘米直径的饭团可顺利地通过食管而无阻塞感。因此，临床上有明显阻塞感的患者，则表明其食管的管腔已经很狭窄了。影响食管癌发病的危险因素常见的有如下几个方面：

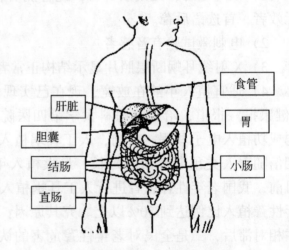

图5　食管在消化系统的位置

　　1. 年龄　无论男性或女性，40~70岁人群发病危险性明显较高。在食管癌高发区40岁以前也有发病的。

　　2. 性别　与女性相比，男性患病的概率较女性高1.5~2.5倍。

　　3. 吸烟　不管是吸香烟、雪茄，或是农村老百姓常吸的水烟和旱烟，患食管癌的危险性都明显增加。根据我们在河南肿瘤高发地林州和济源的调查，吸烟者与不吸烟者相比，患食管癌的危险性高出2~

4 倍。

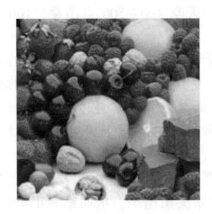 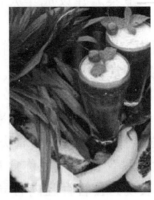

图 6　富含维生素和微量元素的新鲜水果蔬菜

4. 饮酒　长期大量饮酒是引发食管癌的危险性因素之一。饮酒又同时吸烟者，其危险性将更高。

5. 食物　食物中缺乏水果、蔬菜（图 6），常常是由于缺乏维生素和微量元素，特别是维生素 A、维生素 C 及核黄素而增加患食管癌的概率。食物中微量元素如硒的缺乏，也会增加患食管癌的概率。硒在食物中的含量决定于不同地区的不同

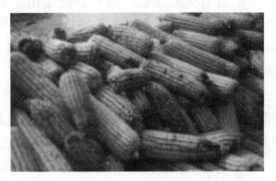

图 7　玉米在储存过程中被真菌污染

土壤类型。相反，如果食物过剩，吃得过多，导致身体肥胖，同样会增加患食管癌的危险性。另外，霉变的食物、腌制的高盐食物、吃饭过热，以及吃经过硝酸盐、亚硝酸盐处理过的肉类食物等，都会增加食管发生癌变的概率。

食物储存不当时，很容易受到真菌污染，如黄曲霉毒素等都有很强的致癌性。图 7 是我们在食管癌高发地农民家中拍摄的，显示玉米在储存过程中已经被许多真菌污染；另外，以往群众家中腌制的酸菜也经常被真菌污染。

预防的最好办法就是不吃这些具有高危险性的食物，同时要多吃新鲜水果、蔬菜。建议成年人每天吃 400～500 克蔬菜，100～200 克水果。

6. 胃内容物反流　由于食管与胃相连，经常有胃内容物返流到食管下段，患者常有"烧心"感。受到胃内酸性食物、液体的刺激，食管黏膜可以发生增生性改变，久而久之，可以引起食管黏膜癌变。在这部分患者中，发生癌变的概率大约在 7%，比正常人要高出 50 倍。在普查中或看病中发现有食管炎、食管上皮增生。

7. 食管蹼　食管蹼也称食管膜性网状闭锁，多发生于食管中部，较少见。表现为食管管腔内有异常突出组织，从而影响正常食物吞咽到胃。有时候这种患者还伴有贫血和舌、指甲、脾脏及其他器官异常。通常称为普-文氏综合征，大约有 1/10 的患者最终会发展为食管鳞状细胞癌。

8. 食管失迟缓症　这种病症是由于食管下段的括约肌不能正常地松弛，从而影响了食物正常通过进入胃内，大约 6% 的食管失迟缓症患者会发展成食管癌的患者，因此患者更要戒烟限酒，多吃水果、蔬菜，常喝牛奶和豆浆。

9. 胼胝症　这是一种很罕见的遗传性疾病。其表现为手掌和足掌部的皮肤过度生长、坚硬，这种人有很高的癌变概率，大约在 40%。因此，需要尽早和定期做食管内窥镜筛查。

10. 碱性液体误入　烧碱是工业和家庭常用的一种清洁剂，它的腐蚀性很强。儿童由于不慎意外"吞下"，常常可以损坏食管黏膜。大约 40 年后，误服者很有可能发生食管癌变。

对食管癌的预防有如下建议：有以上病状的人，特别是生活在食管癌高发区的 40 岁以上成年人，尤其有食管癌家族史者，建议每年到医院做一次体检，以便发现早期癌或癌前病变，做到早期发现、早期诊断和早期治疗。

二、胃　癌

胃位于上腹部季肋区，自左后上方斜向右前下方，长轴呈斜位。

其上方入口称贲门，与食管连接，下方出口称幽门，与十二指肠连接（图8）。影响胃癌发病的危险因素有如下几个方面。

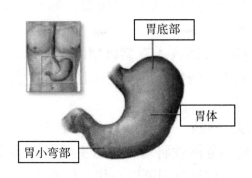

图8　胃的解剖结构

1. **胃部疾患**　有部分胃溃疡患者，会在胃溃疡的基础上发生癌变，发病年龄较轻，一般女性多于男性，多位于胃体部。国内资料显示，其癌变率在6%～18%不等。当胃息肉特别是胃腺瘤性息肉，比较大（直径大于2厘米）时或者较多的时候，应作为癌前病变予以切除；否则有癌变的危险，一般癌变率在11%左右。

另外，像巨红细胞性贫血、恶性贫血、慢性萎缩性胃炎、梅内特里耶病（Ménétrier病）及胃部分切除术后，都是胃癌发病的危险因素之一。经过长期随访慢性萎缩性胃炎10～20年后，约有10%的病例发生癌变。胃幽门螺旋杆菌感染和十二指肠溃疡也都与胃癌发病有关。

2. **高盐饮食**　我们曾在河南省127个市县和全国八省区574个市县调查，都表明高盐饮食与胃癌发病有明显相关性。高浓度氯化钠容易破坏胃黏膜屏障，使胃黏膜易遭受致癌物的侵袭而发生癌变。所以，吃饭宜清淡，清淡饮食不仅可以降低胃癌发病危险性，而且还可以降低高血压病的患病率。

食物为了防腐保鲜，常常要加进一些硝酸盐类物质。食入过多的经过硝酸盐和亚硝酸盐处理过的食物增加了在胃内合成亚硝胺的机会，而亚硝胺是一种很强的致癌物质。吃水果、蔬菜少的人患胃癌的危险性增加，这主要是因为水果和蔬菜中含有大量的维生素和微量元素等一些抗癌物质。所以，要多吃水果、蔬菜。推荐成年人每天吃水果

100～200 克，蔬菜 400～500 克。

3. **环境因素**　人们在家庭或者工作场所，经常接触到的一些粉尘或污染的、霉变的及其他有害化学物质，都有可能增加患胃癌的危险性。

4. **血型与胃癌**　A 型或 A 亚型血型的人，具有较高的胃癌发病危险性。其确切原因还不清楚，可能原因是具有这类血型的人与胃癌某种发病基因有联系。

5. **胃癌家族史**　如果一个人其父母双亲或者兄弟姐妹中有患胃癌者，则本人患胃癌的危险性将增大。这主要是在其身体细胞结构上有一种突变基因，而且这种基因可以一代一代地传下去。

总之，有以上情况的人，应及早予以重视，科学合理地调配饮食，改变不良的生活习惯，多吃水果、蔬菜，限制过多食盐摄入。对于有胃部疾患的人、有胃癌家族史者，或者 A 血型者，应在医生的指导下，定期到医院做相关的体格检查。

三、肝　癌

肝脏是人体最大的实质性器官，大部分位于上腹部和右季肋区，小部分位于剑突下和左季肋区，呈横置楔形，分左右两叶（图 9）。肝脏除分泌胆汁，有助于脂肪的消化和吸收外，还参与各种营养物质如蛋白质、糖类、脂类、维生素的合成、转化、储存等过程，以及解毒、防御等功能。

肝癌是成年人最常见的恶性肿瘤，大约有 75% 为原发性肝细胞癌，13% 为胆管细胞癌，其他为少见的肝血管肉瘤等。

与肝癌发病有关的危险因素有：病毒性肝炎、肝硬化、黄曲霉毒素、氯乙烯、二氧化钍类化合物、避孕药丸、合成的类固醇及砷制剂等。

1. **病毒性肝炎**　全球资料显示，乙型、丙型和丁型肝炎与肝癌发病关系密切。我国肝癌患者中 90% 有乙型肝炎感染背景，大部分是在慢性肝炎的基础上演变而来的。曾发现乙型肝炎病毒 DNA 的整合与

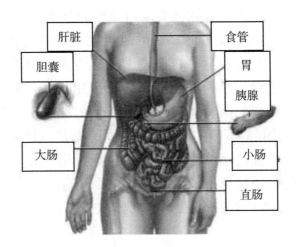

图9　肝脏是人体最大的实质器官

N-ras基因激活有关。丙型肝炎感染往往与输血有关。

近年来已经研制成功的乙型肝炎疫苗可以有效地预防乙型肝炎感染。对所有儿童接种乙型肝炎疫苗，可以避免乙型肝炎病毒引起的肝脏炎症性损害，从而降低慢性肝炎、肝硬化和肝癌的发病率。

2. 肝硬化　肝硬化是肝脏组织形成硬化结节的结果，常导致肝癌。肝硬化患者多数与乙型肝炎、丙型肝炎感染有关，部分与饮酒有关。因此，限量饮酒对于控制肝硬化和肝癌是有重要意义的。还有一种原因，那就是与肝脏吸收过多的铁有关，这是一种与遗传有关的疾病，叫血色沉着病。主要是由于患者从食物中吸收了太多的铁所致。这种患者患肝癌的危险性比一般人高200倍。及早发现并积极治疗这种遗传性疾病可以减少肝癌的发生。

3. 黄曲霉毒素　黄曲霉毒素是一种很强的致癌物质，它可以引起肝细胞DNA损伤，主要是损伤p53基因，从而导致细胞异常生长和癌变。在热带、亚热带地区，粮食作物像花生、小麦、大豆、玉米、大米及甘薯类食物常常容易被真菌污染。人们经常吃这种食物就很容易得肝癌。在高温、高湿地区，应改善粮食的储存方法，以防止谷物被真菌污染。

4. 氯乙烯和二氧化钍类化合物　长期接触氯乙烯和二氧化钍类化合物的人，有可能引发血管肉瘤，同时也可以引起肝胆管癌和肝细胞癌。西方发达国家已限制使用及要求避免接触这类有害的化合物质。

5. 避孕药丸 控制生育时口服的雌激素类避孕药丸可以引起肝脏良性肿瘤，叫作肝腺瘤；这种口服避孕药丸也可以轻度增加患肝细胞癌的概率。不过这种避孕药丸现在已经很少用了。目前使用的雌激素异构体及与其他激素的结合使用，是否具有致癌性还不清楚。

6. 合成的类固醇类药物 合成的类固醇类是一种男性激素，常常被运动员服用以增加其运动强度，如果长期服用可以增加患肝细胞癌的危险性。可的松类如地塞米松就没有这种弊端。

7. 砷 在世界上某些地区，饮用含砷过高的水会增加罹患肝细胞癌的危险性。

绝大多数肝癌是可以通过公共卫生措施即避免或减少对该危险因素的暴露而加以预防和控制的。

四、肺　癌

肺位于左右胸腔内，分左右两肺。肺是人体进行气体交换的场所，同时它也具有分泌的功能。肺呈圆锥形，由肺内各级支气管及无数肺泡组成。

肺癌一般分为小细胞肺癌、非小细胞肺癌和混合型肺癌。非小细胞肺癌更常见，大约占到肺癌的80%，一般生长和扩展速度较慢（图10）。反之，小细胞肺癌生长和扩展转移都较快。

按组织类型肺癌可分为鳞状细胞癌、腺癌和未分化癌。当临床上能确诊肺癌时，只有15%为早期，绝大部分（85%）都已局部扩散

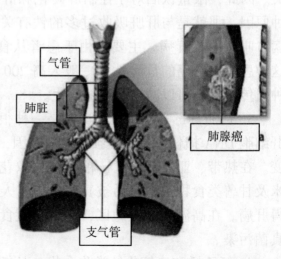

图10　气管、支气管、肺脏及其癌变

或已转移。因此，预防显得尤其重要。

吸烟、空气污染或者有害的职业接触等都能增加患肺癌的危险性。

1. 吸烟　几乎 80% 以上的肺癌都是由于吸烟引起的，所以不吸烟或戒烟者，可以预防 70%~80% 的肺癌发生。不论是吸香烟、雪茄或者是被动吸烟，都能增加患肺癌的危险性。吸烟的人与不吸烟的人相比，其患肺癌的危险性要高 20 倍。烟草之所以能引起肺癌，主要是烟草中所含的化合物可以损伤机体细胞 DNA 的结构从而导致细胞癌变。

吸烟不仅能引起肺癌，同时还会增加前列腺癌、乳腺癌、结肠癌、肾癌、膀胱癌及心脏病、糖尿病等的发病率。因此，公共场所应禁止吸烟。

2. 空气污染与肺癌　人们如果在城市居住十年或十年以上，则有可能增加患肺癌的危险性。城市大量汽车排放出来的尾气及工厂散发出来的废气等都有可能成为引起肺癌的原因。

3. 职业接触　由于职业的关系，可能接触到某些化合物，如石棉、氡、铬化物、氯乙烯、砷化物及氯胺苯醇类有机化合物等。氡通常存在于岩层或者某些地区的土壤中。在煤矿开采过程中，也有可能接触到一些有害物质。另外，在医学检查治疗过程中使用的 X 射线等。这些物质都有可能损害机体细胞 DNA 的结构，从而引起细胞癌变。如果你是一位吸烟者，同时又接触到上述物质的话，则患肺癌的危险性将更大。

4. 肺癌家族史　如果一个人，其父母、兄弟、姐妹中有人患肺癌的话，则本人患肺癌的危险性会明显增加。这可能与机体细胞的突变有关，这种突变可以通过遗传一代一代地传下去。

预防肺癌的关键就是不吸烟或者戒烟，这是一项不需要花钱而可以保护健康的有效措施。其次，就是要保护环境和避免有害的职业接触。由于工作关系不得不接触某些有害物质时，一定要加强防护措施。

五、大肠癌

大肠是消化系统的重要组成部分，位于消化管的末端，全长 1.5 米，由盲肠、结肠、直肠和肛管四部分组成。结肠按具体行程可分为升结肠、横结肠、降结肠和乙状结肠（图 11）。

大肠癌发生的部位以直肠最多，占 65%～70%，乙状结肠占 12%～14%，盲肠、升结肠、降结肠各占 3%左右。

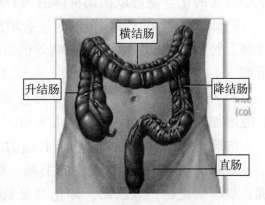

图 11　大肠解剖学示意图

1. 身高　高个子的人相对有较高的患结肠癌的危险性。科学家还不知道其确切原因，一种理由认为较高大的人身体可能包含有更多的细胞，细胞数量的增加有可能增加了细胞癌变的机会；另外一种解释是生长较快的人容易改变身体细胞 DNA 的基因结构，从而容易引起细胞癌变。与之相似，个子较高的男性得前列腺癌的危险性也较高，女性则有较高患乳腺癌的危险性。

2. 体重　维持健康的体重，可以减少患结肠癌的危险性。这是由于体重受与胰岛素分泌有关的生长因素控制所致。与胰岛素有关的激素能引起细胞生长，高水平的生长激素能引起结肠细胞过度生长从而诱发癌变。维持健康的体重还能降低肾癌、心脏病、糖尿病、中风及女性乳腺癌、子宫肿瘤的危险性。

肥胖之所以作为一个健康问题备受关注，是因为肥胖与癌症等许多老年性疾病有密切关系。何谓肥胖？一般认为脂肪超过体重的 20%～30%就算是肥胖。依据身高、体重，把体重超过其标准 20%定为肥胖。

有一项对 75 万人的研究证明，体重超标 35%，其患癌症死亡的危险性男性增加 40%，女性增加 55%。男性主要是结肠癌和前列腺癌；女性主要是胆囊癌、乳腺癌、宫颈癌、子宫内膜癌和卵巢癌。肥胖还容易患糖尿病、高血压病、动脉硬化、冠心病等。

是否肥胖，可以应用身体质量指数（BMI）来计算。BMI 的计算方法是：

BMI＝体重（千克）／［身高（厘米）／100］^{2}。

男女体重参考标准见表 4。

表 4　男女体重参考标准

标准（BMI）	男	女
正常	20~25	19~24
超重	>25	>24
消瘦	<20	<19

如何才能保持健康的体重呢？其诀窍就在于维持健康合理的饮食，积极参加体育锻炼，以求得身体吸收与消耗的平衡。

3. 饮食因素　饮食不合理无疑是大肠癌重要的致病因素之一。高肉食、高脂肪和低纤维膳食都极大地增加了患结肠癌的危险性。西方欧美国家居民饮食多以肉食为主。近 20 多年来，我国大城市居民生活水平提高较快，因而患结肠癌的人数有逐渐上升趋势。这里讲的肉食包括牛肉、羊肉、猪肉及家禽、海鲜类等。根据中国营养学会推荐，我国成年人每天 50~150 克为好。在饮食方面，提倡多吃新鲜蔬菜（400~500 克/天）、水果（100~200 克/天）、豆类等富含维生素和纤维素的食品，少吃炸烤、盐渍及多脂肪的食物。

4. 饮酒　限量饮酒可以降低大肠癌发生的危险性。科学家认为限量饮酒可以维持体内的叶酸水平，而叶酸是一种 B 族维生素，可以保护细胞免受癌变。一般蔬菜、水果、豆类等谷物中和多种维生素都含有丰富的叶酸。限量饮酒可以减少患高血压、中风、骨质疏松症及女性患乳腺癌的危险性。这里所说的限量指的是成年男性每人每天饮啤酒 400 毫升，果酒 200 毫升和白酒 50 毫升；女性则为其半量。

5. 避孕药和雌激素　服避孕药 5 年以上的妇女，患大肠癌的危险性降低。一般认为长期服用这种避孕药的妇女，其机体消化道内致癌性化合物的含量可能降低。而高水平的化学物质则可能比较容易引起结肠细胞癌变。研究表明，服用避孕药既有有利的一面，也有不利的一面。服用 5 年以上者不仅可以降低大肠癌的发病率，而且还会降低子宫癌、卵巢癌的发病率；但是，它有可能增加乳腺癌、心脏病、中风发病的危险性。有些妇女还会出现恶心、呕吐等副作用。所以服用避孕药的妇女，如果又吸烟的话，则会极大地增加心脏病和中风发病的危险性。

绝经后的妇女，常常由于绝经后综合征如潮热和阴道干涩而服用雌激素、黄体酮类激素等药物。长期（5 年以上）使用这种药物也可以降低大肠癌发病的危险性。其机制与服用避孕药的机制类似。

6. 结肠炎　当肠道遭受细菌或病毒的侵袭时，结肠内壁引起发炎，长期肿胀。慢性溃疡性结肠炎与大肠癌关系密切。如果一个人长期（10 年以上）罹患这种疾病，则患大肠癌的危险性比一般人高 20 倍，每 10 年有 10%~20%发生癌变。而出血性溃疡性结肠炎的癌变概率更大，患病超过 10 年者，有 50%发生癌变。主要是因为炎症的作用，致使结肠细胞生长和分裂加快，在这个过程中，由于 DNA 的损伤不能很快得到修复，从而导致细胞癌变。

7. 家族史和遗传因素　大肠腺瘤病与大肠癌关系密切。多发性家族腺瘤病和家族性结肠息肉综合征是遗传染色体发生遗传变异而出现的癌前期病变。其后代有 40%~50%可发生癌变。一般 8~10 岁患腺瘤病，如不治疗，40 岁前后，100%发生癌变。有大肠癌家族史者，其发生大肠癌的危险性增加 4 倍。女性患结肠癌、直肠癌者，其发生乳腺癌、子宫体癌和卵巢癌的危险也增大。

对结肠癌的预防有如下建议。一级亲属如父母、兄弟、姐妹中有患结肠癌病史者，则本人应从 40 岁起开始做定期筛查。常用的筛查方法有四种：大便潜血试验、乙状结肠镜检查（每 5 年一次）、大肠钡造影和结肠镜检查（每 10 年一次）。无论男性还是女性，50 岁以后最好选择以下 4 种检查方法进行筛查。

（1）每年做一次大便潜血试验。

（2）每 5 年做一次乙状结肠镜检查。

（3）每 5 年做一次钡餐造影检查。

（4）每 10 年做一次结肠镜检查。

六、乳腺癌

成年妇女胸前有一对大小近似的乳房，该处脂肪丰富，明显隆起，轮廓均匀。乳腺位于皮下前筋膜的前层和深层之间（图 12）。无论是癌症还是腺瘤，往往都出现皮肤凹陷，临床称为"酒窝症"。

在临床上能发现乳腺肿块前，肿瘤的隐匿阶段为 6~20 年（平均 12 年），在这期间，患者自己及医生应该有充分的时间将其检查出来。

与乳腺癌发病的相关危险性因素有月经、初潮年龄、绝经年龄、生育、哺乳状况及膳食因素等。

1. 年龄　乳腺癌发病的危险性随着年龄的增加而增加。50 岁以上的妇女与 30 岁以前的妇女相比，发病危险性增大 8 倍。80% 以上的乳腺癌患者发生在 50 岁以后。35 岁以前患病者很少，除非其有特别的乳腺癌家族史。

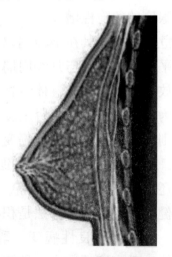

图 12　乳房组织侧面观

初潮年龄较早的妇女，其患乳腺癌的危险性增加。初潮年龄早于 13 岁者发病的危险性为初潮年龄大于 17 岁者的 2.2 倍。这是因为初潮年龄较早者，其身体终生暴露雌激素的时间较早、较长的缘故。

生育第一胎比较晚的女性，其患乳腺癌的危险性也较高。20 岁以前有第一胎足月生产者，其乳腺癌的发病率仅为第一胎足月产在 30 岁以后者的 1/3，初产年龄在 35 岁以后者的危险性高于无生育史者。绝经较晚的妇女患乳腺癌的危险也增加。绝经年龄大于 55 岁者比小于 45

岁者的危险性增加1倍，绝经年龄小于35岁的妇女，患乳腺癌的危险性仅为绝经年龄大于50岁妇女的1/3。

2. 身高　一般认为身体比较高大的妇女，患乳腺癌的危险性较高。30~49岁的妇女，如果身高超过平均身高10%以上，则患乳腺癌的危险性将增加30%。科学家们还不知其确切原因，一种理由认为身体较高的人机体有较多的细胞，由于细胞数量的增多，增加了细胞突变的机会，因而也就增加了患乳腺癌的概率；另一种理由是较高的人说明其在儿童期生长较快，生长较快的人其身体细胞结构DNA的变化也越大，从而增加了癌变的机会。

3. 体重　50岁以上的妇女，如果体重超过平均体重10%，其患乳腺癌的危险性增加20%。因此，保持健康的体重可以减少患乳腺癌的危险性，尤其在绝经期以后。这是因为减肥可以降低体内雌激素的水平，而雌激素与月经周期有关。然而在绝经以后，雌激素则由脂肪释放。肥胖的妇女，体内含有较多的芳香酶，芳香酶可使雄烯二酮转化为雌激素，然后由肾上腺释放到体内。所以，绝经后高水平的雌激素则容易引起乳腺细胞癌变。

肥胖不是福。维持健康的体重不仅可以降低患乳腺癌的危险性，还可以减少患子宫体癌、肾癌、心脏病、糖尿病和中风的危险。保持健康体重的最好办法是积极参加日常体育锻炼。

4. 乳腺良性病变　乳腺小叶有上皮高度增生或不典型增生的可能，已有病理证实，乳腺小叶增生或纤维腺瘤患者发生乳腺癌的危险性是正常人群的2倍。乳腺小叶中度增生可增加乳腺癌危险性1.5~4倍，而不典型增生可增加5倍。如果这位妇女家庭一级亲属中有患乳腺癌病史者，则她的危险性增加11倍。所以，一旦发现乳腺有结节，尽管病理证实是良性，亦应尽早手术切除为好。

5. 乳腺癌史和乳腺癌家族史　如果一位妇女已经患上了乳腺癌，则另一侧患乳腺癌的机会明显增加。这有两种情况，一种可能是转移，一种可能是新发生。一个妇女患乳腺癌20年后，有10%~15%的机会发生新的乳腺癌。以前患小叶状乳腺原位癌者，有10%~30%的机会再发生癌变；而以前诊断为管状原位癌者，将有30%~50%再患新癌的危险性。

大约有 85% 的乳腺癌患者没有乳腺癌家族史。在其余的 15% 患者中，有 1/3 显示为基因异常。如果一级亲属中有乳腺癌患者，其本人患乳腺癌的危险性增加 2~3 倍；如果其一级亲属中是在绝经前发病的话，其危险性将增加 4~5 倍；如果有多个亲属发病，其危险性还要高。有 5%~10% 的乳腺癌患者是由于基因异常引起的。

另外，如果家庭中有其他遗传性疾病如共济失调症、毛细血管扩张症（一种心血管系统进行性疾病）及利弗劳梅尼综合征患者，其患乳腺癌的危险性也会增加。利弗劳梅尼综合征是一种家族性遗传病，它对多种癌症，包括乳腺癌和白血病有遗传倾向。利弗劳梅尼综合征基因携带者通常会把这种基因遗传给孩子，在孩子活到 45 岁时，将有 50% 概率患上与利弗劳梅尼综合征有关的癌症；而孩子活到 60 岁时，这种可能性就增加为 90%。

6. 生育与哺乳　未生育者或生育 2 胎以下者，其患乳腺癌的危险性相对较高。母乳喂养可降低乳腺癌发病的危险性，我们提倡母乳喂养，而且至少一年。哺乳的总时间与乳腺癌发病呈负相关，这是因为哺乳推迟了产后排卵和月经的重建，使乳腺组织发育完善，从而阻止了乳腺细胞发生癌变。

7. 雌激素的使用　长期使用性激素特别是雌激素者，患乳腺癌的危险性增加。雌激素作为替代疗法，常常被许多老年妇女使用以减轻绝经综合征。一些研究表明，长期（10 年以上）使用雌激素可以增加患乳腺癌的危险性。

8. 饮食因素　对脂肪特别是动物脂肪摄入量应该加以限制，因摄入过多的脂肪可以使体重增加引起肥胖。上面已经提到，脂肪细胞可以产生雌激素，特别对于绝经后的妇女，高水平的雌激素会增加患乳腺癌的危险性。另外，饮酒的妇女也会轻度增加体内雌激素的水平。

9. 放射性照射　妇女在儿童期或年轻时多次接受胸部射线治疗或者是医务人员经常使用 X 射线进行胸部检查者，都会明显增加患乳腺癌的机会。另外，在日本广岛和长崎也观察到第二次世界大战时受到原子弹爆炸辐射影响的妇女，乳腺癌发病率明显增加。

了解了以上影响乳腺癌发病的有关因素以后，人们的预防也就可以有的放矢了。为了避免罹患乳腺癌，平时请多注意以下主要事项：

（1）停经后妇女应控制体重。

（2）勿任意补充雌激素。

（3）应限制脂肪特别是动物脂肪及动物蛋白质的摄入。

（4）在适当年龄即结婚、生育，且尽可能进行母乳喂养。

（5）多吃水果、蔬菜以增加维生素 A、维生素 C 及纤维素。

（6）坚持经常性的运动锻炼。

每一个妇女都要懂得乳腺癌的自查方法，只要坚持自查，许多乳腺癌是可以被早期发现的。说起来乳腺癌是比较容易早期发现的癌症之一，只要每个月利用几分钟的时间自我检查，就有可能早期发现异常肿块。一般妇女乳房有硬块，往往羞于告诉人，或认为不重要，或害怕切除乳房，这样就耽误了治疗的大好时机。其实 90% 的硬块多系良性病变，切除它并经病理证实以后即可放心，早期病例不需要将整个乳房切除，放射治疗已证实和乳房切除一样有很好的疗效。定期自我检查，早期发现、早期治疗是乳腺癌防治的最好办法。

90% 以上的乳腺癌可以由患者自己发现，因此妇女每个月月经过后一周内，做一次乳腺癌自我检查非常重要，发现任何肿块应立即找医生检查。

乳房的自我检查方法：

第一步：端坐镜前，双臂自然下垂，看看两侧乳房大小、形状有无不同；皮肤有无皱缩或凹陷；乳头表皮有无改变；轻压乳头有无液体流出。其次，两手上举，再同样观察另一侧乳房（图 13）。

第二步：浴后或睡前仰卧，将浴巾或小枕头置于肩下开始检查，查完一边，再查另一边（图 14）。

第三步：按图所示，依箭头所指轻触乳房组织，注意发现有无硬块及增厚。切

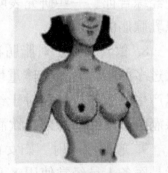

图 13　乳房自查第一步

记要检查两侧乳房各个部位（图15）。

第四步：端坐，面部向前，将一手放在头后，用另一只手触摸乳房各部分和锁骨上、腋窝区有无结节，如发现有任何异常，可尽快到医院复查（图16）。

乳房上的肿块，90%以上都是良性的，至于什么样的肿块是癌，什么样的不是，为了避免无谓的恐惧，我们应看医生以获得指导。

乳房自查时要注意以下要点：

（1）乳房有无痛性、不可移动的硬块。

（2）突然的乳头凹陷。

（3）乳房皮肤有橘皮样或溃疡的变化。

（4）乳头有不正常分泌物或出血。

（5）突然的乳房变形、乳房大小及乳头高低改变。

（6）乳房上有数周无法愈合的伤口。

关于筛查的建议：

（1）乳房做超声波检查或 X 射线检查：①年龄 35～39 岁之间做一次；②年龄 40～49 岁之间每两年做一次；③年龄 50 岁以上每一年做一次。

（2）若有乳腺癌家族史或高危人群者：①年龄 35～39 岁做一次；②年龄 40 岁以上，每年做一次。

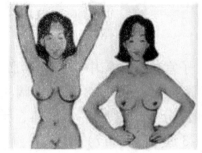

图 14　乳房自查第二步

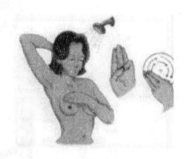

图 15　乳房自查第三步

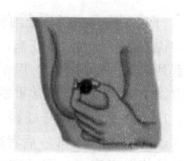

图 16　乳房自查第四步

七、子宫颈癌

子宫位于盆腔中央，在膀胱与直肠之间。成年人子宫呈前后略扁的倒置梨形，长7~8厘米，阔4~5厘米，厚2~2.5厘米。子宫可分为四部分：子宫底、子宫体、子宫峡和子宫颈。成年人的子宫颈长2.5~3厘米（图17）。

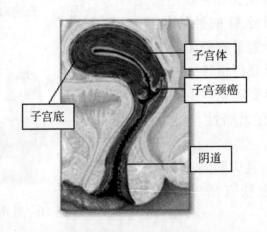

图 17　子宫及其子宫颈癌的解剖学示意图

子宫颈癌是由于该处细胞异常分化和生长而引起的恶性肿瘤。确切地说，子宫颈癌的真正病因还不十分明了，但是相信某些危险性因素起到至关重要的作用。医学史和生活史特别是妇女的性生活史对于妇女发生子宫颈癌是非常重要的。

1. 性生活、婚姻与妊娠　性生活过早（18岁前）的女性，其子宫颈癌的发病率较18岁后者高4倍，若妇女性生活过早又患梅毒、淋病等性传播疾病者，则子宫颈癌的发病率要高6倍。科学研究认为，青春期前的妇女，下生殖道尚未成熟，对致病因素的刺激比较敏感，过早性生活容易引起年轻女性子宫颈部的人乳头状病毒（HPV）感染，HPV是一种性传播疾病，其中某些类型可引起细胞异常分化、生长和癌变。

未婚及未产妇女患子宫颈癌极少。早婚（指20岁以前结婚）和多次结婚会增加患子宫颈癌的危险性。分娩2次或以上者发病危险增加。

调查发现，妇女有多个性伴侣者，其患子宫颈癌的危险性明显增加。处女则很少发生子宫颈癌，固定的性伴侣可以降低子宫颈癌的发病机会。性生活频繁混乱可引起局部过敏性变态反应及导致 HPV 等病毒感染。

2. 性传播疾病　最常见的性传播疾病就是 HPV 感染，其他还有衣原体、淋病和疱疹病毒感染等。性传播疾病是引致子宫颈癌的最主要的危险因素。除此之外，还可以引起不孕及盆腔感染等。因此，一旦怀疑自己可能有性传播疾病感染，一定要及时告知医生，因为绝大多数性传播疾病在早期阶段是可以治愈的。

3. 避孕药、避孕套和阴道隔膜　性交时使用了用乳胶制成的避孕套或阴道隔膜者，则可以降低子宫颈癌发病的危险性。这是因为这种控制生育的方法也可以作为一种屏障减少了性传播疾病的感染机会。口服避孕药5年以上特别是25岁以后开始服用者，可以增加 HPV 感染的机会，从而增加了子宫颈癌发病的危险性。

4. 贫穷和营养不良　贫穷阶层的人，往往得不到良好的医疗照顾，因此，接受体检的机会也比较少，一些癌前病变也常常不容易被发现；另外，贫穷者往往伴有营养不良，新鲜水果、蔬菜吃得也少，所以，这部分人群子宫颈癌的发病率会相对增高。另外，免疫系统反应低下者，或做过器官移植的患者，容易引起某些病毒感染，从而增加了患子宫颈癌的危险性。

5. 暴露于化学物质中　长期工作在农场、工厂的妇女，如果经常接触有害化学物质，则会增加患子宫颈癌的危险性。有一些妇女，其母亲曾经服用过二乙甲苯酰胺（一种称为避蚊胺的药物），则本人患子宫颈癌的危险会增加。吸烟的妇女子宫颈癌发病率也增加，一般吸烟者是不吸烟者的2倍。这是因为烟草中的有害化学物质可以损害细胞结构，促使细胞癌变。

6. 宫颈刮片史　这是一种子宫颈部脱落细胞学检查方法。没有做过宫颈刮片细胞学检查的妇女，往往不容易发现癌前病变和早期癌，因而子宫颈癌发病率增加。临床上发现的子宫颈癌新病例，60%～80%

都是在近 5 年内没有做过宫颈刮片者。因此，经常到医院进行子宫颈刮片细胞学检查，可以降低子宫颈癌发病的危险性。

预防措施和建议：子宫颈癌是可以预防的。子宫颈癌的发展过程是缓慢的，往往要经过局部细胞增生等癌前病变阶段，所以，人们有足够的时间来发现这些变化。一般说来，原位癌发生在 30~40 岁的妇女，浸润癌发生在 40~50 岁的妇女。医学专家建议，女性在 18 岁以后或开始有性行为者，即应该做第一次子宫颈刮片细胞学检查。成年人应每 3 年进行一次妇科检查或刮片检查，这样，可以及时发现癌前病变和早期癌，癌前病变和早期癌几乎 100% 是可以治愈的。

八、卵巢癌

卵巢位于盆腔子宫两侧的卵巢窝内（图 18）。成年人卵巢呈扁卵圆形，长 2~2.5 厘米，宽 1~2 厘米，重 3~4 克。性成熟期后，卵巢除有规律地排卵外，还是女性激素、雌激素和黄体酮的主要来源。卵巢上可以生长良性肿瘤和恶性肿瘤。良性肿瘤不会扩散到身体其他部位，通过手术切除即可治愈。恶性肿瘤就是我们通常所说的卵巢癌，可以转移到身体其他器官，因组织类型不同，治疗也比较复杂（图19）。由于卵巢肿瘤深藏于盆腔，患病初期很少有症状，一般确诊时60%~70% 的卵巢癌已属晚期。卵巢癌的病因至今还不十分明了，但环境和内分泌因素被认为最为重要。

1. 年龄　卵巢癌多发生在绝经期以后，几乎半数以上发生在 65 岁以后。初潮年龄偏小者，发病危险性增加，14 岁以前较 18岁以后发病危险性高 4 倍。

2. 生育史　初潮年龄小（12 岁以前），没有生育或者生育第一胎是在 30

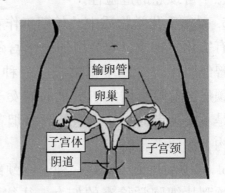

图 18　卵巢、输卵管、子宫的解剖学位置

岁以后者及在 50 岁以后绝经者，卵巢癌发病危险性都明显增加。这似乎表明，卵巢癌的发生与月经周期有关。分娩次数越少，发生卵巢癌的机会相对增加。较少受孕的妇女则排卵次数增加，从而导致体内雌激素水平升高，容易引起细胞癌变。哺乳至少有一年的妇女，卵巢癌发病危险性降低。因为哺乳可以少排卵，降低体内雌激素水平。为绝育而进行输卵管结扎手术后，可以减少患卵巢癌的机会。这是因为输卵管结扎以后，减少了致癌物质通过阴道、输卵管而接触卵巢的机会。

3. 助生育药和雌激素　有一些研究表明，长期服用一种人工合成的叫作克罗米酚（舒经酚）的助孕药，然而又没有怀孕的妇女，则患卵巢癌的危险性会增加。还有一些研究表明，绝经以后使用雌激素者，可以轻度增加卵巢癌发病的危险性，使用 10 年以上者，可增加 30% 的危险性，而短期使用大约是 15%。然而激素替代疗法可以减少心脏病、骨质疏松症的发病。妇女绝经后是否服用雌激素要权衡利弊，最好听一听医生的意见。

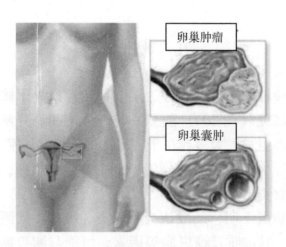

卵巢肿瘤

卵巢囊肿

图 19　卵巢在腹腔的位置及其病变

为控制生育而长期（5 年或以上）服用避孕药者，可以减少卵巢癌发病危险性 60%。然而，由于服用避孕药而引起排卵，又可以增加月经周期雌激素的水平，高水平的雌激素可以导致卵巢细胞癌变。

4. 癌家族史　有卵巢癌家族史，特别是其母亲、姊妹或者女儿患有或患过卵巢癌，尤其在比较年轻时发病，则本人卵巢癌发病的危险性明显增加。妇女患卵巢癌可能是从其亲系如母系一边或者父系一边获得遗传的结果。有10%的卵巢癌是由于遗传倾向引起的，多数是由于基因突变所致。因此，对于有卵巢癌家族史的女性，可以进行基因检测，以明确是否具有容易引起卵巢癌的某些突变基因。一旦发现体内有卵巢细胞突变基因或者有卵巢癌高发家族史者，可以考虑做一侧或两侧卵巢切除术。如此还可以减少患乳腺癌的机会。

5. 食物　一些研究提示，高脂肪饮食可以增加患卵巢癌的危险性。因此，建议多吃一些植物来源的食物，如水果、蔬菜和全谷类食物，限制脂肪类特别是动物性食物的摄入。

6. 滑石粉　滑石粉有时候是作为爽身粉或干燥剂来使用的。一些研究表明，滑石粉直接用于生殖器部位或月经带，则可以引起卵巢癌。曾经发现，滑石粉在生产加工过程中，混进一些矿物质如石棉粉，而石棉则是一种致癌物。因此，滑石粉类产品一定要经过严格的安全检查。

九、胰腺癌

胰腺呈三棱柱状，分头、体、尾三部分，横卧于腹后壁，相当于第一、二腰椎高度（图20）。胰腺具有内分泌和外分泌功能。内分泌部分主要由胰岛组成，大多存在于胰尾，可分泌胰岛素、高血糖素等，参与糖类代谢等生理活动。外分泌部分主要分泌胰液，经胰管排入消化道，参与对食物的消化。

胰腺癌的病因不明，一般认为胰腺炎、吸烟、饮酒、高脂肪和高动物蛋白饮食、饮咖啡及糖尿病等因素，可能与胰腺癌发病有关。胰腺癌以男性多见，男女之比为（2~4）∶1，80%的患者发病在40岁以后。

1. 慢性胰腺炎　当胰腺受到细菌或其他因素刺激而长期肿大增生时，有可能导致慢性胰腺炎的发生。患有慢性胰腺炎的患者，发生胰腺癌的危险性会明显增高。其原因主要是由于长期胰腺炎症，细胞生长和分化比较快，DNA 可能损伤而得不到及时修复，从而导致癌变。

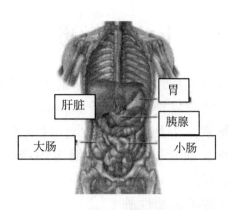

图 20　胰腺位于肝下胃后腹腔内

2. 胰腺癌家族史　家族中母亲、父亲或兄弟、姐妹有胰腺癌病史者，其本人患胰腺癌的危险性会增高。这是因为一些胰腺癌的发生与其体内细胞 DNA 基因突变有关，而这种突变基因是可以遗传的。

3. 吸烟　吸烟的人胰腺癌发病的危险性相对增加。这是因为香烟中所含的化学物质可以损害机体细胞 DNA 的结构，从而导致癌变。戒烟以后，新生的细胞可以代替被损害的细胞。

4. 糖尿病　糖尿病患者体内不能产生足够的胰岛素或者不能充分利用体内的胰岛素。胰岛素是食物转化为能量的一种激素。当糖尿病发生后，机体胰腺的胰岛细胞不能正常分泌胰岛素。胰岛细胞还可以帮助其他胰腺细胞正常生长。由于胰岛细胞异常停止工作，因而就有可能引起胰腺细胞癌变。

糖尿病患者患心脏病和中风的危险性也较高，女性患者还会轻度增加患子宫体癌的危险性。

5. 蔬菜有利于防癌　多吃新鲜蔬菜可以降低胰腺癌发病的危险性。因为蔬菜中所含的大量纤维素可以帮助或预防胰腺细胞避免癌变或者减少癌变的机会。一个成年人每天吃 400~500 克蔬菜为好。蔬菜以新鲜绿叶蔬菜、豆类为主，能生吃者最好生吃。

十、前列腺癌

前列腺是不成对的实质性器官，由腺组织和肌组织构成，位于膀胱下面和直肠前面，呈前后稍扁的栗子形。前列腺分泌物是精液的主要成分，内含前列腺素。小儿前列腺甚小，性成熟期后生长迅速，老年人前列腺组织萎缩，而常见腺体内结缔组织增生形成前列腺肥大，压迫尿道引起排尿困难。

前列腺癌是男性常见的恶性肿瘤。我国的发病率较欧美各国为低，但近 20 年有上升趋势。前列腺癌的病因尚未完全明了，许多临床资料显示与性激素有关（图21）。

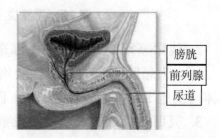

图 21　前列腺的解剖学位置

1. 睾丸激素　研究发现，性活力较高的人群中，前列腺癌发病率较高，而在睾丸切除的患者中则很少有此病发生。在肝硬化患者中肝脏对雌激素的灭活能力降低，雌激素水平升高。因此，前列腺癌发病危险性下降。

2. 年龄和身高　男性 50 岁以后，前列腺癌发病的危险性随着年龄的增长而增长。随着年龄增大，机体内可能发生不同生化反应，从而引起细胞生长异常，导致癌变。高个子男性其前列腺癌发病危险性也较高。其理由：一是个子高的人其体内细胞数量也较多，从而增加了癌变的机会；二是高个子的人，从儿童时期开始生长就较快，细胞的快速生长也增加了基因改变的概率，从而容易引起细胞癌变。

3. 食物　少吃动物性脂肪食物的人，前列腺癌发病危险性减小。科学家认为高动物膳食如牛肉、羊肉、奶酪等可能影响体内激素水平，从而使前列腺癌发病危险性增加。所以，限制动物性脂肪的摄入不仅可以减少前列腺癌的发生，而且还会降低血液中胆固醇的水平和减少心脏病发作的危险性。常饮咖啡和酒类饮料会增加前列腺癌发病的危

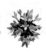

险性，而多吃蔬菜、水果可以降低其发病率。

常吃番茄类食物如番茄、番茄酱等，可以降低前列腺癌的发病率。因为番茄中含有一种叫作番茄红素的抗氧化物质，该物质可以帮助阻断细胞癌变。

4. 前列腺癌家族史　男性中如果其父亲或者兄弟中有前列腺癌患者，则本人患前列腺癌的危险性增大，而且家族亲系中发病年龄越小，其本人发病的危险性也越大。这是由于在这些家系中可能存在着前列腺癌的突变基因，这种突变基因可以一代一代地遗传下去。

5. 前列腺增生　研究发现，淋球菌感染可以引起前列腺炎症、增生、肥大，进而有可能导致癌变。环境污染严重地区前列腺癌发病率也增加。患有前列腺增生、肥大的患者要及时到医院检查治疗，以防止前列腺癌的发生。

十一、白血病

白血病是白细胞及其幼稚细胞（即白血病细胞）在骨髓及其他造血组织进行性、失控制的异常增生，浸润到机体各组织如淋巴结、肝脏、脾脏、中枢神经系统等，并产生不同的临床症状。由于正常血细胞生成减少，周围血液中白细胞有质和量的变化。所以白血病是一种造血系统的恶性肿瘤。

白血病可根据病程、临床特征和细胞形态学来分类：按病程和临床特征分为急性白血病和慢性白血病；按细胞形态学分，急性白血病分为急性淋巴细胞性白血病（急淋）和急性非淋巴性白血病（非急淋），后者又分为急性粒细胞性白血病（急粒）和急性单核细胞白血病（急单）等亚型；慢性白血病也可分为慢性淋巴细胞白血病、慢性粒细胞白血病、慢性单核细胞白血病等。按外周血象中白细胞总数和幼稚细胞数分为白细胞增多性和白细胞不增多性白血病；此外，还有一些特殊类型的白血病。

目前白血病的病因尚不十分清楚，但大量科学研究表明，放射性、某些化学物质、病毒和遗传因素等都与白血病发病有关。

1. 遗传因素　某些染色体有畸变、断裂的遗传性疾病如范可尼贫血（Fanconi anaemia）、布卢姆综合征（Bloom 综合征）和唐氏综合征（Down 综合征）等，常伴有较高的白血病发病率。范可尼贫血患者及其家族中白血病发病率较高；先天性血管扩张红斑病发生急性白血病的危险性高达 50%；Down 综合征急淋和急粒的发生率比一般人群高 20 倍。家族中有白血病史者，其患白血病的可能性比一般人群高 15 倍左右；近亲结婚人群急淋发病率也比较高。双胞胎如果有一个患了白血病，则另一个患病的危险就很大。

儿童急淋患者 50% 有一种特殊掌纹，称为 Sydney 线。还有一种冷球蛋白血症患者，是由于多发性骨髓瘤、白血病及某些类型的肺炎引起蛋白异常。它可以引起血液温度降低，血流缓慢，严重时引起指头坏疽变黑（图 22）。

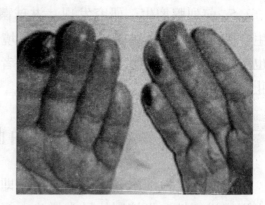

图 22　冷球蛋白血症患者指头坏疽

2. 放射线　如 γ 射线、X 射线等都是放射物质发出的一种肉眼看不见的射线，人们一次大量地或多次少量地接触放射线均会导致白血病。这里应说明的是，我们到医院看病拍片、透视，放射线剂量非常小，一般不会引发白血病。但是全身和放射野较大的照射，特别是骨髓受到照射时，可导致骨髓抑制和免疫抑制，引起染色体断裂、重组及双股 DNA 断裂，从而诱发癌变。一般潜伏期为 2~16 年，主要是引起急非淋、急淋和急粒。1945 年日本广岛和长崎遭原子弹袭击的幸存者白血病发病率分别是未遭辐射地区的 30 倍和 17 倍。放射治疗也会引发白血病，这与照射剂量过大有关。如强直性脊柱炎接受放射治疗后白血病发病率较一般人群高十几倍。职业性长期照射也可导致白血病，我国调查显示，临床 X 线工作者白血病发病率是一般工作人员的 3~4 倍。孕妇胎内照射可增加胎儿出生后患白血病的危险性。

3. 化学物质 许多化学物质对造血系统有害，有的可诱发白血病。如苯及它的衍生物、汽油、油漆、染发剂（含苯胺）等；药物如氯霉素、保泰松等，还有一些治疗癌症的烷化剂和细胞毒类药物都有可能导致白血病。

4. 病毒感染 人类 T 淋巴细胞病毒感染引发白血病。人们感染了这种病毒后，不会立刻发生白血病，只有当一些其他危险因素存在时，才能促发本病。这些危险因素包括放射线、化学物品和某些药物。大量病毒的多次感染，机体免疫功能下降。另外，进入体内的病毒基因可以改变机体细胞的正常功能，从而引发白血病。

5. 生活方式 主要包括饮食习惯和一些不良嗜好，如吸烟、饮酒等，特别是孕期大量饮酒可以增加出生后的孩子患急淋的危险性。

同其他癌症一样，白血病虽然不能做到完全控制，但针对一些发病因素，采取必要的措施，也可以取得明显的预防效果。

首先，不要过多地接触 X 射线和其他有害的放射线。从事放射线工作的人员，要做好个人防护，加强预防措施。婴幼儿及孕妇对放射线比较敏感，容易受到伤害，妇女在怀孕期间要避免接触过多的放射线，否则胎儿出生后的白血病发病率会增高。不过偶尔的、医疗上的 X 线检查，剂量较小，基本上不会对身体造成影响。

其次，不要滥用药物。使用氯霉素、细胞毒类抗癌药、免疫制剂等时，要小心谨慎，必须有医生指导，切勿长期使用和滥用。

再次，要减少对苯的接触。慢性苯中毒主要损伤人体的造血系统，引起人血液中白细胞、血小板数量减少，从而诱发白血病。从事以苯为化工原料生产的工人，一定要加强劳动保护。

十二、鼻咽癌

鼻咽癌发生位置为鼻咽腔，鼻咽腔位于咽喉的上端及鼻腔正后方，属于呼吸道区域（图23）。由于鼻咽腔位置较深，故一旦发生病变时通常难以自我察觉，必须借助鼻咽内视镜等来检查确诊。

鼻咽癌多见于我国南部、台湾等省区及东南亚一些国家和非洲部分地区。属于鳞状上皮细胞所衍生的未分化（或低分化）肿瘤细胞。导致这种癌症发生的原因尚未完全明了，但发现下列因素与之发病有关。

1. 人类疱疹（EB）病毒感染

鼻咽癌高发区 EB 病毒感染不仅面广，而且很小年龄即被感染，并与鼻咽癌发病呈正相关。

（1）在鼻咽癌患者的血清中查出 EB 病毒抗体，其滴度随病情进展而增加，有很高的血清学反应。

（2）已感染 EB 病毒的患者，其血液和淋巴结中的淋巴 B 细胞，在组织培养中呈现异常迅速的生长，这正反映了鼻咽癌细胞的生长特点。

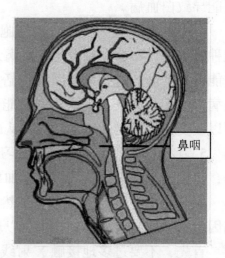

图 23　鼻咽腔的位置

（3）从鼻咽癌活体组织培养的淋巴细胞中分离出 EB 病毒。它在鼻咽癌发生中为病因之一，但不是唯一的因素。

2. 遗传因素

（1）明显的种族易感性。中国人最易患鼻咽癌，在新加坡的中国人、马来西亚人和印度人，生存在同一环境中，鼻咽癌发生比为 13.3∶3.2∶0.4。

（2）明显的家族聚集性。中山市小榄镇调查 10% 有家族史，显示垂直（多代）和水平（同代多个）的家族发生倾向，且女性比例较大。

（3）明显的地域高发性。从流行病学来看，在我国发生的鼻咽癌 80% 集中在广东、广西、福建、湖南、江西及海南等省区，其中以广东省发病率最高，在广东省尤以说广州方言人群的肇庆、佛山和广州市发病率为最高。广东省的发病率高达（25～50）/10 万，死亡率也最高，6.47/10 万，相当于全国鼻咽癌平均死亡率的 3.4 倍。

3. 环境因素　鼻咽癌患者正常细胞中含有致癌基因，这个基因定位在 4 号染色体上。基因正常处于静止状态，受外界刺激后，基因活化，制造大量致癌蛋白，导致细胞增生而癌变。人类生活环境中多种化学物质，如多环烃类、亚硝胺类、苯并芘、微量元素镍及真菌等都能使基因活化。有专家认为，鼻咽癌发病可能与饮食有关。

居住在我国南方、东南亚、北非和北极地区的人群，常食用咸鱼、鱼露等腌制食品，鼻咽癌的发病危险性增加；且与食用咸鱼的年龄、食用时间长短、频度及烹调方法有关。这些腌制食品中含有亚硝胺类致癌物。在广东省调查发现，鼻咽癌高发区的大米和水中的微量元素镍含量较低发区高，鼻咽癌患者头发中的镍含量也高。动物试验表明，镍可以促进亚硝胺诱发鼻咽癌。

最近，中国预防医学科学院院长、中国科学院院士曾毅教授领导的鼻咽癌科研攻关小组，经十余年潜心研究，提出了鼻咽癌病因的假说：即遗传是基础，EB 病毒起重要作用，环境致病因素起协同作用，并得到证实。他们用 EB 病毒感染鼻咽组织，注射促癌剂 TPA 和丁酸，结果发现能诱发鼻咽未分化癌。这是人类首次直接证明：EB 病毒在人的鼻咽癌发生中起着重要作用。

前面提到的遗传因素与鼻咽癌发生有密切关系，因此，若是近亲有鼻咽癌患者，则应定期到医院做耳鼻喉科检查，尤其是男性青壮年，若发现颈部淋巴结肿大和不明原因地流鼻血、鼻塞、耳阻塞、听力障碍或头、颈部疼痛，应及时找耳鼻喉科医生检查，以便早期发现、早期诊断和早期治疗。

在饮食方面，要限制高盐食品摄入，尤其咸鱼、酱菜、鱼露等腌制食品。多吃一些清淡食物，鼓励多吃水果、蔬菜。

禁烟、戒酒、限酒。教育青少年不要抽烟，成年人吸烟者应戒烟；鼓励人们不饮酒或不过量饮酒。饮酒要限量：烈性白酒每人每天不超过 50 毫升，啤酒不超过 400 毫升，果酒不超过 200 毫升。

有些人感染 EB 病毒后并不发病，他们的免疫系统能识别和破坏这些病毒，避免罹患鼻咽癌。而有些人则不然，他们感染 EB 病毒后，EB 病毒的片段可以整合到鼻咽部细胞 DNA 中，由于细胞 DNA 结构的改变，从而引发了癌变。因此，要加强体能锻炼，增强机体免疫力才是最好的预防。

如果确诊为鼻咽癌，应进行放射治疗，不适宜手术治疗。

十三、口腔癌

口腔是消化道的起始部，向后经咽峡与咽腔相通。上界是腭，与鼻腔相通；下界是口腔底，由口腔皮肤、舌骨上肌群和口腔黏膜构成。舌位于上面，两侧壁是颊（图24）。口腔癌主要是指发生在口腔黏膜上的上皮癌。因部位不同而分别称为舌癌、颊黏膜癌、牙龈癌、口底癌和硬腭癌。

口腔癌的发病因素涉及吸烟、饮酒、口腔卫生、细菌感染、慢性刺激、营养缺乏等多个方面。

1. 吸烟 70%～90%的口腔癌发病都与吸烟有关。有吸香烟、雪茄、口嚼烟块和槟榔习惯的人群患病率明显增加，吸烟者的发病率是不吸烟者的 6 倍。在吸烟者中，在首发癌治愈后仍吸烟者，大约有 37% 发生了口腔癌，相比较戒烟者中只有 6%。不论是吸烟、口嚼烟块和槟榔等，都可以严重刺激口腔黏膜，引起细胞癌变。

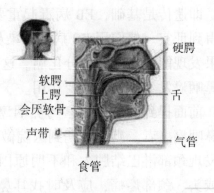

图 24　口腔解剖学（侧面）

2. 饮酒 饮酒是口腔癌发病的另一个危险因素。饮酒同时又吸烟者，其危险性更高。有烟酒嗜好者的发病率是无嗜好者的 15.5 倍。酒本身无致癌性，但有促癌作用。乙醇可能作为致癌物的溶剂，促进致癌物进入口腔黏膜。

3. 口腔卫生差 口腔卫生习惯差，为细菌或真菌在口腔内滋生繁殖创造了条件，从而有利于亚硝胺及其前体的形成。加之慢性口腔炎、口腔溃疡，一些细菌处于增生状态，增加了对致癌物的敏感性，这些因素都可以促进口腔癌的发生。有 20%~30% 的口腔癌患者发现伴有人乳头状病毒感染，但是在正常黏膜上也发现有 10% 的感染率。目前认为，有 20% 的口腔癌与人乳头状病毒感染有关。

4. 异物长期刺激　牙齿残根或锐利粗糙的牙尖、不适合的假牙或填充物等，长期刺激口腔黏膜，会产生慢性溃疡乃至癌变。

5. 食物和营养　有研究显示，营养不良或营养缺乏都可以增加口腔癌发病的危险性。如维生素 A 缺乏，可以引起口腔上皮黏膜增生、增厚、角化过度；在这种情况下，建议多吃一些富含维生素的水果、蔬菜，以及谷类和豆类食品，减少高脂肪膳食特别是动物性脂肪的摄入。新近科学家提出，不提倡口服人工合成的维生素 A 类制剂，因为高剂量的维生素 A 不能减少癌症发生的危险性。事实上，一些研究显示，补充太多的维生素 A 可能增加肺癌、前列腺癌、食管癌发病的危险性。

还有一种病，叫作普-文氏综合征，比较少见。主要是体内铁缺乏并伴随着舌、指甲、食管和红细胞的异型性变化，它也可以增加口腔癌发病的危险性。

6. 黏膜白斑和红斑　口腔黏膜白斑和增生性红斑一般认为是一种癌前病变，多与吸烟有关。癌变率为 1%~15%。中国人的白斑癌变率在 10% 左右。增生性红斑更危险，其癌变率是白斑患者的 4 倍。对于口腔白斑和红斑患者，需要长期随访，以便早期发现癌变。

7. 紫外线照射　大约有 30% 的唇癌患者与长期户外暴露于日光照射有关。日光照射还常常引发皮肤癌，尤其在夏天、海滨边，要做好皮肤防护。

口腔癌的预防关键在于戒烟、戒酒，保持口腔卫生，特别是装有假牙的人，要求每天晚上睡觉前要取下进行清洁、冲洗和漱口。对于喜欢咀嚼槟榔的人们，需要像戒烟一样戒掉这一不良嗜好。如发现口腔有白斑或红斑，应进行长期医学监督。在营养方面，要多吃水果、蔬菜等。40 岁以上的人，建议最好每年到医院做一次常规口腔检查。

十四、肾癌

肾位于腹上部，脊柱两侧，紧贴腹后壁，为实质性器官，左右各一，形似蚕豆。肾的位置存在个体差异，女性稍低于男性，儿童低于成人。临床上常将肾脊肌外侧缘与第12肋之间所形成的夹角处，称为肾区。当肾患病时，叩击或触压该处，常引起疼痛。

肾脏的主要功能是过滤血液中和身体内多余的水分、盐类、废物等。所过滤的废物就是尿液。尿液通过输尿管进入膀胱（图25）。

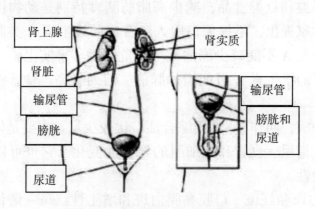

图25　泌尿系统解剖示意图

肾脏肿瘤多数为恶性，预后不良。临床上以肾癌最为常见，肾癌即肾细胞癌，起源于肾小管上皮细胞，可发生于肾实质的任何部位；其次为肾盂移行细胞癌和肾母细胞癌。由于肾脏的位置深藏和隐蔽，故发生肿瘤时，如患者缺乏警惕性，一般很难早期发现。

肾癌发生的原因与生活方式、工作环境及遗传背景有关。

1. 吸烟　吸烟可增加患肾细胞癌的危险性，概率从30%～100%。大约男性肾癌中的1/3和女性肾癌中的1/4都与吸烟有关。吸烟的人可吸入烟草中的有害化学物质，这些物质通过血液过滤进入尿液中，而尿液是在肾脏中形成的。因此，有害的化学物质可引起肾脏细胞损害而发生癌变。停止吸烟可以降低个人患癌的危险性。

2. 肥胖　肥胖的人可能会增加患肾癌的机会，这种概率在20%左右。每天保持食用足够量的水果、蔬菜，则可以降低肾癌发病的危险性。

3. 职业接触　由于职业原因或者是在工作环境中经常接触石棉、镉（一种金属）及气溶剂，特别是三氯乙烯等，都可能增加肾癌发病的危险性。

4. 遗传因素　有一些人从父母那里获得某些遗传倾向，即他们的DNA可能有某种改变，因而容易患脑瘤、肾癌等。其中有一种叫作希佩尔-林道综合征（von Hippel-Lindau disease），它是一种良性血管瘤，为常发生在眼、脑、脊索、胰腺等多处器官的囊性血管瘤。中枢神经系统血管网织细胞瘤病与视网膜血管网织细胞瘤同时存在称 Von-Hippel 氏病；若同时和腹腔内脏囊肿或肿瘤并存时称为 Von-Hippel-Lindau 病，或称 Lindau 综合征。发病率为 0.1%～0.2%。因大多数有家族史，有人把有家族史的脑内血管网织细胞瘤病也称为此病。这种人有 25%～45%可以发生肾细胞癌。发生在肾上腺处的叫嗜铬细胞瘤（一种交感神经系统的肿瘤）。还有一种遗传性乳头状肾细胞癌，具有遗传倾向，可以发生一个或多个乳头状肾细胞癌。另一种具有遗传性的肾肿瘤是伴有较低恶性程度的腮腺嗜酸性颗粒细胞瘤。

5. 临床医疗过程　以前临床上经常使用一种止痛剂，叫作非那西汀，曾被认为与肾癌发病有关；高血压和充血性心力衰竭患者常常需要利尿剂进行治疗，以便排出肾内过多的盐类和水分，也曾被认为与肾癌发病有关；肾病晚期需要进行肾透析，也可以引起肾细胞癌。以上这些情况，需要引起医生和患者的注意。

大多数肾癌患者发生在 50～70 岁，儿童和年轻人很少患病。男性多见，一般为女性的 2 倍。认为主要原因是男性吸烟和接触有害物质的机会较女性多。

总的来说，肾癌在一定程度上是可以预防的。比如说，由于吸烟引起的肾癌大约占 30%，如果停止吸烟，这 30%的肾癌将可以避免发生。前面提到，肥胖和饮食因素二者都与肾癌发病有关，因此，如果我们能够保持健康的体重和吃适量的水果、蔬菜，则也可以减少个人患肾癌的机会。避免在各种场所接触有害化学物质如镉、石棉及一些气溶剂等，也可以减少个人患病的危险性。

十五、膀胱癌

膀胱是储存尿液的肌性囊状器官，位于小骨盆腔的前部，其形状、大小和位置均随年龄、性别及尿液的充盈程度而不同。成年人膀胱容量为 300~500 毫升，最大容量可达 800 毫升，老年人因膀胱肌张力减低而容量增大。膀胱空虚时呈锥体形，充盈时呈卵圆形。膀胱接受由输尿管从肾脏送来的尿液，蓄积达到一定量时再由尿道排出体外（图26、图27）。

膀胱肿瘤以恶性多见，其中 86% 以上来源于移行上皮细胞，未分化癌、鳞状细胞癌及腺癌则少见。发病原因主要包括职业接触、吸烟及某些代谢异常等。

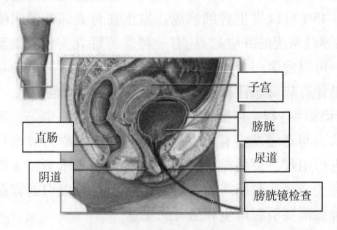

子宫

膀胱

尿道

膀胱镜检查

直肠

阴道

图 26　女性膀胱区侧面观

1. 职业接触　长期接触芳香族物质的工种，如橡胶、皮革、染料、油漆、颜料、纺织品等，其膀胱癌发病率增高。据有关统计，接触苯胺的工人发病率较普通人群高 30 倍；联苯胺、4，4-二氨基双联胺、4-氨基-双联胺、β-萘胺等均被认为是比较确定的外来致癌物质。这些物质进入人体后，经过肝脏代谢后随尿液排泄流入膀胱，再由 β-葡萄糖醛酸苷酶分解成 α-氨基萘酸，使其具有致癌作用，可以产生职业性膀胱癌。

2. 吸烟　吸烟是膀胱癌发病的最主要的危险因素之一。吸烟者患膀胱癌的机会较不吸烟者高2倍，膀胱癌死亡者中男性约半数和女性中 1/3 均与吸烟有关。烟草中的化学物质经肺脏进入血液，然后经过肾脏过滤在尿液中浓缩。这些化学物质可引起膀胱、尿道上皮损伤，进而可导致癌变。吸烟者如果又工作在有害的作业环境中，则患膀胱癌的危险性更高。

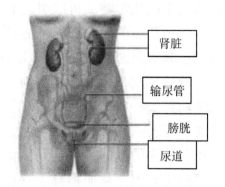

图 27　男性膀胱区正面观

3. 色氨酸代谢异常　有些人由于体内色氨酸代谢异常，可产生一些代谢中间产物，如 3-羟基-邻-氨基苯甲酸等，这些代谢产物经过肝脏的作用排泄进入膀胱，由 β-葡萄糖醛酸苷作用后，可以直接影响到细胞 RNA 和 DNA 的合成，因而具有致癌作用。在膀胱癌患者的尿液中这些物质浓度明显增高。近来研究显示，吸烟者尿液中的致癌物质色氨酸增加 50%，当吸烟停止后，色氨酸水平可恢复到正常。另外，维生素 C 可以减少吸烟者和不吸烟者体内色氨酸的活性。

4. 慢性炎症　尿路感染、肾脏和膀胱结石及其他因素引起的对膀胱黏膜长期的慢性刺激，都有可能引起膀胱癌，而且主要是鳞状细胞癌。有一种寄生虫病，叫作埃及血吸虫病，它可以进入膀胱，通常可以引起膀胱鳞癌。

5. 先天性异常　胎儿在孕期，肚脐和膀胱是由脐尿管连接着的。正常情况下，在出生前消失。如果在出生后这种连接仍保持的话，有可能引起膀胱腺癌。不过这种情况很少见。还有一种罕见的先天畸形，叫作膀胱外翻。即在发育过程中，腹壁与膀胱前壁缺失，膀胱后壁内面暴露于前壁的缺口，如此，膀胱容易遭受慢性感染，最终导致膀胱腺癌发生。

6. 某些中草药　传统的中医药包括一些食物制剂和草药治疗，与膀胱癌和肾衰发病有关。这些草药常作为减肥药使用。动物实验表明，这种草药中的化学物质可以引起DNA损伤，从而导致癌变发生。

预防膀胱癌的最好措施是尽可能地避免接触有害因素。首先是不要吸烟。其次是避免暴露于有芳香氨类化学物质的工作或生活环境，特别是橡胶、皮革、油漆、颜料、某些纺织品等工作场所，一定要做好安全防护。

还有重要一点就是要多喝水。近来研究表明，大量饮水可以减低个人患膀胱癌的危险性。这是因为额外的液体增加了尿液的产生，引起膀胱经常充盈，从而稀释了存在于膀胱中的致癌物质，同时还限制了致癌物质在膀胱中的停留及与膀胱黏膜的接触时间。一项研究表明，每天喝11杯水的人与每天喝6杯水的人相比较，膀胱癌的发生减少了一半。

十六、恶性淋巴瘤

恶性淋巴瘤是一种起源于淋巴造血组织的实体瘤。淋巴网状系统由三部分组成，即骨髓的干细胞、中枢淋巴样器官（包括胸腺及人体相当于鸡胚腔上囊的器官）、周围淋巴组织（主要是淋巴结、脾脏、鼻咽环、胃肠道和呼吸系统的淋巴滤泡等）（图28）。淋巴组织中含有淋巴细胞、浆细胞、巨噬细胞、网状细胞等。其主要功能是利用吞噬与免疫防御机制，消灭体外侵入的细菌、病毒等微生物及体内与抗原发生变异的细胞。临床上将恶性淋巴瘤分类为何杰金氏病（HL）和非何杰金氏病（NHL）两大类。

人体内的淋巴细胞主要来源于胸腺、淋巴结、脾脏、腔上囊和其他淋巴细胞集结处，是高等动物最主要的免疫活性细胞。淋巴细胞按其来源可分为两大类：一类为胸腺依赖性淋巴细胞，称为T淋巴细胞，在正常人体内发挥细胞免疫功能；另一类为B淋巴细胞，主要发挥体液免疫功能。T和B淋巴细胞是分别在淋巴结的副皮质区和淋巴滤泡中经特定抗原刺激后才逐步转化成不同类型的淋巴细胞的。淋巴细胞有时可以在血液中发现，但更多见于实质性的淋巴组织和器官中，在患者身上常常可以触到没有肿痛的肿大的淋巴结。发病原因主要与病毒、细菌感染、免疫功能障碍、环境污染及遗传等因素有关。

1. 感染 曾发现 EB 病毒（一种 DNA 疱疹病毒）与伯基特（Burkitts）淋巴瘤有密切关系。EB 病毒主要引起 B 淋巴细胞恶性变。在这类患者中，80% 以上血清 EB 病毒抗体滴度明显增高，而在非伯基

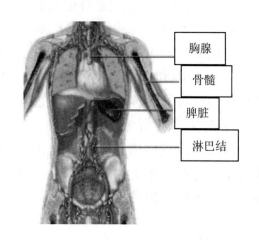

图 28 网状淋巴系统分布图

特淋巴瘤患者中抗体滴度增高仅 14%。另一类病毒性疾病即传染性单核细胞增多症也被认为与何杰金氏病有一定关系；在日本、美国东南部和加勒比海地区发现 HTLV-1 病毒是成年人 T 淋巴细胞瘤的病因；同样，另一类逆转录病毒 HTLV-V 与 T 细胞淋巴瘤—蕈样肉芽肿的发病有关；而 HHV-8 病毒则与体腔淋巴瘤有关。

胃幽门螺杆菌感染往往导致胃溃疡或/和胃炎，也增加了个人患淋巴瘤的机会。溃疡性结肠炎和 Crohn 病患者罹患淋巴瘤的危险性也会增加。

2. 免疫功能障碍 自身免疫性疾病，如系统性红斑狼疮、类风湿性关节炎都与恶性淋巴瘤发病有一定关系；一种叫作干燥（Sjogren 综合征）和产后甲状腺炎，可使大细胞性淋巴瘤发病率增加 60 倍；当人体免疫功能低下时，淋巴瘤患病机会也会增加。举例说，感染艾滋病的人比没有感染者患病率要高 50~100 倍。因为感染艾滋病后，人体的免疫功能明显降低。还有一种情况也可以引起免疫功能下降，那就是接受肾移植长期使用免疫抑制剂时，由于自身免疫功能障碍，增加了个人患淋巴瘤的危险性。

3. 化学物质 接触环境中污染的一些可溶性化学物质，如杀虫剂、除草剂及水中污染的硝酸盐类等，都可能增加患淋巴瘤的危险性。

4. 电离辐射　受到意外电离辐射照射后也有可能引起淋巴瘤的发生。在第二次世界大战中日本广岛和长崎遭受到原子弹辐射影响的人群中淋巴瘤性和组织细胞性淋巴瘤的发病率明显增加。

5. 遗传因素　调查中发现，恶性淋巴瘤也有明显的家族集聚性，如兄弟姐妹可同时或先后罹患淋巴瘤。在白基特淋巴瘤患者中，观察到染色体^{14}C长臂异常。

淋巴瘤没有传染性。淋巴瘤预防的关键是加强身体锻炼，增强机体免疫力，避免相关的病毒感染；慎用免疫抑制剂；减少或避免电离辐射及有害化学物质接触。

【作者简介】

陆建邦，男，河南省肿瘤研究院研究员、教授，河南省健康教育促进会肿瘤预防康复促进会副主任，河南省老区建设促进会理事，河南省健康知识进老区宣讲团成员、健康教育专家，《中国肿瘤》编委，中国卫生信息学会肿瘤学分会常委。原河南省肿瘤研究所副所长，河南省肿瘤防治办公室原副主任。

第二十章　保护头颅预防脑伤害

李世校

一、头颅的概念及重要性

一个很浅显道理，就是一个人要是没有了头，那他就没有了生命。我们的头为什么那么硬？那是因为我们的头外面是个大骨壳，里面是个大骨腔，控制生命的大脑就装在那里面，还浸泡在脑脊液里。这个骨壳我们称为头颅，所以我们保护头颅，就是保护我们所说的颅骨，预防脑伤害。

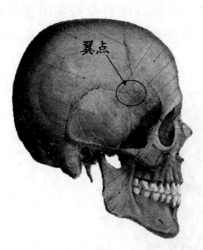
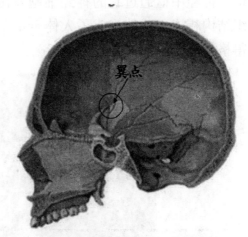

图29　头颅侧面观（从外面）　　图30　头颅内侧面观（从内面）

既然脑是人的生命，那就必须保护我们的颅骨不受损伤。表面上看我们头颅封闭得很好，外面还有一层厚厚的头皮，不会出问题。实际上不是这样，因为人体的颅骨是由23块颅骨互相嵌合而成。它在儿童时期骨缝很宽，所以脑在颅腔内可长大；到成年后，骨间嵌合处成锯齿状；到了老年后，骨缝互相愈合在一起后颅骨大小固定了，脑在颅腔内就不再长了。但颅骨有两处最薄弱：其一，是头颅的两侧，即太阳穴处是四骨相交处，而且内面有一条大血管通过其颅骨的内面，是最易损伤的地方；其二是颅底部骨缝太多，最薄弱、最易骨折，一旦发生骨折，就会发生七孔（两眼、两耳、两鼻和一个口腔）出血，并发生脑脊液鼻漏或耳漏，即脑脊液经鼻腔、耳内流出来，如果不能及时控制，很易导致颅内感染。所以，我们一定要保护好我们的颅骨不受伤害（图29和图30）。

二、奇特的脑结构

1. 脑的形态结构　从解剖学看，正常的脑由四部分组成：大脑、间脑、脑干、小脑。顶端有大脑，被大脑裹着的是间脑，向下它与脑干相连，脑干的后方是小脑，而脑干向下直接与位于椎管内的脊髓相连（图31）。除脊髓外，这四部分都位于颅腔内，这四部分构成神经中枢。神经中枢通过它的神经细胞发出的神经纤维与全身各个部位的组织结构相连，这就构成了人体全部的神经系统。所以，保护头颅就显得格外重要。

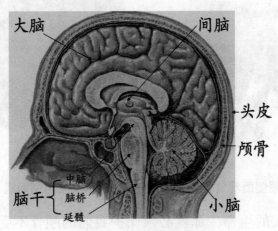

图31　颅脑的内侧面

2. 大脑的分叶与功能 人的大脑皮质特别发达，它占据了人脑的4/5。下面我们来具体研究它的特殊结构和功能。它由两个半球构成，每个半球都有五个叶。

（1）大脑半球分为五个叶，各有其功能。大脑分为两个半球，两者之间借粗大的神经纤维连接。每一个大脑半球又分为五个叶，即额叶、顶叶、颞叶、枕叶和脑岛（图32）。大脑半球每一个叶都有自己特有的功能：额叶主管人的思维和躯体运动及说话；顶叶主管人体整合机能和躯体的感觉等；颞叶主要管听觉及听性语言中枢；枕叶主要是管视觉；脑岛为大脑的岛叶，功能不明，可能与内脏活动有关。

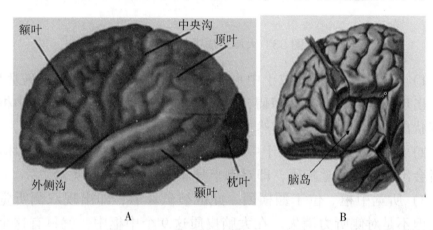

图32 大脑的外形和分叶

人的大脑两个半球的功能基本相同，但各有所侧重，交叉地管理着身体的左、右两部分。这种交叉管理有利于大脑对机体的"控制"，影响着人的不同的功能。由于大脑各个区域掌管的功能不一样，脑子受损的部位不同表现也不一样，大脑半球的运动中枢受损，就表现为人体的运动障碍（偏瘫），这就是人们见的最多的一种大脑病变形式。

（2）大脑管制中枢的位置和损伤后的临床表现（图33）。由于长期进化结果，大脑皮质的不同部位，形成了9个最重要的管理人体的控制中枢：躯体运动中枢、躯体感觉中枢、听觉中枢、视觉中枢、内脏活动中枢、说话中枢、听话中枢、阅读中枢、书写中枢。这9个中枢在大脑皮质中的位置是恒定不变的，一旦脑损伤波及这些中枢部位，就会产生相应的症状和体征，并且是不可恢复的。

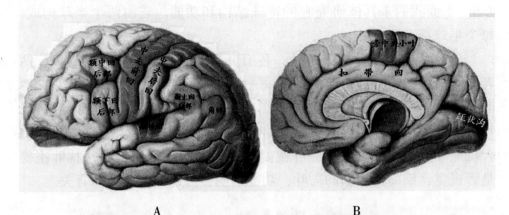

图33　大脑皮质中枢的定位

1）躯体运动中枢。位于中央前回及旁中央小叶前部。被破坏后，就会出现人体的偏身运动障碍，也就是偏瘫，即左侧躯体运动中枢破坏症状出现在右侧，反之亦然。

2）躯体感觉中枢。位于中央后回及旁中央小叶后部。被破坏后，患者会出现偏身感觉障碍，即对侧半身痛觉，温觉和触觉消失。

3）听觉中枢。位于颞横回。此区被破坏后，即出现双侧听觉减弱，但不是对侧听力消失。在大脑皮质这9个中枢中，就只有这个听觉中枢，接受双侧上行的听觉纤维，这是它的最大特点。

4）视觉中枢。位于枕叶距状沟两侧皮质。被破坏后，会出现双侧视野偏盲，两只眼各有一半看不见，这种现象叫同向性偏盲。

5）内脏活动中枢。位于大脑内侧面的扣带回。此区被破坏，就会出现内脏活动障碍。

6）说话中枢。位于额叶的额下回后部。被破坏时就会出现对侧说话障碍，患者丧失说话能力，自己不会说话了。这个症状多出现在优势半球，即善于用右手的人，说话中枢在左侧；而善于用左手的人，说话中枢在右侧。

7）听话中枢。位于在颞上回的后部。被破坏时就会出现能听见别人说话，但不理解话的意思，自己说话时也语无伦次。

8）阅读中枢。即视性语言中枢，位于顶叶角回。被破坏后即看不

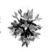

懂文字的含义，也就是我们说的睁眼瞎。

9）书写中枢。位于额中回的后部。此区被破坏时患者就不会写字了。

大脑除了这9个主要的中枢以外，大脑皮质的不同位置还有一些其他中枢，被破坏后也可产生症状，但一段时间后，有恢复的可能。例如，我有一个同学，她患了脑胶质细胞瘤，手术后，见到她的爱人，她知道他是她的爱人，但叫不出他的名字。我去看她，她知道我是她的同学，也叫不出我的名字。她的这种叫不出名字的病，称为名词性失语症。这个中枢位于颞上回的深部，她的脑瘤是长在外侧沟的深方，因为去除肿瘤时，破坏了颞叶的部分结构，使她损伤了这个中枢部位而出现这个症状。3个月后，她又慢慢恢复记忆，并且参加了外语学习班，取得了好成绩。

通过上述的讨论，我们知道了脑对人类生存的重要性，要保持脑健康，除了保护颅脑不受损伤外，还要保持脑的血液循环正常进行，那就必须知道脑血管有什么特点和如何保护它。这是因为这些中枢建的时间短，不太恒定，当此区被破坏时可出现症状，过一段时间后，可在被破坏区附近重建中枢。

3. 脑的血供特点

（1）大脑对缺氧特别敏感。脑是体内代谢最旺盛的部位，虽然脑的重量只占人体体重的2%，但脑的血流量占心搏出血量的1/6，耗氧量却达全身耗氧量的20%～25%。因此，脑细胞对缺血、缺氧最敏感，如果脑血流阻断5秒即可引起意识丧失，脑内一旦缺血、缺氧5分钟以上，生命95%无复活可能！一般而言，血氧、血糖水平过低或血中含有有毒有害物质时，都可在数秒内引起大脑功能异常。

（2）脑的血供特点保证了大脑对氧的需求。供应脑的动脉主要来自颈内动脉和椎基底动脉，这两动脉入颅腔后在脑的底部形成一个吻合的脑底动脉环（图34），然后由动脉环发出分支，供应脑的各个部分。这就不会因一个血管堵塞或外部压迫而发生脑缺血，从解剖结构上保证了颅内脑血液不间断地供应，保证脑的各部对血氧的需求。

（3）供应脑的动脉分为两组。

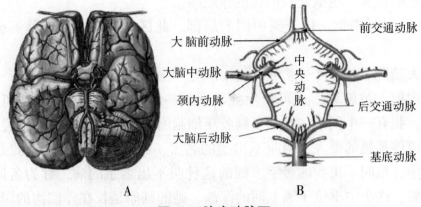

A   B

图 34　脑底动脉环

1）皮质支组：它包括大脑前动脉、大脑中动脉、大脑后动脉，营养大脑皮质、小脑皮质及其浅层髓质。这组动脉，主要是大脑中动脉发出的中央动脉，和内囊关系非常密切，有重要的临床意义。

内囊位于豆状核、尾状核和丘脑之间。为上行到大脑皮质和脑干的运动神经纤维、感觉神经纤维、听觉纤维及视觉纤维和下行到脑干和脊髓的神经纤维都是必经之处，而且有严格的定位关系。内囊一旦损伤，患者会出现对侧偏身感觉丧失、对侧偏身运动障碍（偏瘫）和偏盲的"三偏"综合征及听觉减弱。

2）中央支组：从大脑前、中、后动脉的近侧端发出，营养内囊、基底核和丘脑等。内囊的血液供应主要是来自大脑中动脉近侧端发出的中央动脉——豆纹动脉。大脑中动脉是颈内动脉的直接延续，血流量大，而豆纹动脉从大脑中动脉垂直分出，管腔纤细，管腔压力较高，当血压突然升高时，很易破裂出血。所以，供应内囊的动脉也叫大脑的出血动脉。内囊是脑出血的一个易发部位，临床上的脑出血多位于此（图35）。

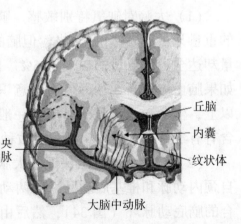

图 35　颅内脑动脉分支

三、功能奇妙的大脑

1. 激发潜能、提高智商　人脑的潜能是无限的，人脑中储存信息的容量是惊人的。人在长期的进化中，脑发展极致，特别是大脑，没有任何动物能跟人的大脑相比，如今计算机是一个很了不起的东西，所以又叫电脑，但是它是人创造的，电脑永远替代不了人脑。一般人，一生只发挥了自己大脑细胞潜能的 20% ~ 30%。只有不断地学习，不断地激发潜能，才能不断提高智商。要相信自己不是不聪明，只是潜能没有被充分开发（图36）。

控制机体中枢的大脑，还具有协调人体感觉、视觉、听觉、嗅觉、运动功能的能力。大脑也是思维的场所，人的思想、信仰、记忆、行为、情感都与大脑密不可分，正是由于

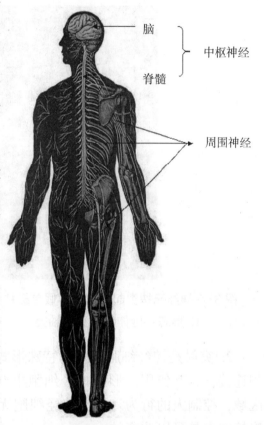

图36　人体神经系统分布图

有了大脑，人们才得以讲话、计数、作曲、欣赏音乐、识别几何图形、相互理解和彼此交流。

大脑还具有独立思考、攻坚克难、进行创新和善于想象的能力。当代脑专家指出：夜半，夜色浓重，闭目而思，几乎完全避免了来自视觉信息对大脑思维活动的干扰、刺激；静卧于被中，又能除掉来自触觉信息对思维的干扰，使大脑干扰减少到一天中最少的程度。此时，

将十分有利于大脑思维潜力最大限度地发挥，对问题的思考易于深入，易于突破，如再遇偶然和特殊因素的激发，还将有可能使大脑潜力获得超常水平的发挥，即产生灵感。所以，此时人们说的话，做的事，解决的问题，事后连自己都会感到惊讶（图37）。

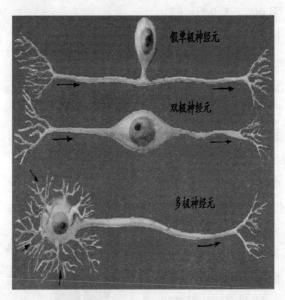

图 37　神经元按突起数目分：假单极神经元、双极神经元、多极神经元
1. 形态：胞体、树突、轴突　　2. 功能：接受刺激、传导冲动

2. 突触是神经细胞连接的特殊形式　神经细胞之间借助于突触互相连接，相互作用而形成神经细胞集群，这些集群则构成大脑的不同区域，控制人的行为。虽然神经细胞无法或很难再生，但突触之间的连接能力是可以改变的。

突触的功能非常奇特。如果你觉得你比几年前有了思维、记忆方面的变化，产生"今非昔比""物是人非"的感受，并非细胞新陈代谢的结果，而是大脑中 10^{11} 个神经细胞之间通过 100 万亿个突触连接，彼此通信作用的结果。突触连接的数目和连接强度决定了我们的感官思维记忆，也决定了我们对新信息的接收、保存能力。

这一切说明，大脑的结构是不能伤害的，一旦受到伤害，其功能就会受损。我们想要脑健康，就一定要保护颅脑不受伤害。

四、保持头颅内血液供应，预防脑伤害

1. 保护头颅免受撞击　若头颅受到撞击，哪怕是年轻时期的轻度撞击，也会使晚年时痴呆症增加。美式职业足球运动员发生与记忆有关的疾病比常人高 19 倍。

哥伦比亚大学的专家发现，年轻时头部受伤的人得脑退化症的机会是常人的 4 倍。另一项研究表明，意外跌倒受伤，5 年后发生痴呆症的机会增加 2 倍。乘车系安全带、戴头盔，家中防滑，不要冒险等，保护颅脑简便有效。除了保护脑不受外伤外，最重要的是一辈子保证脑血流通畅。

2. 保持脑血供应　保持脑血流通畅，维护脑健康，这是关系人生存的大事。前面我们提到过，人脑是绝对不能缺血缺氧的，一旦缺血缺氧，瞬间就会产生严重的临床问题，危及生命。若脑的一个小支缺血就会出现缺血处脑的坏死，如出现一个上肢不会动（即上肢瘫痪）。那么我们怎么来保护脑血管，保证脑的血管不受破坏，维护脑健康呢？除了上述保护头颅免受撞击外，还应学习颅脑基本知识，了解颅脑和脑血管的基本特点，建立预防脑疾病的措施。颅脑有病早发现、早就医、早诊断、早治疗，避免误诊误治。

3. 建立健康的生活方式

（1）合理饮食。多吃软化血管的食物，预防或减少心脑血管病变，特别是预防动脉粥样硬化、预防隐性血栓。及时治疗心脑血管疾病，保证颅脑血管畅通和大脑对氧的需求。

（2）适量的运动。特别是头部和颈部的运动，预防和减少颈椎的骨质增生，以免影响颈动脉对脑血流的供应。

（3）防止血压突然升高。维持血压始终处于稳定状态。因为血压突然升高，很容易导致颅内血管破裂，产生脑出血，这是导致脑损伤最多见的原因。

（4）调整好自己的心情。天天愉快生活，活出精彩，过好每一天，使身心处于乐观健康状态。提高生活质量，主要是身体健康（或带病）无痛苦，心理愉悦无牵挂，适应环境有贡献，平安幸福有尊严！

所以，只要我们避免头颅受外伤，大脑不受损伤，血管不硬化，管腔不堵塞，头部的血流保持通畅，那我们就有保持脑健康的基础、延年益寿的"本钱"。

【作者简介】

李世校，女，原北京医学院研究生毕业，从事脑血管研究，开创中国脑血管研究先河。郑州大学解剖学教授，研究生导师。全国教育系统劳动模范，原河南医科大学解剖学教研室主任，中国解剖学会河南分会原秘书长。

第二十一章　颅脑损伤诊治

楚功仁

颅脑损伤包括头皮、颅骨和脑组织损伤，是临床上的常见病。据统计资料显示，无论是在和平时期还是在战争年代，颅脑损伤的发病率都仅次于四肢损伤而居于全身各部位损伤的第二位，其死亡率和致残率则高居全身损伤第一位。近年来，颅脑损伤的发病率更呈快速增长趋势，如西柏林10年间颅脑损伤患者增加了3~4倍；我国南方医院急诊科颅脑损伤患者占40%；国内城市中因伤致死病例的60%由颅脑损伤引起。

从另一方面看，发病率虽在上升，而死亡率已开始下降。据某创伤性昏迷资料库的研究表明，重型颅脑损伤的死亡率已从20世纪70年代后期的50%左右下降到近期的36%。其重要原因是采用了一种"加强处理方案"，包括入院前"创伤性高级生命支持系统"，医院中的《重型颅脑损伤的处理指南》及《欧洲脑损伤联合体成人重型颅脑损伤处理指南》等。这些方案都为救治重型颅脑损伤的成功提供了有力的支持。近年来，由于多种先进监护仪器的问世和监护技术的发展，对指导临床治疗提供了很多有益的帮助。

一、现代颅脑损伤特征

1. 死亡率、致残率高　根据一些国外研究，轻度脑外伤的死亡率约为1%，中度为18%，重度为48%。最新的报道，重度颅脑外伤死亡率在19%~46%。在颅脑损伤致残病例中，相当一部分患者的生活自理能力差，需家人照顾。表现在以下方面：①朋友和社会帮助明显减少；②缺乏建立新的社会接触的机会；③交际活动能力下降；④焦虑和抑郁。目前，脑外伤已成为世界公众性卫生问题。

2. 伤情复杂　低血压和低氧血症是颅脑损伤患者的主要危险：重型颅脑损伤常兼有严重的胸、腹内脏伤，伴有四肢骨折者占 10%～20%，常并发低血压与休克，加重脑损害。严重颅脑损伤者，预后不佳。

3. 耗资巨大　有关颅脑损伤的治疗，美国每年所需总的费用为750 亿～1 000 亿美元。我国连续三年每年车祸死亡人数 10 万人以上，相当于一年消失一个小城镇；一年经济损失 33 亿多元，这足可养活100 万个下岗职工或使 200 万个贫困地区失学儿童重返校园。

4. 酒精和脑外伤　在 3/4 的脑外伤病例中，醉酒是一个复合致病因素。在某些国家或地区，至少有 25%的患者在受伤时伴有醉酒。

二、原发性脑损伤的原因、方式和机制

1. 颅脑损伤的原因　车祸、钝器与锐器伤、坠落伤、打击伤及枪伤均可造成颅脑损伤。当今，以交通事故损伤居多。

2. 外力作用方式与脑损伤关系的几个基本概念

（1）加速性损伤。运动物体打击静止头部（局部颅骨急剧内陷，直接撞击相应部位脑组织）。

（2）减速性损伤。运动的头部撞击静止的物体，如坠落伤等（除前述作用外，更有远隔部位的抽吸作用）。

（3）甩鞭性损伤。躯干静止，头部急剧前屈、后仰、左右摆动，导致脑损伤。

（4）冲击伤与对冲伤。冲击伤为发生在着力点附近的脑损伤；对冲伤为发生在与着力点远隔的相对部位的损伤。

加速伤造成的损伤多以冲击伤为主，而减速伤造成的损伤则多以对冲伤为主。重型颅脑损伤时，两者常同时存在。

3. 颅脑损伤的分类　颅脑损伤分开放性颅脑损伤与闭合性颅脑损伤。

开放性颅脑损伤是指头皮损伤合并开放性颅骨骨折及硬脑膜撕裂。闭合性颅脑损伤是指硬脑膜依然完整的颅脑损伤。

4. 颅脑损伤的处理原则　对于颅脑损伤的处理，应根据外力性质、作用部位、时间及伤情，尽快准确地做出判断。要妥善处理伤口，及时清创、止血、缝合和包扎。如有呼吸道阻塞、脑疝发生，应及时解决，然后做进一步处理。

5. 颅脑损伤的伤情评估　伤情按格拉斯哥（G、C、S）记分分类评估表5。

表5　格拉斯哥（G、C、S）记分分类表

睁　眼	记分	语言	记分	运动	记分
自发睁眼	4	回答正确	5	按吩咐动作	6
呼唤睁眼	3	回答错误	4	刺痛时能定位	5
刺痛睁眼	2	语无伦次	3	刺痛时躲避（屈曲）	4
不能睁眼	1	仅能发音	2	刺痛时屈曲（异常屈曲）	3
		不能发音	1	刺痛时伸直（异常伸直）	2
				无反应	1

伤情分类如下：

3~5分，特重型；6~8分，重型，昏迷6小时以上；9~12分，中型，昏迷30分钟~6小时；13~15分，轻型，昏迷30分钟以内。

三、原发性颅脑损伤

1. 颅骨骨折

（1）颅顶部骨折。常见有线状骨折、凹陷骨折、粉碎骨折、凹陷粉碎骨折。颅骨骨折需要根据骨折情况，分别做清创缝合、碎骨片摘除、整复等。

（2）颅底骨折。它分以下几种。

1）前颅凹底骨折。眼眶青紫，球结膜下出血，上下睑瘀血，青紫，呈现"熊猫眼"症状，可有脑脊液鼻漏，常伴嗅神经、视神经损伤。

2）中颅凹底骨折。耳后乳突部皮下瘀血，外耳道出血，脑脊液耳漏，常伴面神经、听神经损伤。

3）后颅凹底骨折。耳后或枕部软组织瘀血，脑神经损伤少见。

4）脑脊液漏。多发生在口腔颌面部损伤，伴发颅底骨折时，颅前窝骨折可出现脑脊液鼻漏，而颅中窝骨折可出现脑脊液耳漏。

对颅底骨折的诊断需要依据其临床表现，且对耳、鼻流出的清亮液体进行化验检查，根据其是否为脑脊液，即可确定诊断。

当出现脑脊液漏时，需要保证局部清洁，不可用液体清洗，更不可用棉球填塞，应保证其引流通畅。另外，需要注射破伤风抗毒素，以预防破伤风。同时采用抗菌药物预防感染。通过处理，颅底骨折多可自愈。如脑脊液漏1个月未愈合者，应请神经外科医师进行脑膜修补术。

2. 头皮血肿　头皮血肿包括头皮下血肿、骨膜下血肿、帽状腱膜下血肿。头皮血肿的类型与特点见表6。

表6　头皮血肿的类型与特点

血肿类型	大小	硬度	波动感	治疗
皮下血肿	小	硬	无	自行吸收
骨膜下血肿	以颅缝为界	中等	可有	自行吸收或穿刺抽吸、加压包扎
帽状腱膜下血肿	大	软	明显	穿刺抽吸、加压包扎

头皮血肿一般不需要特殊治疗。若头皮血肿较大，如帽状腱膜下血肿等，可行穿刺抽吸或持续引流。

3. 脑震荡　头部受到外力打击后立即发生的短暂（30分钟）的意识障碍，脑组织无明显器质性损伤，称为脑震荡。其主要症状是伤后意识障碍，一般不超过30分钟；常发生逆行性健忘；醒后常有头痛、头晕、恶心、呕吐、耳鸣、失眠等，神经系统检查正常。对脑震荡患者要根据临床表现和影像学资料排除器质性损伤。脑震荡一般仅需卧床休息，对症治疗，均可自愈。

4. 脑挫裂伤　头部受到外力打击后，脑组织发生的器质性损伤。

好发于额极、颞极及其底面，可有轻重不同的皮层组织碎裂、坏死和出血，软脑膜血管也可同时破裂，常伴发脑水肿和血肿形成。脑挫裂伤可发生在直接打击的冲击部位或对冲部位，多有血压、呼吸、脉搏、体温等生命体征的变化。常有程度不等的意识障碍，一般在 30 分钟以上，其程度与时间和伤情有关。患者多有头痛、头昏、恶心、呕吐、视乳头水肿等颅内压增高及癫痫症状。检查可见神经系统器质性损伤的相应表现，如感觉或运动障碍、失语、病理性反射、一侧或两侧锥体束征及脑膜刺激征等。

对于脑挫裂伤，主要治疗原则为镇静、脱水、止血及防止感染和失血性休克，保持呼吸道畅通。应注意的是，患者如确诊为脑挫裂伤，口腔颌面部损伤的处理已退居次要地位，此时应密切观察患者的意识、瞳孔、血压、脉搏、呼吸等变化情况，并注意是否有神经定位症状出现。必要时请神经外科专家会诊。

5. 原发性脑干损伤 外力打击造成的中脑、脑桥或延髓损伤称为原发性脑干损伤。

脑干损伤后立即出现较深且持续时间较长的意识障碍；常有去大脑强直，阵发性或持续性四肢过度伸直，头部后仰，甚至呈角弓反张状；体温升高；瞳孔可正常、缩小（脑桥瞳孔），散大，大小多变，不圆，双侧不等大等；呼吸节律紊乱，抽泣样呼吸，甚至呼吸停止；心率加快、不齐，脉搏细弱；有颅神经损害表现，典型者出现交叉型麻痹。影像学检查显示，脑干水肿或有小出血灶。

对脑干损伤者需要保持呼吸道通畅、脱水、给氧和神经营养剂应用等。

6. 弥漫性轴索损伤 在旋转、剪力等特定外力作用下脑组织发生的以神经轴索断裂为主的一系列病理改变，称为弥漫性轴索损伤。弥漫性轴索损伤患者昏迷常大于 6 小时，影像学可见皮质下、胼胝体、基底节、小脑、脑干散在出血点，中线无明显移位。影像学表现常与临床表现不一致（影像轻，临床重，预后差，死亡率可达 50%）。

对于弥漫性轴索损伤患者应保持呼吸道通畅，脱水降颅压，改善微循环，神经营养剂应用等。如果出现一侧瞳孔散大，CT 检查显示脑中线明显移位者，可考虑手术治疗，但疗效多不理想。

四、颅脑损伤常见的继发病变

1. 外伤性颅内血肿　按血肿所在层面分硬膜外血肿、硬膜下血肿、脑质内血肿、脑室内血肿。按发现血肿的时间分特急性血肿（5小时以内）、急性血肿（3天以内）、亚急性血肿（4天~3周）、慢性血肿（3周以上）。按血肿所在部位分为额叶血肿、颞叶血肿等。

颅内血肿的一种特殊类型是迟发性颅内血肿。迟发性颅内血肿是指伤后影像学检查或手术治疗时未发现该部位血肿，而数天后才出现的颅内血肿。

外伤性硬膜外血肿典型的临床病程为患者伤后出现不同程度的昏迷，然后逐渐恢复，经过一段时间清醒期后，患者感到头痛、呕吐、躁动不安或嗜睡，再次进入昏迷状态。检查常可见脉搏、呼吸缓慢，血压上升，患侧瞳孔散大，对光反射迟钝或消失，对侧偏瘫，腱反射亢进，出现病理性反射。其他类型的血肿表现多不像硬膜外血肿典型，可表现为持续昏迷、逐渐加重等，部分患者也可以没有昏迷。CT 检查对颅内血肿的诊断有决定性意义，可显示颅内血肿及其部位、大小、中线、移位情况等。

患者如确诊为外伤性颅内血肿，具有手术指征时，应立即进行手术治疗。外伤性颅内血肿的手术适应证包括：①出现意识障碍或原有意识障碍逐渐加重者；②一侧瞳孔散大者；③CT 检查显示血肿大于 30 毫升（幕下血肿大于 10 毫升）者；④中线移位超过 0.3 厘米者。

外伤性颅内血肿患者治疗的预后与颅内血肿类型有关，硬膜外血肿预后较好。这是因为硬膜外血肿较少合并脑挫伤，即使合并脑挫伤，其程度也往往较轻。

2. 脑水肿　外伤性脑水肿多与脑挫裂伤、颅内血肿伴发，尤其是常与硬膜下血肿或脑质内血肿合并存在，而且伤情越重，水肿程度也越重。脑水肿导致颅内压增高，临床表现为头痛、呕吐、视乳头水肿，严重时会出现脑疝。

对于无手术指征的脑水肿的治疗，主要是应用脱水药，如甘露醇、速尿、甘油果糖等，其中以甘露醇的应用最为普遍。但甘露醇长期大量应用可能导致肾功能损害，用药期间应注意对肾功能的监测。常规脱水药的应用也会导致水、电解质紊乱，也应注意观察。激素对脑水肿的作用，神经外科界存在争论，用或不用可根据患者病情决定。

【作者简介】

楚功仁， 男，河南省人民医院教授、主任医师，河南省老区建设促进会理事，河南省人民医院神经外科创建者，并曾任神经外科主任、医院大外科主任，曾任政协河南省委员会常务委员、河南省医学会常务理事，河南省神经外科学会副主任委员等。

第二十二章 学习健脑知识，维护脑健康

周　刚　杨龙鹤

一、珍视脑健康，谨防颅脑病

脑是人体的"指挥部"，是生命的中枢，脑健康直接关系到身体健康，要身体健康，需要从"头"做起。在我们生活中，经常可以看到，人到老年时，有些人仍然是头脑清晰，思维敏捷，行动自如；而有些人则思维不清，反应迟钝，行动不便。头脑清晰的人，对周围事物认识清，认知强，接受新知识快，生活方式健康，自我生活能力强，容易保持健康的水平；头脑不清晰的人，对周围认识模糊，认知差，不易接受新知识，生活方式不易健康，生活能力差，影响了健康水平。大家可能有一个感觉，文化程度高的人，经常学习和动脑筋的人，到老年时还是头脑清晰，不糊涂；而文化程度低的人，不经常学习和动脑的人，老年时容易头脑不清晰，容易糊涂，严重影响身体健康。由于我国城市与农村受教育水平差距较大，在农村看到的因脑不健康而影响身体健康的事例较多。

为了唤起公众对脑健康的重视，中华医学会脑健康专业委员会的百余位著名专家、学者联合发出倡议：从 2000 年起，将每年 9 月定为"脑健康月"，每年 9 月 16 日定为中国"脑健康日"。

俗话说"要长寿，先养脑，养脑度百岁"，人体健康首先应该是脑健康，从"头"做起。当前，有关人类脑研究、脑健康问题，已经成为世界发达国家关注的热点。国际脑研究组织第四届神经科学大会，

把21世纪称为"脑的世纪"。美国提出"脑的十年"；日本提出"理解脑、保护脑、创造脑"的口号，日本脑研究会还提出，研究脑，以揭示脑功能、防治脑疾病和开发人工智能为支柱。

人类对自身机体解剖结构与生理功能的关系，已经认识得比较清楚，但对脑部组织的结构与大脑思维功能的关系研究还有很长的路要走，未知的还很多。随着计算机（电脑）技术的普及和提高，越来越多智能技术运用在生产和生活中，人们更关注人体脑部的研究，脑部神经网络与人体思维和智能的关系更吸引科学家们去探索研究。2014年诺贝尔生理学奖授予了从事电脑神经网络研究的3位科学家，可见脑部科学与我们人类医学的发展和人类健康关系，越来越引起广泛的关注。

脑健康的范围非常广泛，所有的脑病及神经系统引起的一些亚健康状态都属于脑健康的范畴。据有关部门统计，我国的脑病患者正逐年增加，目前已达400余万。这已引起了社会各界的广泛关注。很多朋友会觉得，脑部疾病是中老年人的常见病和多发病，跟年轻人没多大的关系，其实并非这样。珍视脑健康，预防颅脑疾病，不分年龄、性别、职业和地区，关系每个人。

最近国内流行的几句话，其中有三句是："配备两个'保健医生'，一个叫锻炼，一个叫乐观。记住'两个秘诀'，一个是健康的秘诀在早上，一个是成功的秘诀在晚上（早上去锻炼，晚上读书、思考、记日记）。追求'两个极致'，一个是把自身潜力发挥到极致，一个是把寿命延长到极致。"这三句话简明扼要地指明了人生的奋斗目标、实现目标的途径和方法，这三句话句句都关系到脑健康。

人的一生，能否把个人潜力发挥到极致，把寿命延长到极致，关系到个人的命运。个人的命运首先决定于自己的脑是否健康！脑健康就掌握在自己手里！人人需要珍视脑健康，人人需要谨防颅脑病！人人需要学习健脑知识，人人需要践行维护脑健康！

二、老年人脑健康的六条标准

国内专家经过讨论，参照世界卫生组织制定的老年人健康标准，提出中国老年人脑健康六好标准。六好标准为：

（1）表达好，即有与年龄相符的思维和表达能力。

（2）气色好，气色润泽，无贫血，无黯淡面容。

（3）睡眠好，每天睡眠6小时左右能解乏，白天没有昏昏沉沉的感觉。

（4）自理好，着装整洁，能自主料理日常生活。

（5）行为好，心态平和，语言不偏激，能遵守社会规范，能正确处理家庭矛盾。

（6）参与好，能与社会相融，能参加家庭和社会活动。

大脑可以重塑，锻炼大脑可提高生活质量。现在有证据表明，大脑随时都可以根据个人的经历进行重塑，这种"神经可塑性"可提高生活质量。特定的大脑训练，如同体育锻炼一样，不仅可以改进大脑的功能，还能给大脑结构本身带来变化。

研究发现，一些世界著名文学家、科学家，由于勤用脑、善思考，他们大脑上的沟回比一般人多而深，脑细胞衰老过程也相对缓慢。用电子计算机横断扫描显示：经常用脑的人比其他同龄人脑萎缩程度要轻得多。

三、如何维护脑健康，延缓衰老

有些老年人常会抱怨"记忆力越来越不好""大脑老得比年龄快"。延缓大脑衰老，保持活力和记忆力，这关系到个人的健康长寿问题。除了请教医生，自己更要主动学习有关健脑知识，懂得健脑的一些基本技能，自觉维护脑健康。

1. 勤用脑、善思考　大脑不怕用，就怕犯懒。喜欢思考的人，大脑会勤奋工作；不爱动脑子的人，大脑成了懒汉，脑细胞死亡速度会加快。法国著名的图卢兹老年大学的校训："停止学习之日，即是开始衰老之时。"让大脑动起来的方法很多，问题是个人是否能了解它，是否会应用它。

读书有益健康，勤用脑者长寿，这是事实，但绝非开卷就有益健康，读读书就会长寿。只有有目的地去善读、选读，读进脑，勤思考，读得津津有味，读得出神入化，感悟读书的乐趣，升华心灵世界，才能保持生命的活力，始有益于脑建康。读书有助于刺激脑神经细胞间的联系，促进大脑思维，延缓大脑逐渐衰老，如同为大脑做"保健操"。

"超强大脑"是训练出来的。在日常生活中，把读到或听到的笑话转述给别人，打麻将、玩扑克（适度）、玩电子游戏、下棋、猜谜语、聊天、学外语，或经常用外语等，这些都能促进大脑思维活动，都有助于刺激脑神经细胞间的联系，活化大脑，延缓衰老。

脑部扫描显示，经常深思的人，在年龄渐长时，脑退化症的典型症状——认知衰退和脑萎缩比较少。美国宾夕法尼亚医学院的 Andrew Newberg 教授说，记忆力有问题的长者，若每天做 12 分钟的瑜伽冥想，实践 2 个月，便可改进血液流通和思考功能。美国加州大学的 Gary Small 教授用核磁共振证实，上网搜索比阅读书本更能刺激长者的大脑。最令人惊讶的是：55～78 岁的新手，只要一个星期每天上网 1 小时，便能活化大脑的主记忆和学习中心。美国芝加哥鲁殊大学医学中心的 David Bennet 博士认为，如果有丰富的认知储备，一个人可以有明显的脑退化症的病理学体征，但没有痴呆的病状。

总之，自己不要无所事事，要没事找点事做，有空就想事，不要让大脑闲着，就可延缓大脑的衰老。科学用脑，积极思考，肯于钻研，则可以发挥大脑中脑细胞的潜能，延缓衰亡，从而有助于健康长寿。因此"活到老，学到老"的格言，不只是提倡人们爱学习，它对人的身体健康也大有裨益。

2. 提供"优质燃料"——"健脑食品" 脑力活动是高级神经活动，需要供给"优质燃料"。人脑的主要成分是蛋白质、脂类（卵磷脂为主）及维生素 B_1、烟酸等。因此，膳食营养除了满足大脑需求的能量外，还要注意供应充足的营养物质，提供优质健脑食品。

饮食与智力关系密切，即便遗传基因完全一样，大脑的思维能力也会因为身体状况的差异而不同。大脑的思维需要持续稳定的能量供应，这就需要稳定的血糖水平；大脑神经细胞之间进行信号传递，需要神经递质的帮助，而神经递质的制造需要相关氨基酸，还需要多种B族维生素参与合成工作；大脑神经细胞的氧气供应需要良好的血液循环；大脑细胞含有大量DHA（学名二十二碳六烯酸，是大脑营养必不可少的高度不饱和脂肪酸，它除了能阻止胆固醇在血管壁上的沉积，预防或减轻动脉粥样硬化和冠心病的发生外，更重要的是对大脑细胞有着极其重要的作用。它占了人脑脂肪的10%，对脑神经传导和突触的生长发育极为有利）等不饱和脂肪酸，这就需要膳食中的脂肪酸供应。

上述种种与大脑活动相关的维护工作，都与人们的长期饮食习惯密切相关，而且随着年龄的增长，饮食对思维能力的影响会越来越清晰地反映出来。

（1）优质蛋白和卵磷脂。卵磷脂主要存在于鸡蛋、大豆和动物内脏中。科学证明，大豆卵磷脂更优于蛋黄卵磷脂，它更易于运输胆固醇，使其不易沉积于动脉血管的管壁上。猪瘦肉、牛肉、鸡肉、鱼虾、小米、杂粮等都是构成脑细胞及提高其活力的重要物质。

（2）坚果类食品。坚果类食品包括花生、葵花子、芝麻、松子等，它们含有大量蛋白质、不饱和脂肪酸、卵磷脂、无机盐、维生素等，对改善脑营养非常有益。

特别值得一提的是，那些外形与大脑十分相似的坚果如核桃等，它含有丰富的 $\omega-3$ 脂肪酸，还含有神经传递素，是脑神经营养的佳品。类似核桃功能的坚果还有杏仁、榛子、巴旦木、腰果等。

在其他健脑食物中，更不能忽略绿色蔬菜和水果。绿色蔬菜中的维生素含量最高，其中的维生素 B_6、维生素 B_{12} 可防止类半胱氨酸的氧化。黄花菜、大枣等都是良好的健脑食品。

大蒜中的成分与人体内的维生素 B_1 结合能产生"蒜胺"，这种蒜胺能促进和发挥维生素 B_1 的作用，增强糖类氧化功能，为大脑细胞提供足够的能量，健脑益智，使思维敏捷。

（3）拒绝"垃圾"食品。维护脑健康还要拒绝垃圾食品，避免饮食结构影响智商。常见的"垃圾"食品有：油炸类食品，腌制食品（酱菜、酸菜），加工类肉食品（肉干、肉松、香肠），饼干类（不包括低温烘烤和全麦饼干），烧烤类食品，冷冻甜品类（冰淇淋、雪糕等），话梅蜜饯类，罐头类，方便食品（方便面、膨化食品）等。这些食物在加工过程中添加了较多的添加剂，为了达到加工目的，有些成分加入较多（如盐分）；同时，加工方式也影响到食物"营养"，如油炸和烧烤。

3. 合理饮水，感觉愉悦　水是生命的源泉，人对水的需要仅次于氧气。人体细胞大部分是由水构成的，儿童的体内，水占人体体重的80%；成人体内所含水量为体重的 60%~70%；老年人也有 50%。血液、淋巴液中 80% 以上是水。水在胃内如同清洁剂涤荡着胃内的残渣，病原菌因此无处安身，难以形成致病的群体，失去致病的机会。水在小肠内，80% 以上被吸收进入血液。新饮进体内的水，约经过 21 秒就能到达身体的每一个角落，促进全身的吐故纳新。水可以防止血液变稠，减少血栓危险。水可谓健康的"万能险"。

一个人若多日不食但有水分的补充，仍可维持生命 20 多天，但如缺水几天，身体失水 20%，就可引起死亡。人体缺水首先损害肾脏、肝脏，增高血液黏稠度，影响血液循环；还易导致眼干、舌燥、皮肤粗糙、易过敏等问题；如果大脑缺水，就不能集中精力工作。所以，正常人每天都需要及时补充水分，才能达到排毒、稀释血液、营养大脑和维持生命的巨大作用。

澳大利亚墨尔本大学神经科学家的研究显示，在口渴时饮水，人们普遍感觉愉悦，这是因为大脑中与情绪决策有关的区域被激活了；在不口渴时，如继续饮水会感觉很不舒服，这是由于大脑中与运动控制和协调有关的区域被激活，会向肢体发送停止饮水的命令。这里所说的缺水是指细胞缺水，补水实际上是给细胞补水，其中包括脑细胞，让细胞的功能恢复、活化。喝水不是为了解渴，而是让其参与新陈代谢，吐故纳新。问题是，喝什么水来维护脑健康，这是当今值得注意和研讨的问题。

（1）提倡喝白开水。基于实验结果，专家总结出喝白水的好处有：能帮助大脑保持活力，把信息牢牢存到记忆中去；可以提高免疫系统的活力，对抗细菌侵犯；能刺激脑细胞神经突触生成，对抗体内抑郁的物质；水是制造天然睡眠调节剂的必需品，能预防心脏和脑部血管堵塞。经常喝白开水没有任何副作用。一定要喝烧过的开水，是喝凉的、温的还是热的，依据个人习惯而定。

饮水时值得注意以下事项。

1) 天然矿泉水中含锂、锌、硒、碘等人体必需的微量元素，煮沸后的水因产生沉淀，对人体有益的钙、镁、铁、锌等会明显减少，因此对符合标准的饮用水宜生喝。

2) 养成喝水习惯，不要不渴不喝水。殊不知，当你感到口渴的时候，你的身体至少已经流失了 1% 的水分。越不注意喝水，喝水的欲望就会越低，人就会变得越来越"干旱"。所以，不管渴不渴都要及时补水。外出时手里带上一瓶水，随时喝一口；办公室或家里多放上几个水杯，见缝插针，有机会就喝。

3) 不要常年喝纯净水，纯净水不含一点矿物质，对身体并不好；不要多喝汽水、瓶装水、可乐类饮料。

4) 在夏季，老年人如果为了避免中暑而单纯补水，结果可能适得其反，更易中暑。这是由于人体内的盐分浓度降低后，会大量排尿，而老年人感觉迟钝难以发现自己的脱水症状，所以更易中暑；也不要过度饮水，一次喝水太多，不仅会增加肾脏负担，而且还会使体内钠离子浓度过低，导致低钠血症和脑水肿，有可能引起水中毒。

老年人如出现以下症状之一，应警惕隐性脱水：皮肤干燥、口腔发黏、缺少唾液、出现便秘，捏指甲后指甲下痕迹保留 3 秒以上，小腿水肿、袜子口在小腿上勒出的痕迹保留 10 秒以上。

(2) 饮茶有益脑健康。据阿茨海默症协会报告，对老年人而言，每星期一杯红茶或绿茶就可以把认知衰退减少 37%。瑞士巴塞尔大学的研究人员称，他们有证据表明，绿茶提取物能增强和改善认知功能，尤其是工作记忆。绿茶效应的机制是增强大脑效应链接，即一个大脑区域对另一个大脑区域的因果影响。但只有泡茶才有效。

对百岁老人长寿诀窍调查中发现，有四成百岁老人，长寿诀窍是一生嗜茶如命，有八成百岁老人有饮茶习惯。新加坡国立大学的研究人员历时 12 年，对 63 257 名 45~75 岁的新加坡华人进行跟踪调查，

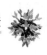

发现与没有喝茶习惯的人相比，经常喝红茶的中老年人患帕金森综合征的概率降低了71%。

喝茶为什么能延年益寿？这是因为：①喝茶能抗氧化。茶的抗氧化试验证实，一杯300毫升的茶，它的抗氧化功能相当于一瓶半的红葡萄酒，相当于12瓶的白葡萄酒，相当于12杯的啤酒，相当于4个苹果。②茶内的茶多酚具有抗衰老、抗癌、抗菌的作用。据日本科研人员试验结果证实，茶多酚的抗衰老效果要比维生素E强18倍。4 000多篇权威部门发表的"茶叶抗癌"专题论文证明，茶多酚的主要成分没食子酸酯（EGCG）几乎是所有癌症的克星。③同时研究发现，茶水与治癌药物同服会提高药物疗效。日本昭和大学的医学研究小组研究发现，在1毫升稀释至普通茶水1/20浓度的茶多酚溶液里，放入10 000个剧毒大肠杆菌O157，5小时后细菌全部死亡。

茶叶内的茶多酚在绿茶中的含量比红茶高。因此，每天饮茶，长期饮用，能强身健脑。

喝茶会让你莫名其妙地开心。茶中的氨基酸会促进多巴胺的大量分泌，而多巴胺是主导人体情感、愉悦感、性欲等的物质。喝茶的愉悦感是不自主的，不受意念控制的。

值得注意的是，不要饮罐装茶，罐装茶没有抗氧化作用；不要饮用高糖饮料；也不要饮用含铜高的水，它可以使老年人患痴呆症机会增加。

4. 脑力适量运动，养神健脑 从事劳动强度大的职业，连续工作时间过久后，会感到头晕头痛，脑子不灵活，注意力不集中，这是用脑过度的表现。因为，大脑集中精力工作时间最多只有25分钟，每20~30分钟工作或学习后，就要主动休息10分钟。当自己觉察到这个问题时，要马上调整自己的工作，做些别的事情，转移一下注意力；尽管还在工作，但工作性质的变换可使脑子像看电视换个频道一样，一下子就没有那么累了。

在工作的地方站起来，原地踏步，抖一抖身子，伸一伸懒腰等，让肌肉颤动起来，在肌肉收紧和放松的过程中，使上肢瘀积的血液回归心脏，输往大脑和身体各处，都有利于养神健脑。

要经常在户外做有氧运动，如走路、散步、慢跑、骑车、跳舞、打拳等，在呼吸新鲜空气的同时，也能舒筋活血，解乏醒脑，改善人的长期记忆力。长期记忆力是指人们能够记住 30 秒之前发生的事情。

手指是人的"第二大脑"，手指与大脑连接的神经最多。运动手指可以有效地刺激大脑，延缓大脑神经细胞的死亡时间。方法是：反复握拳和有力地伸展手指；交替按摩指尖；手中经常玩弄健身球或山核桃。

外力刺激能让大脑迸发灵感。在古装戏剧中，一些人在想问题时，一边来回踱步，摆动帽子，一边用手的食指和中指敲击前额；在现代生活中，人们在思考问题时，也喜欢用手拍脑门，边拍边思索。研究发现，这种下意识的动作有一定科学道理。解剖学和组织学证明，在人的大脑额叶内侧面，靠近脑门的地方，有一个属于边缘系统的扣带前回，位于被称为"认识与情绪的交互作用的界面"的布罗德曼 24 区。它是人类顿悟或灵感迸发的发动者，启动时间是 0.38 秒，整个顿悟过程完成约需 2 秒。当人感觉"山重水复"时，手拍脑门，就像拳击前胸以复苏心跳一样，刺激扣带前回使其生物电活动增强，尽快启动顿悟和灵感，呈现"柳暗花明"。当然这个"迸发的火花"必须在丰富知识积累的基础上。同样的道理，摇头晃脑、用手抓挠头皮等也有类似的作用。

如果中年人养成规律运动的习惯，到了老年阶段，可明显降低患痴呆症的风险。对已患痴呆症的患者，运动可帮助患者改善认知功能和日常生活行为能力。

美国匹兹堡大学的研究人员发现，即使进入老年阶段，大脑仍然可以改变。尽管会出现萎缩和认知能力下降，但不像人们从前认为的那样不可逆转。他们对 120 名 55~80 岁的男女进行实验，这些人每周进行 3 次，每次 40 分钟的散步。实验一年后，大脑扫描显示，包括"海马体"在内的大脑核心区域最多增长了 2%。研究人员解释，这一增长相当于年轻了两岁，这一改变，标志着大脑健康的"巨大"改善。记忆中心"海马体"是阿尔茨海默病最先摧毁的大脑区域。而对照组实验对象（做一些简单的伸展运动）的同一大脑区域却萎缩了

1.5%。大量的研究指出，下肢的活动可以交叉刺激相对的一侧大脑皮层的活动。每天只要做一些简单的小事情，就有可能把脑退化症发病机会降低。

医学研究表明，大脑活动所需的能量主要来源于糖类。运动能使人食欲增加，提升消化功能，促进食物中淀粉转化为葡萄糖。同时，运动能加强血液循环，从而将更多的葡萄糖运送到大脑，以保持大脑的活力。因此，中老年人常运动可预防大脑功能衰退。

5. 睡眠能提高智商

（1）睡眠有利于记忆储存和恢复。智商是智力商数的简称，即一个人的智力年龄与实际年龄的比值乘以 100。通过一系列标准测试，判定人在相应年龄段的智力发展水平。一个人的智商高低受很多因素影响，睡眠是其中之一。尤其是年龄小的学生，其智商的高低、学习成绩的优劣，与睡眠充足与否有直接关系呢。

研究发现，人经过夜间充足的睡眠，大脑得到了很好的休息，早上醒来半小时后，是人一天中智商最高的时候。当大脑工作 5 小时后，到中午 12 时，大脑疲劳，智商比较低。到晚上 10 时，大脑工作了一天，非常疲惫，此时人的智商也最低。充足的睡眠，能让大脑核蛋白合成增多，清除脑内废物，有利于记忆储存和恢复，提高智商。

（2）睡眠清除废物，能健脑防病。大脑的废物中，有一项非常令人害怕的物质，就是 β-淀粉样蛋白，它会导致阿茨海默症。如果缺乏睡眠，没有适时清除大脑毒素，就有可能增加染病风险。大脑为了保护自己，在清醒时，所有能量都必须耗费在思考上，只有在睡眠时，才能利用演化的睡眠机制，实施保护措施，降低疾病发生率。

一晚的糟糕睡眠，对大脑的损害相当于头部遭到了一次严重的撞击。睡眠时做梦是正常的现象，睡醒后，经常回想一下自己所做的梦，想想梦中的情节，也能起到增加脑活力的作用。

6. 保持乐观心态，增强脑细胞活力　积极的心态和愉悦的心情有助于增强脑细胞的活力，提高记忆力和思维能力，有利于护脑。不少人在繁忙的工作中，都会念叨"累死我了""烦死我了"或"活着没有意思"……其实是焦虑、消极的情绪，不利于大脑的健康。

（1）生活要有目标。高质量的生活，就要在身体使用期内制订生活目标，珍惜现在，活出精彩，过好每一天！例如，确立健康长寿的目标。健康长寿总目标是120岁，然后再分解成各个阶段，中年人健康地干到退休，即55~60岁；已退休的，健康地活到全国人均寿命，即75岁以上，不拉全国人均寿命的后腿；已经75岁以上的，健康活到90岁；已经90岁以上的，那就要向100~120岁冲刺！这样就会远有大目标，近有小标杆。然后把小标杆分解到每年、每月、每一天，这样会使自己感到天天有"任务"，时时有活干。这一切使个人感到，自己始终没有离开工作和生活，自己每天所做的每一件事情，都在为实现健康长寿的目标而努力，在造福社会中体现自己的才华和品质，在创造温馨和睦的家庭中享受天伦之乐，使自己的身体得到锻炼，心理达到平衡。阶段性进展，会增添实现大目标的信心。

美国芝加哥拉什大学医学院老年痴呆症研究中心科学家发现，那些生活目标更大、更明确的人，其大脑认知能力下降速度比那些生活目标模糊或者没有生活目标的人减慢大约30%。所以生活有目标，可减缓大脑认知能力衰退。

（2）要融入社会，保持一颗童心。要多走出家门，参加一些社会活动，特别是文体活动，即使自己当个旁观者也比不闻不问、不参与好；要培养广泛的爱好，如绘画、书法、唱歌、跳舞、集邮等，而且要力争做出一些成绩。每天的生活充实了，自然无暇顾及生活中的烦恼琐事，心情也会随之开朗起来。要多同年轻人在一起，并努力接受一些新东西，这样在心态上会一直保持年轻乐观。

当一个人想象回到童年时，大脑更容易出现一些"稀奇古怪"的想法。把自己想象成孩子，多回忆过去，翻出过去的照片、纪念物、信件，回忆当时的时间、地点、情况、事情发生的来龙去脉，深入挖掘脑中所有相关的记忆。

（3）笑对世界，保持大脑活力。笑容本身就是保健操，可传递积极的情绪，以拯救我们紧张的神经和疲劳的大脑。"笑"是保持大脑活力的好方法。有人发现，当人们看完一段惹人发笑的喜剧短片后，能够比平时多解决20%的问题。

法拉第治愈头痛的启示：这是一则幽默治病的实例。英国著名物理学家迈克尔·法拉第，晚年时经常头痛，曾四处求医都无济于事。后遇到一位医生，医生详细询问病史后，发现法拉第头痛的主要原因是整日忙于研究、阅读、写论著，几乎无空闲时间，他为了节省时间，拒绝参加一切与科学无关的活动，甚至辞去皇家学院主席的职务，把整个身心都用在科学事业上，身体极度疲惫，精神极度紧张，健康极度透支。医生给他开了一张处方，上面只写了一句话："一个丑角进城，胜过一打医生。"法拉第从中悟出了道理，并得到了启发，于是经常去剧院看喜剧。丑角的精彩表演和幽默独白，让他笑得前仰后合，大笑之后，精神为之振奋。不久，他的头痛病竟不治而愈了。

　　目前，临床上对许多疾病采用心理疗法，解除患者的疑虑，化消极情绪为积极情绪，使患者树立战胜疾病的信心，已取得了意想不到的延年益寿和抗衰老的效果。像法拉第这种原因引起的头痛病，吃药是治不好的。针对他引起头痛的原因，采取釜底抽薪的措施，消除大脑的过度劳累，才会有效治愈头痛。

　　（4）不断更换环境，刺激大脑。"环境影响心态"，老在一个固定的地方待着，思维也容易受限制。换个地方，哪怕换把椅子，站起来到外面走走，左右手互换，走条新路等，偶尔改改习惯，也会使大脑得到锻炼。感觉大脑枯竭时，到外面看看，开放的世界给人开放的思想，让大千世界带给你灵感和创意。美国圣塔菲学院的研究发现，在繁华的城市中，人的创意能增强15%。不妨用"花花世界"刺激一下大脑。因此，有条件的人们，参加旅游也是保持大脑活力的一个好办法。

　　7. 测试记忆力的生物年龄　现在的记忆力是否不减当年？先做一个自我测试。下列20个词默记60秒，然后再和别人聊聊天或者做些别的事情，5分钟后再重复刚才记下的词语，看能记住多少。

　　20个测试词汇：图章、日历、假期、柜子、钢笔、电话、润肤霜、苹果、门、风、手提袋、官员、桥、眼睛、骆驼、闪电、快乐、小屋、鱼、自行车。

　　结果：记住的词汇17~20个，生物年龄20岁；记住的词汇14~16

个，生物年龄 30 岁；记住的词汇 11~13 个，生物年龄 40 岁；记住的词汇 8~10 个，生物年龄 50 岁；记住的词汇 5~7 个，生物年龄 60 岁以上。

缺乏脑力锻炼，人的短期记忆力会下降得特别厉害，新的信息经常记得不牢，转身就忘。训练记忆力的方法有很多，最简单的方法就是到超市购物，事先一项一项记住要买的东西，然后在购物结束时，再拿出小清单核对，这样有利于提高记忆能力。

【作者简介】

周　刚，河南省疾病预防控制中心主任医师，河南省健康教育及慢病防治研究所所长，河南省预防医学会常务委员，河南省老区建设促进会理事，河南省健康知识进老区宣讲团副团长兼秘书长、健康教育专家。郑州大学研究生导师，河南省中青年学术技术带头人。中国控制吸烟协会常务理事，中央文明办/卫生部全国"相约健康社区行"巡讲活动专家，《中国健康教育》《健康教育与健康促进》《河南预防医学杂志》编委。

第二十三章　眼病征兆及其对策

郭希让

眼睛是人体重要的感觉器官。感知外界、获取信息是人类在复杂的环境中能得以生存和活动的支柱，人脑从自然界获得的全部信息中，95%以上来自视觉系统，其重要性不言而喻。视清目明是常人所望，但眼是机体的组成部分，许多全身性疾病会波及眼，眼又位于体表，易遭外界的伤害和外界病原体的侵蚀而患病。作为基层医务工作者，我们的责任是维护人们眼的健康，不仅要教人们在日常生活中如何用眼、爱惜和保护眼睛，更重要的是教人们如何发现眼病、认识眼病，以便有病早治。

众所周知，凡病必有其因，发病多有其征兆，医学上常说的症状实际就是自己的一种异常感受，和体征一样，同为眼病内在联系的表露现象。症状和体征就是眼病发生的征兆，不同的眼病可有不同的征兆，但也会有相似或类同的征兆，认识和区别出现的不良征兆是诊治眼病保护视功能的首要环节，是实施防治策略的基础。以下我们要讨论的是眼的不良征兆，确切地说就是眼病发生前所表露的眼部形态异常和功能障碍。

一、视力障碍

视力是指以视角分辨率来表示眼睛辨认细节的能力。视力可通过视力表来检测，有中心视力和周边视力之分。中心视力是反映眼底黄斑部中心凹的功能指标；周边视力也叫周边视野，指黄斑以外的功能指标。中心视力又有远视力和近视力之分，眼识别远方物体或目标的能力称为远视力，识别近处细小对象或目标的能力称为近视力。通常所说的视力是指中心视力的远视力而言，它反映的是黄斑区的功能。虽然正常视力是 1.0，但个人对视力程度的欲求并非一致，有些人视力较差，但不妨碍他从事的工作，故而并不在意。视力不良应通过眼科检查予以确诊，一旦出现视疲劳、视力过低、急剧或突发视力下降时乃为不良征兆，表明眼病发生，应以特别重视。

1. 视力障碍原因与类型

（1）视疲劳。视疲劳是人们平时在精细用眼后出现的一系列不舒服症状，如眼困、眼胀、头疼、头晕、流泪及视物模糊等，闭眼休息后可缓解。视疲劳与人们的工作或学习的环境因素有关，诸如光线过强或过暗、视标过小或模糊、视距不定或过短等使眼长时间处于超负荷的工作状态。但视疲劳更多的因素则是由疾病所致，包括全身性疾病（如营养不良、贫血、神经衰弱等）和眼源性疾病（如过度调节性、屈光参差性）及其他眼表或眼内疾病等。当持续出现眼疲劳症状时应该进行眼科检查，确定病症对因予以处置。

（2）视力减退。正常人裸眼远视力为 1.0，检查时用《国际标准视力表》或《标准对数视力表》在 5 米处单眼逐个检测，自上而下辨认视力表的视标，记录所能辨认的最低一行视标即自己的视力。近视力自查，选用耶格（Jaeger）近视力表或国内标准近视力表，在距视力表 33 厘米处，能看清"1.0"行视标者为正常近视力。

视力减退是指各种原因导致正常视力或原较好视力受损。视力减退的性质和程度不同，其症状也有所不同。

1）自觉远视力减退而近视力正常。常见于一般近视性屈光不正，调节过度或睫状肌痉挛，全身性因素如药物毒性、妊娠中毒等。

2）自觉远视力正常而近视力不良。常见于轻度远视或者老视，扁平状角膜，药物毒性（如应用阿托品等使得睫状肌呈麻痹状态），其他原因包括无晶状体、Adie 瞳孔等。

3）自觉远、近视力均减退。可有以下表现形式：①突发性视力减退。发生时间快，下降幅度大，通常在数秒钟或数十分钟内出现视力大幅度减退，甚至于黑朦。由于发病突然，患者常能确切地告诉发病的时间、地点和过程，如颅内或眼内出血、血管阻塞等。②急进性视力减退。视力可在数日内急剧下降，急速发展，严重者达数指或光感，常见于眼内炎、视神经炎、青光眼及全身性疾病等。③渐进性视力减退。呈慢性过程，多记忆不到发病的确切时间和原因，常见于屈光间质混浊、慢性眼内炎症、青光眼、白内障等。

（3）先天性视力不良。多为眼发育障碍，包括遗传性眼病，如圆锥角膜、扁平角膜、先天性小眼球、先天性虹膜脉络膜缺损（图38）、先天性永存性玻璃体增生症（图39）、眼底及视神经先天性病变等。

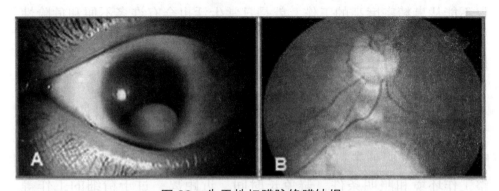

图38　先天性虹膜脉络膜缺损

A. 眼前部照片显示下方虹膜缺损　B. 眼底照片显示下方脉络膜缺损

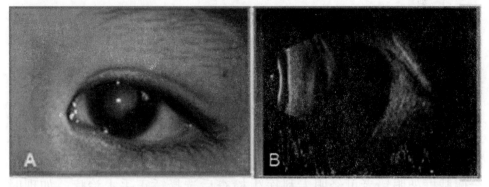

图39　先天性永存性玻璃体增生症

A. 眼前部照片显示白内障及瞳孔不圆，局部有后粘连

B. 眼 B 超显示晶状后方玻璃体增生条索

（4）周围视力不良。所谓周围视力也就是人们常说的"眼余光"。

当眼注视前一目标时，非注视区所能看得到的范围，正常人是两侧达90°，上方为60°，下方为75°。某些眼病或全身疾病会导致周围视力缺损（详见视野）。

（5）立体视力不良。立体视觉是人双眼在观察事物时所具有的深度感知能力。正常人具有双眼单视功能，对两眼各所看到物像、运动视差像及眼适应性调节像等经大脑的融合作用，形成一个能辨别物距、深度、凸凹等的立体感像。具有三维空间辨认能力者为正常立体视觉，否则即立体视力不良或立体盲。没有立体视者生活质量相当低下，不仅不能从事精密度高的工作，就是日常生活也会有许多不便和危险性。研究表明，眼发育不良或一些眼病所致双眼视力参差较大及弱视、复视等病变，均会出现立体视力受损。

2. 视力障碍诊治要点

（1）视疲劳的诊治。出现视疲劳首先应回顾自己是否做到了用眼卫生，特别是工作或学习的环境因素，诸如光线过暗、视标过小、视距过短等常使眼处于超负荷状态。对此，应改变不良的阅读习惯，调整工作环境和照明条件，避免长时间、近距离、过于精细的工作等。若视疲劳频发或休息后仍不能缓解者多系疾病所致，应尽快到医院做眼科检查，确定有无屈光不正、眼表或眼内疾病等，并做相应治疗。属于全身性疾病如营养不良、贫血、神经衰弱等要到相关科室检查治疗。一般性视疲劳重在加强预防，如增强体质，劳逸兼顾，平时可以适当多吃一些富含维生素 A、维生素 B 的食物，如胡萝卜、菠菜、番茄、鸡蛋等。需要用药者应在专科医生的指导下使用。

（2）视力减退的诊治。视力减退最常见的原因是眼屈光不正，通过医学验光可确认属于哪一类型，诸如近视、远视、近视散光、远视散光、混合散光、老视等，根据所查度数选配合适的眼镜即可。不适合佩戴框架眼镜者可经眼专科医生检查后选择矫正手术治疗，如现时流行的角膜激光技术等。突发性或急进性视力减退，应尽快到医院检查，发现有眼内出血、感染、血管阻塞等病症者立即采取药物通脉、止血、消炎、抗感染等治疗，玻璃体积血或视网膜脱离等需行手术治疗。

白内障是常见致盲眼病之一。其中老年性白内障最常见，多发于50 岁以上，且随年龄增长而增多。临床上将老年性白内障分为皮质性、核性和囊膜下三种类型。皮质性者在初发期仅见皮质表浅部位有辐轮状混浊，进展期晶状体发生膨胀并混浊增加，直到晶状体全部混浊始为成熟期白内障。核性白内障常和核硬化并存，随着混浊程度加重，晶状体核颜色加深，由淡黄色变为棕褐色。囊膜下混浊性白内障多位于后囊膜下，呈棕色微细颗粒状或片状细沙样混浊。手术治疗白内障是最基本、最有效的方法，目前主要采用白内障超声乳化联合人工晶体植入技术。

　　对眼发育障碍引起的视力不良，如先天性白内障、永存性玻璃体增生症、早产儿视网膜病变等多需要手术治疗。婴幼儿要注意观察他（她）对光的反应，怕光（光照时不能睁眼）或无光反应等都可能是眼部有病变所致，应以全面检查，及早处置，避免影响立体视觉的发育，防止发生盲及弱视。

二、视野缺损

　　1. 视野缺损原因与类型　视野是指眼固定注视一点时所能看到的空间范围。视野的大小和形状与视网膜上感觉细胞的分布状况有关，双眼视野大于单眼视野，正常人两侧视野达 90°，上方为 60°，下方为75°。视野可以用视野计来测定，早期为手动的中心平面视野计和周边弧形视野计，现在已利用计算机控制的静态定量视野检查。在正常视野范围内除生理盲点外，出现其他任何暗点或暗区均为病理性损害，视野缺损是视路疾病最重要的不良征兆。

　　（1）中心暗点。暗点位于视野中心注视区（图 40A），患者自感正要看的位置（中心视）不能看到，不正要看的位置（余光视）却能看得到。中心暗点严重影响视力，常见于眼黄斑部病变，如黄斑变性、出血、水肿、渗出及裂孔等，也见于视神经及视路病变，如视神经乳头炎、球后视神经炎等。

　　（2）周边视野缺损。患者自觉眼看到的范围很小（视野向心性缩小）或某一方位看不到（象限性视野缺损），通过视野检查即可精确测定缺损的范围和形状，不同视野缺损反映不同的病症。

1）由眼底病变引起的视野缺损。如视网膜脱离、视网膜肿瘤、视网膜血管阻塞等，其视野缺损多与视网膜病变的范围相一致。青光眼早期视野损害，先是出现旁中心暗点，逐渐呈鼻侧阶梯样缺损。视网膜色素变性、青光眼晚期、周边部视网膜脉络膜炎等则呈进行性的向心性视野缩小（图40B）。

2）由视神经病变引起的视野缺损。如单纯视盘水肿所引起的视野缺损表现为生理盲点扩大；缺血性视神经病变者引起的视野缺损多与生理盲点相连呈扇形或象限性损害；球后视神经鞘膜炎等可引起周边视野缩小等。

3）脑神经视路性疾病引起的视野缺损与视路病变的位置有关，如视交叉病变表现为双颞侧偏盲视野损害，视交叉后病变可导致部分性（象限性）或完全性同侧偏盲，上象限性同侧偏盲为颞叶或距状裂下的病变，下象限性同侧偏盲（图40C）则为视放射上方纤维束或距状裂上唇病变所引起。

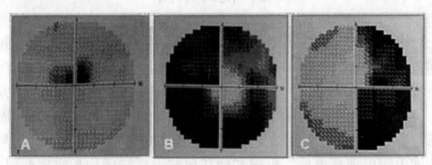

图40　视野缺损

A 视野缺损中心盲点　B 向心缩小，管状视野　C 象限性视野缺损

2. 视野缺损诊治要点

（1）视野检查发现中心暗点，常见于眼黄斑部病变，如黄斑萎缩、变性、裂孔等，行眼底检查的同时拟进一步通过眼底血管荧光造影（FFA）或光学相干断层扫描技术（OCT）检查确诊。黄斑萎缩目前尚无有效治疗，特发性黄斑裂孔早期可行玻璃体微创手术治疗。除

此之外，中心暗点还见于视神经及视路病变，如遗传性视神经萎缩、视神经炎等。遗传性视神经萎缩为母系遗传性疾病，通过基因检测可以确定，男性患者居多，常在 15～30 岁发病。目前本病尚无有效治疗办法，在急性期可使用血管扩张剂联合补充维生素等神经营养药物治疗，后期主要实行抗萎缩治疗。若发现中心暗点是由视神经炎所致，其病因多与炎性脱髓鞘、感染以及自家免疫性疾病关联，主要针对病因治疗。在急性期，为减轻水肿、抑制剧烈炎性反应，目前多选择糖皮质激素局部或全身应用以控制炎症。

（2）视野向心性缩小常见于视网膜色素变性、青光眼晚期等。视网膜色素变性以常染色体隐性遗传最多，夜盲为其最早出现的症状，常始于儿童或青少年时期。典型的眼底改变主要有视乳头颜色蜡黄，视网膜血管狭窄和骨细胞样色素散布。视觉电生理（ERG）检查 b 波消失为其特征性改变。本病目前尚无有效治疗方法，控制和延缓进展多选用一些血管扩张剂及视神经、视网膜营养药物治疗。曾有尝试手术治疗，但效果并不确切。基因治疗及人工视网膜或人工视觉技术仍在研究之中。对青光眼重在早期发现、早期治疗，首选眼内滴用降眼压药以控制眼压到正常，若控制不良应选择激光或手术治疗。象限性视野损害在排除眼底病变时重点是针对脑神经视路性疾病检查，通过头部磁共振成像（MRI）或电子计算机 X 射线断层扫描技术（CT）进行检查，确定诊断并针对性治疗。

三、视物形态异常

1. 视物形态异常原因与类型　辨别所视物体的形态是视力功能范畴之一，即形觉。形觉的产生首先取决于视网膜对光的感觉，其次是视网膜能识别出两个或多个分开的不同空间的刺激，通过视中枢的综合和分析，形成完整的形觉。视物形态异常指的是所看到的物体与实体不一致，如视物变形、幻视、飞蚊症、复视等，一旦出现这些症状多为疾病发生的不良征兆，应尽快行眼科检查。

（1）视物变形。自感所看到的人或物出现扭曲、变扁、拉长、变细或变大、变小等（图41）。起因多为眼底病变引起，也会有屈光间质混浊或调节障碍。人眼视网膜上有数以万计的视细胞，它的分布和排列有一定的次序和特定的规律，这对于辨别物体的形态是十分重要的。当视网膜尤其在黄斑部附近发生病变时，破坏视细胞的规则排列，视细胞被挤压、紧缩或离散，造成物像失真变形。视物变形常见于中心性浆液性脉络膜视网膜病变、黄斑部脉络膜新生血管形成性疾病、视网膜前膜、葡萄膜炎、视网膜脱离及视网膜脉络膜肿瘤等。

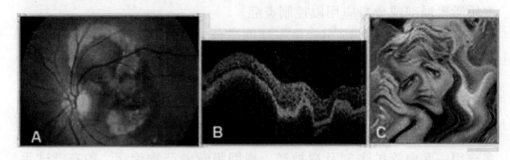

图41 视物形态异常

A. 眼底彩图，显示黄斑部病变 B. 黄斑部 OCT 检查显示局部 RPE 多发血性渗出性脱离 C. 患者出现视人或物严重扭曲变形

（2）幻视。幻视是指实际眼前没有的物品，而患者诉说可以看到有形或无形的物品。有形幻视多见于脑神经病变，如基底动脉供血不足，颞叶或颞顶部病变，也见于药物中毒，如溴或酒精中毒等。无形幻视主要是眼前出现闪光感，如亮点或色泽，主要是眼源性疾病引起的，如玻璃体变性后脱离、眼外伤、视网膜脉络膜炎等。全身因素也会引起闪光感，如全身循环性虚脱、低血糖、低血压等。

（3）飞蚊症。由于玻璃体混浊的关系，患者主诉眼前有形式繁多的黑影随眼动而飘动，俗称飞蚊症，其中有生理性和病理性飞蚊症两种。生理性飞蚊症如玻璃体细胞残留有时会出现飞蚊症，但眼底及玻璃体均无病变，这些孤立的残留细胞，一般检查难以发现，对眼也不构成威胁。病理性飞蚊症则是由于玻璃体变性、液化、混浊、出血等所引起的。

（4）复视。

1）双眼复视。临床上多指麻痹性斜视，患者除有眼位偏斜以外，最主要的症状是有复视现象。麻痹性斜视是由神经核、神经或眼外肌本身器质性病变所引起的，可使一条或几条眼肌受累。眼集合功能不足，眼外肌病变或眼外伤，眼运动神经麻痹等均可出现复视。另外，机械性的眼球运动受限，如睑球粘连、眶内肿瘤压迫等，也可以出现复视。

2）单眼复视或多视症。单眼注视时出现复视或多视，常由眼球本身疾病所致，如多瞳症、晶状体脱位、早期白内障、角膜不规则散光等，全身因素引起的复视或多视多由于大脑皮质性损害、癔症等。

2. 视物形态异常诊治要点　出现视物变形应尽快做眼底检查，特别注意黄斑病变。

（1）中心性浆液性脉络膜视网膜病变（中浆）是一种常见的自限性眼底病，好发于青壮年男性，多因精神紧张和过度疲劳等诱发。患者自觉病眼视物色暗，变小，变弯曲。OCT 检查可见神经上皮隆起，其下有浆液性积液，间或合并有色素上皮脱离。FFA 检查在病变区常可发现有荧光渗漏点。对本病的治疗重在调整自己的心态，避免过度紧张，适当服用一些改善微循环、减少毛细血管通透性的药物，如维生素 C、维生素 E、路丁、安络血等。如果 FFA 检查到有明显的荧光渗漏，只要不在视盘-黄斑纤维束之内，且远离中心凹 500 微米以上，激光光凝渗漏点是本病首选疗法，通常选用绿光，一次光凝即可治愈。

（2）黄斑部脉络膜新生血管形成性疾病（CNV）中，最为常见的是年龄相关性黄斑变性（AMD），其次是中心性渗出性脉络膜视网膜病变（中渗），其共同的症状除视力下降外，自感视物变形、扭曲。AMD 病因不明，通常认为系黄斑区结构的衰老性改变，与长期慢性光损伤、脉络膜血管硬化及局部血供不良有关。FFA 及 OCT 检查在病变区可发现 CNV，对早期患者的治疗主要是加强黄斑营养，抑制病情发展，保护视力。可应用抗氧化剂，口服维生素 C 和维生素 E 等，适当补充叶黄素、维生素等眼部营养药物。若已出现 CNV 活动性损害，可根据具体情况选择激光光凝疗法、经瞳孔温热疗法（TTT）、光动力疗法（PDT）、眼内注射抑制新生血管药物疗法等。对本病虽然已有不少治疗方法，但确切地说现在依然处于治标不治本的阶段，预防乃为重中之重。在我国，随着老龄化社会的到来，AMD 已经成为一个严重的公共卫生问题，实施健康教育使中老年人对本病有足够的了解与重视，定期检查并预防性治疗是当前最佳的选择。

（3）中心性渗出性脉络膜视网膜病变眼底表现类似老年性黄斑变性，但病灶较小，常单眼患病，好发于中青年人，其病因多为不同原因的炎症引起视网膜下新生血管膜形成所致。治疗方法除查明原因抗炎、抗感染外，对活动性 CNV 治疗同 AMD 一样。

其他方面能引发视物变形的眼底疾病，常见的还有视网膜脱离、增生性视网膜玻璃体病变（PVR）及视网膜脉络膜肿瘤等，多需要行玻璃体手术治疗，修补破孔、切除增生物等以挽救视力。

四、光及色感受异常

1. 光及色感受异常原因与类型　光觉和色觉是眼的重要功能，光觉是指视网膜对光的感受能力，人眼的可见光波长范围为 400～760 纳米，视网膜感受器中含有视色素，在光线作用下可产生光及生物电变化，通过视神经传至大脑，在大脑中产生光的感觉，表现出光的强弱和明暗。除此之外，正常眼还能辨别不同的颜色即色觉，系黄斑区锥体感光细胞的作用。感光不良的患者主诉为夜盲，相反患者主诉怕光、不能睁眼，临床上称为昼盲。辨色力障碍临床上分为色弱和色盲，前者指辨色能力下降，后者则无辨色力。

（1）夜盲症。它俗称"雀蒙眼"，指在暗环境下或夜晚视力很差或完全看不见东西。它是视网膜杆细胞功能不良，暗适应能力降低的结果。它可以是眼局部的病变，也可能为全身疾病的一部分，可以是先天性的，也可以由后天形成。先天性夜盲与发育及遗传因素有关，后天性多由于全身及眼部病变引起，如维生素 A 缺乏症、视网膜脉络膜病变、视神经疾病等。最常见的是视网膜色素变性，因眼底视网膜杆体视细胞损害，周边视野缺损，出现夜盲（图 42A）。另外，一些视功能低下的患者，如屈光间质混浊、瞳孔膜闭或闭锁等，因视力差在暗处视力更差，但不是真正的夜盲。

（2）昼盲症。昼盲是指在光线明亮的环境下，视力反较在光线昏暗时更差的一种反常现象，患者主诉"怕光"。是由于瞳孔疾病、视轴部位的屈光间质混浊、眼底黄斑疾病及白化病等所致。人眼视网膜的锥体细胞含有感光色素，感受强光，辨别颜色和物体细节，这种细胞集中分布在黄斑部的中心凹处。黄斑部疾病患者，因黄斑部锥体细胞功能受损，当光强时瞳孔缩小，物像全落在黄斑病变处，所以不能引起反应，患者自感越在明亮处越不能看见。另外一种情况可因瞳孔扩大（括约肌麻痹）不能调控进光强度，或因位于视轴区屈光间质的混浊斑块，当光强时瞳孔缩小被遮挡视线。而白化病者是因眼底脉络膜缺少色素遮挡，光线越强越不能睁眼，此均属昼盲（图42B、42C）。

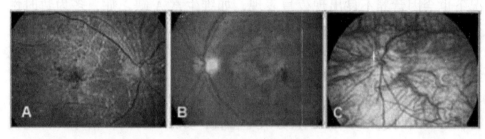

图 42　光及色感受异常

A. 视网膜色素变性眼底彩照，出现夜盲　B. 年龄相关性黄斑变性眼底彩照，昼盲　C. 白化病眼底彩照，昼盲

（3）色盲或色弱。色盲是指对颜色不能感受，而色弱只是对颜色感受程度下降。仅对一种颜色不能感受者称为单色盲，依次可有双色盲或三色盲。若对什么颜色都不能感受，只有根据眼亮度识别事物，看世界全为黑白者则称为全色盲。临床上红绿色盲或红绿色弱最为常见，多为先天性，与遗传因素有关，后天性者见于视神经炎、中毒性弱视等。一般红绿色盲或色弱者多无自觉症状，即使是完全色盲的患者常常也会确切地指出"红花"和"绿草"来，这显然不是正常的颜色识别，而是后天学习来的用不同亮度识别事物的所谓"色感现象"。色觉障碍通过色觉检查即可确诊。

（4）色视症。色视症指所看到的物体都有某种颜色感。如核性白内障、全身性的贫血、黄疸以及长期服用阿的平、山道年、水杨酸、洋地黄等药物毒性作用，这些都会出现黄视现象；眼内出血、碘及烟草中毒等会引起不同程度的红视现象；白内障摘除术后，甲醇、乙醇及苦味酸等会引起蓝视症；其他还有绿视症、紫视症等。

（5）虹视症。虹视症为观察白色灯光时在光源的周围出现彩环现象，多为角膜水肿的表现，如角结膜炎，出现角膜有水肿时；葡萄膜炎，房水及玻璃体混浊角膜有水肿时；青光眼，当眼压升高有角膜水肿时；其他情况见于晶状体及玻璃体混浊，雪盲或紫外线引起的电光性眼炎等。

2. 光及色感受异常诊治要点

（1）主诉夜盲症者除患有眼底视网膜脉络膜病变外，眼底正常情况下也会因营养不良出现夜盲表现，如维生素 A 缺乏症，多为暂时性夜盲，系饮食中缺乏维生素 A 或因消化系统疾病影响其吸收所致，适当服用维生素 A 药物，或平时多吃一些猪肝、胡萝卜、鱼肝油等补充维生素 A 即可好转。

（2）主诉夜盲症者主要通过眼科检查确认是否发生眼底黄斑病变，必要时可进一步做 FFA 或 OCT 检查，并给以针对性治疗（详见视物形态异常部分）。若系瞳孔异常或因位于视轴区屈光间质的混浊斑块，严重影响视功能者，可根据具体情况必要时行手术治疗。对白化病患者宜佩戴避光防护眼镜。

（3）主诉虹视症者要特别警惕青光眼病的急性发作，患者房角阻塞，造成房水循环受阻，使眼压突然升高，角膜水肿，产生虹视症状。若高眼压持续不降，会导致眼底血流灌注不良，不仅视力明显下降，甚至还会丧失。正常人的眼压为 10~21 毫米汞柱（Schitz 眼压计），超过 24 毫米汞柱为病理现象。对高眼压者应立即实施降压处理，口服或滴用降眼压药物，静脉滴注脱水剂，必要时可穿刺放液，力求尽快使眼压下降。若眼压用药物控制不良，则需选择手术治疗。

五、眼位异常

1. 眼位异常原因与类型　眼位异常包括眼球突出、眼球内陷、眼位偏斜、眼睑下垂等。

（1）眼球突出。眼球突出系全身及眼局部因素，使眶内压力增高造成的眼球向前突出（图43A）。我国人正常眼球突出度为13～14毫米，两眼差约2毫米，超出此范围多由疾病所引起。

1）全身因素性眼球突出。常见的有甲状腺功能亢进，尤其是浸润性，双侧眼球突出，眼睑闭合不全及特有的甲亢症状。重症肌无力也会引起眼球突出，这是由于眼肌松弛之故。白血病引起眼球突出，多见于婴幼儿白血病患者，系眼内软组织受肿瘤细胞浸润或者眶内出血所造成。

2）眶内炎症性眼球突出。常见的有眼眶筋膜炎、眶蜂窝炎、眶脓肿等，常有眼部疼痛、水肿，伴眼球突出及眼球运动障碍，多由局部感染引起。另外，眶内慢性炎症、炎症性假瘤等较为常见，其原因不明，其形态像肿瘤，病理检查实际上是炎症肿块。此外，属于眶内炎症眼球突出的还有寄生虫、肉样瘤病等。

3）眶内原发性肿瘤性眼球突出。见于皮样囊肿、血管瘤、淋巴瘤、横纹肌肉瘤、视神经胶质瘤、脑膜瘤、泪腺肿瘤等。

4）眶内转移性肿瘤眼球突出。可以是眼内肿瘤直接穿过球壁造成的眼球突出，常见的有眼黑色素瘤、视网膜母细胞瘤等。也可以是眶壁周围相邻组织的肿瘤，如鼻旁窦、颅内肿瘤等，通过眶的一些孔和裂蔓延入眶内形成眼球突出。还可以是全身其他部位的肿瘤组织经血液转移到眶内，如肝癌、肺癌、胃癌等。

5）外伤性眼球突出。如眶内出血、水肿等造成眼球突出。

（2）眼球后退。眼球内陷称眼球后退症，包括眶内组织萎缩、缺失或眶腔扩大，多由于眼外伤或眶内手术后造成眶肌肉及脂肪组织萎缩等，使眼球内陷。

（3）眼睑下垂。眼睑下垂通常指的是上眼睑下垂，表现为上眼睑部分或完全不能抬起，遮盖眼球，睑裂变窄或消失（图43B）。本病有先天性者，属动眼神经或其分支发育不全所致。后天性眼睑下垂者，可因动眼神经及其上睑提肌分支麻痹，或因炎症、肿瘤、外伤等所引起。下垂的眼睑遮盖了瞳孔使视物困难，患者常出现耸眉、皱额及头仰视姿态。眼睑下垂是许多疾病的早期症状，并涉及脑神经、心血管、内分泌等多科，为不良征兆，一旦出现应尽快做相关检查。

（4）眼位偏斜。斜视即眼位偏斜。外观上表现出眼位不正时为显性斜视（图43C），潜在性的眼位偏斜称为隐性斜视。后者在意识控制下仍能保持双眼单视功能，而显性斜视患者多失去双眼单视功能。

1）单纯眼位偏斜。临床上多指共同性斜视，眼肌肉本身及其神经支配均无器质性病变而发生的眼位偏斜。常见的有共同性内斜视及外斜视，上斜视及下斜视临床上很少见到。共同性内斜视多由调节因素引起，合并远视眼者最多，是少儿最常见眼病。共同性外斜视多由融合功能不良引起，双眼屈光参差，如单眼高度近视等。

2）麻痹性眼位偏斜。它指外眼肌麻痹所致，眼球运动时麻痹眼向麻痹肌作用方向运动受限，眼外肌麻痹会引起患眼向麻痹肌作用相反的方向偏斜，主要症状是出现复视，患者常利用代偿头位以代偿某一眼外肌功能的不足，使在一定注视范围内不产生复视。

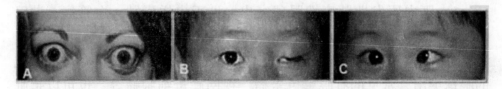

图43 眼位异常

A.甲状腺功能亢进性双侧眼球突出 B.左眼上眼睑下垂 C.左眼共同性内斜视

2. 眼位异常诊治要点

（1）双侧眼球突出，又称为内分泌性眼球突出症或Graves病，常见于甲状腺功能亢进，是由眼眶组织水肿和淋巴浸润所引起的。表现为眼睑肥厚，上睑退缩，睑裂增大，眼球运动不同程度受限，眼睑闭合不全，可导致暴露性角膜炎、感染或溃疡形成。甲状腺以外的表现为浸润性内分泌突眼，可以单独存在而不伴有高代谢症。本病诊断主要排除眶内肿瘤或血管性突眼，血清甲状腺功能指标 T_3、T_4 等检测可为临床诊断提供依据，B 型超声波、CT 及 MRI 检查可显示眼眶内脂肪增加及眼肌肥厚等改变。本病的治疗以内分泌科抗甲状腺药物治疗为主，激素可以缓解症状。

（2）上眼睑下垂，表现为上眼睑部分或完全不能抬起，遮盖眼球，睑裂变窄或消失。临床诊断主要是区分属于哪一种类型，是神经源性上睑下垂还是肌源性上睑下垂，前者为神经支配缺损的结果，如动眼神经麻痹等，后者则为提上睑肌缺陷所致，如先天性发育不良等。另外，还需区分是肌腱膜性睑下垂还是机械性睑下垂，前者为肌腱膜缺损或撕裂所致，后者则为眼睑松弛症所致。上眼睑下垂通常要选择手术进行矫正。

（3）斜视无论共同性或麻痹性，手术矫正为常用治疗方法。一时性麻痹性斜视，如糖尿病并发眼肌不全性麻痹，主诉有复视症，可经加强糖尿病治疗联合神经营养剂应用，多数会有好转。

六、眼部刺激症状

1. 眼部刺激症状原因与类型　眼部刺激症状为眼组织受刺激后出现的应答反应。

（1）眼痛。为常见的眼病症状，不同性质的病变有不同的症状表现。

1）眼球疼痛。急剧性疼痛多为角膜刺激症状，如上睑结膜异物、角膜炎、青光眼、眼内炎或三叉神经痛等。一般性眼困痛，则为屈光不正、眼肌平衡失调、视疲劳等。如为烧灼感、干燥感或痒感，则常为慢性结膜炎、睑缘炎、干燥性角结膜炎、过敏性眼炎等。

2）眼眶痛。常见于眶骨膜炎、眶蜂窝织炎、眼球筋膜炎、球后视神经炎或眶周围副鼻窦炎等。

3）头痛。疼痛与眼有关，又称为眼源性头痛。常见于屈光不正、眼肌平衡失调、集合或调节疲劳等。此类疼痛的特点是先有眼痛，病情加重以后反射至头部，当休息时可以缓解。

（2）眼红。眼红是以结膜血管扩张、充血为主要体征的眼病，包括结膜充血、睫状充血和混合充血，有时局部眼红可能是结膜出血所致。

1）结膜充血。结膜充血为结膜后动脉及静脉充血，其特征为近穹隆部球结膜充血明显，越近角膜缘越轻，血管鲜红如树枝状，推动结膜时血管随之移动（图44A）。结膜充血常见于急性或慢性结膜炎。

2）睫状充血。睫状充血是深层充血，为睫状血管系统（睫状前、后动脉系统）的炎症，表现在角巩膜缘（黑眼球旁边）的充血，较深，呈毛刷状，短而直，色暗，压之不退。充血带围绕角膜缘，3~4毫米宽，血管分深、浅两层，浅层血管充血呈鲜红色，可随结膜移动，提示角膜浅层病变。深层血管充血呈玫瑰红色，不随结膜移动，提示角膜深层病变、虹膜睫状体病变、青光眼。

3）混合充血。混合充血为结膜充血及睫状充血同时存在（图44B），重度结膜炎充血可扩展至角膜缘呈现轻度睫状充血，而重度虹膜睫状体炎或角膜基质炎等充血也可以波及全结膜伴结膜充血。

4）结膜出血。结膜出血为结膜局部小血管破裂所致，呈片状鲜红色（图44C）。

（3）畏光。眼源性的畏光多为角膜的刺激症状，如角膜及结膜的炎症、角结膜异物、电光性眼炎等。另外，急性虹膜睫状体炎，瞳孔散大，先天性青光眼、先天性无虹膜等也可以出现畏光现象。全身性因素常见于流行性感冒、白化病、神经衰弱、偏头痛、三叉神经痛等。另外，严重传染病如狂犬病，以及药物中毒性疾病如异烟肼中毒、汞中毒等也会出现畏光现象。

（4）流泪。流泪指泪液从睑裂外流。生理性溢泪，如感情冲动、呕吐、咳嗽、哭泣等。病理性的常见于：①反射性的溢泪。如睑内翻、倒睫、急性泪囊炎、结膜炎、角膜异物、虹膜睫状体炎等。②泪道性疾病。如泪腺分泌过剩、泪点狭窄、泪小管不通、慢性泪囊炎等。③全身因素。如甲状腺功能亢进、支气管哮喘、流行性感冒、三叉神经痛等。④中毒因素。如碘、砷、汞、磷等药物中毒。

（5）分泌物增多。多由眼前部的急慢性炎症引起。根据分泌物的性质可有：①脓性分泌物。见于睑缘炎、睑脓肿、慢性泪囊炎、急性结膜炎、淋病等。②黏液性分泌物。见于慢性结膜炎、沙眼、病毒性结膜炎、慢性泪囊炎等。③浆液性分泌物。见于病毒性结膜炎，过敏性结膜炎等。④纤维素性分泌物。见于白喉性结膜炎、假膜性结膜炎等。⑤泡沫性分泌物。见于维生素 A 缺乏、眦部睑缘炎等。

（6）痒、涩感。干涩感常见于慢性结膜炎、沙眼、眼干燥症、屈光不正、视疲劳及全身营养不良等。异物感常见于睫毛乱生、睑内翻、倒睫、结膜结石、角膜及结膜囊异物等。痒感主要见于眦部睑缘炎、眼睑湿疹、睑腺炎、过敏性眼炎、慢性结膜炎、沙眼等。

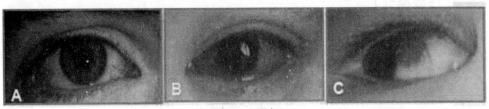

图 44　眼红

A. 结膜血管扩张充血　B. 结膜及睫状血管扩张为混合性充血　C. 结膜下出血

2. 眼部刺激症状诊治要点

（1）结膜炎是结膜组织发生炎性反应的统称，以眼红、结膜充血并伴有脓性分泌物增多为特征。临床上根据结膜炎的病情，有急性、亚急性和慢性之分；也可根据病因有细菌性、病毒性、衣原体性和变态反应性等之分；还可根据炎症的特点，有滤泡性、膜性及假膜性结膜炎等之分。病毒性结膜炎（红眼病）以结膜充血水肿、有出血点，并伴有水样或黏性分泌物为特征，流行性、传染性强。治疗需用针对性敏感抗生素滴眼剂治疗，应重视隔离消毒，防止传染。

（2）虹膜睫状体炎是前葡萄膜的炎症病变，临床表现有疼痛、畏光、流泪及视力减退等症状，睫状充血是本病的主要特征。眼科检查可发现角膜后沉着物（KP），房水混浊并闪辉（+），虹膜纹理不清，瞳孔缩小或有粘连等体征。诊断确立后可针对病因进行治疗，其原则首先需散瞳治疗，使瞳孔扩大。通常选 1% 阿托品眼药水，每天 3～6次，待瞳孔扩大，炎症稍解后，改每天 1 次，以此巩固。然后可根据病情选用皮质激素治疗，口服、滴眼剂或结膜下注射，以减轻和控制炎症反应。也可用非激素性消炎剂如保泰松、消炎痛等，抑制炎症时前房中前列腺素的增高，起到抗炎作用。对严重的炎症反应，使用激素无效时可考虑使用免疫抑制剂治疗。若已出现并发症，需对症治疗，必要时可选择手术治疗。

葡萄膜炎病因复杂，内源性是其主要原因，包括病原微生物由血流或淋巴转到眼内而感染发病，或由眼内自身组织变态反应而发病。应尽力寻其病因有目的地实施治疗。

【作者简介】

郭希让，男，眼科主任医师、教授，河南省老区建设促进会理事，河南大学眼科中心郑州普瑞眼科医院院长。河南省人民医院原副院长、河南省眼科研究所所长，曾兼任中华医学会眼科学会常委、河南省医学会副会长、河南省眼科学会主任委员。

附　录

河南省卫生厅
河南省老区建设促进会
豫卫办〔2014〕32 号

各省辖市、省直管县（市）卫生局、老促会：

省老促会科教文卫组对"健康知识进老区"在平顶山两年试点实践活动进行了认真总结，并就 2014 年工作安排提出了意见。开展健康知识进老区，为老区人民送健康活动，对于树立防病观念，提高老区人民健康素养，深入推进医改，促进老区经济社会加快发展，具有十分重要的意义。现将省老促会科教文卫组撰写的《汇聚时代正能量、奏响老区人民健康最强音》一文印发给你们，请各地结合实际，大力开展"健康知识进老区"活动，为加快革命老区发展，增进老区人民体质，全面建设小康社会贡献力量。

河南省卫生厅　河南省老区建设促进会
2014 年 5 月 29 日

汇聚时代正能量
奏响老区人民健康最强音

河南省老促会科教文卫组

（2014 年 5 月）

两年来，在省老促会和省卫生厅的领导下，在平顶山市老促会和卫生局、汝州市老促会和卫生局的密切配合及宣讲团成员与有关专家的共同努力下，健康知识进老区活动取得了阶段性成果，达到了预期目的。

一、新形势　顺势而为

老区的医疗健康状况虽然有很大改善，但不少老区人民获得健康知识的渠道非常有限，还无法按科学健康的方式生活和预防疾病。一旦得了重大疾病或异常症状，难以做到"早发现、早治疗"，延误了最佳的治疗时间，等到上医院检查时，治疗起来已难度很大、花费很多。有的患者甚至只能在痛苦煎熬中勉强延长生命，且常因病返贫，给成千上万个家庭带来巨大的伤痛。

这样的情况，需要老区医疗卫生工作顺势而为，对民众身体健康的保护，"授之以鱼，不如授之以渔"。向群众传授健康知识，践行健康生活方式，有效构建全民健康自我保护屏障，以最少的社会和个人医疗投入、患者最小的精神痛苦和肉体折磨代价，取得最大的健康效果。

二、新要求　汇聚时代正能量

（一）组建宣讲团

省老促会选择平顶山市、汝州市为试点，遵照省老促会胡梯云会长关于"普及健康科学知识，增进老区人民体质"的指示精神和做好"后续工作"的要求，遴选、动员、聘请了一批健康教育方面的专家，组建了"河南省健康知识进老区宣讲团"。

（二）参加宣讲团的条件

（1）身体健康状况较好，能胜任宣讲工作。（2）热心公益事业，志愿为老区人民无偿服务。（3）有较丰富的健康教育经验，是有一定知名度的预防保健方面专家。

两年来，宣讲团的专家们不负众望，以旺盛的精力，饱满的热情，多次奔赴老区；在宣讲工作中，将老区人民需求作为工作动力，将老区人民满意作为工作标准，落实到每一次具体宣讲工作中；发挥自己的专业优势，用自己的医疗知识，深入浅出、通俗易懂地向老区人民宣讲，得到老区人民的认可。

（三）宣讲团特点　一是中、老年结合。宣讲团成员的年龄在50岁至82岁之间，有老师，有学生，有其父辈的同事，还有原来的被领导者，现在为了一个共同的目标，向老区人民送健康的任务重新组合在一起，在提高老区人民健康素养方面，力争有所作为。二是离退休人员与现职工作人员结合。宣讲团共10人，其中离退休专家6人，现职工作专家4人。离退休人员中有些人是从事健康教育和临床工作的老专家，有经验，有一定的影响力、号召力和组织能力；现职人员对当前的方针、政策精神和要求把握较准，新事物、新技术接收较多较快，精力也比较充沛，起到了优势互补的作用，增强了宣讲团的活力。三是宣讲内容与国内、国际信息相衔接。在聘请的宣讲团成员中，有几位都是参与全国健康教育活动的专家，如张玉林教授是曾在国际机构从事健康教育工作的专家。在开展宣讲活动中，结合国内和国际的情况，针对问题，放眼世界，使宣讲活动有声有色，从而较好地同国内、国际的健康教育衔接起来，起到四两拨千斤的作用。

三、实践新举措，奏响老区人民健康最强音

（一）全力以赴，组织好宣讲

试点宣讲工作分两个阶段：第一阶段，2012年在汝州市的蟒川、焦村、米庙和大峪4个老区乡镇，集中两个点，分4次进行宣讲。后来应离退休老干部的要求，增加了为市直单位离退休干部的宣讲。参加听讲人员共计600余人次。第二阶段，2013年扩大至平顶山市的各县市区。每个县市区基本上由2位专家宣讲一次，共计6场，听众近

700人。两年来，组织专家先后宣讲共计17场，听众1 300余人次。

宣讲的对象多是乡村医生、卫生院职工及离退休干部。宣讲基本内容主要是世界卫生组织提出的"合理饮食、适量运动、戒烟限酒和心理平衡"，发放的参考材料是全国医学方面的专家编写的《健康生活方式核心信息》和卫生部颁发的《中国居民健康素养66条》等资料，每人一册。根据听众的要求，将专家们已经宣讲的和拟宣讲的讲稿印刷成册，定名为《健康一生》；宣讲团成员李飞同志撰写了一套共12个专题的《基层广播站健康知识口播稿》，印发给老区乡村医生，以满足他们传播健康知识的需要。

结合宣讲，还向参加听讲的人员发放了健康生活五件套（控油壶、大控盐勺、小控盐勺、控盐缸、健康腰围尺），并向卫生院赠送了健康教育光盘。

宣讲方式结合多媒体技术，形象鲜明，富有情感，内容感染力强，结合生活实际，听者兴趣盎然。还有的在讲授中，采取宣讲者与听讲者互动，有问有答，答对的有奖励（保健书）。讲解后留出时间，让听众咨询。如此宣讲，获得听众高度认可，会场气氛活跃，收到较好效果。

（二）好声音在老区赢得掌声

听众对宣讲内容有着强烈的兴趣，反映良好。乡村医生说，讲的课、发的书，内容都贴近生活实际，听了能懂、看了能用，回去还要继续学，既要自己力行，还要传达给本村群众；下面是一些听众的心声，"讲得太好了，我们正需要这些知识，真是雪中送炭！""讲的内容，有些也知道，但不深入，有些也做了，但做得不规范""有些过去还不知道，希望今后经常来讲授"。汝州市一中退休教师范光甫说："像今天这样听讲健康知识，是我有生以来的第一次，印象深刻，受益匪浅。"

（三）宣讲特点

一是培训师资性宣讲，留下永驻的宣讲员。开展"健康知识进老区"活动，旨在通过健康教育手段，经常性地向群众灌输健康知识，从而建立健康的生活方式，做到健康生活化、生活健康化。提高乡村医生健康素养，促进他们从"有病看病"向"无病防病"转变；让他们通过在门诊看病、慢性病管理中的家庭随访、送医送药上门服务等方式，把健康知识传授给本辖区内的每一个人，让村民在提高健康素养的基础上，顺应"无病防病"。二是示范性宣讲，为当地宣讲工作留有足够的空间。平顶山市宣讲团所做的工作是示范性、带动性、促进性和经常性的健康教育工作，主要依靠县（市、区）里的医疗卫生单位和各有关专业人员结合日常工作来进行。县（市、区）、乡（镇）的健康教育工作者、各个专业的临床医务工作者，从省、市宣讲专家的活动中，把受到的启迪，学到的东西，结合本专业，再经常开展健康教育和医学科普工作。

四、发挥带动效应，为老区人民办实事

（一）发现农村健康教育的亮点，支持亮点

汝州市蟒川镇有一位从事林业工作的退休干部叫王二长，自己开办了"腾店村健康长寿研讨会"。为了办好研讨会，王二长市内有房不住，一个人住在农村的三间瓦房里，用自己的退休金购买保健书籍和科普资料，让群众阅读；买电热毯、拐杖，赠送给老年人；自编、自印一些保健材料，发给研讨会会员。目前，研讨会已有100多人参加。市卫生局和市老促会，对王二长的"腾店村健康长寿研讨会"给予正确引导，热情帮助，积极支持。省老促会科教文卫组近两年来不断给予一些保健方面的报纸、杂志和资料。

（二）运用农村文化载体传递疾病信息，开展健康服务

在组织开展文化、文艺活动中，把有关卫生防病的内容充实进去，以群众喜闻乐见的方式表演出来，让人们在娱乐中受到熏陶，提高卫生素养。

（三）建立大学生社会实践基地，为老区免费培养大专生

经和河南医学高等专科学校协商，为支持健康知识进老区活动，该校领导决定，将汝州市蟒川、米庙、焦村、大峪四个老区乡镇定为"大学生社会实践基地"。2012年7月下旬，该校围绕"服务新农村建设，建功中原经济区"的主题，由校领导和老师带领学生社会实践分队，赴汝州市革命老区，进行为期两周的暑期社会实践活动，开展农

村夏季常见病及艾滋病防治知识宣传、流动电影进基层、卫生院见习及米庙镇敬老院义诊等活动，并向敬老院捐赠价值500元的药品。河南医学高等专科学校还决定，从汝州市革命老区乡镇籍学生中，每年选择10名优秀学生进行免费培训。

（四）免费白内障复明手术，造福弱势群体受赞扬

河南大学眼科中心郑州普瑞眼科医院院长、省老促会理事郭希让教授主动提出为这四个老区乡镇的白内障患者免费实施白内障复明手术。他亲自深入汝州市老区乡镇卫生院，培训乡村医生，传授筛查白内障患者的方法；派出副院长王亦儒主任医师、王利刚副院长及医务部、护理部的相关人员组成的专家组，先后6批共24人次，前往平顶山市的汝州、舞钢、郏县和鲁山等县（市），采用先进的超声乳化技术进行免费白内障复明手术，共计完成白内障复明手术158例。汝州市四个老区乡镇，近16万人口中的现有白内障患者，基本上全部手术复明。从手术效果来看，手术复明成功率100%，患者满意率100%，倍受社会称赞。

（五）建立汝州市眼科协作医院

河南大学眼科中心郑州普瑞眼科医院和汝州市骨伤科医院，在省、市老区建设促进会的支持下经过协商，共同组建了"汝州市眼科协作医院"。

五、几点感悟

（一）让老区人民享受发达地区人们一样的尊严

平顶山市人民有着光荣的革命传统，早在大革命时期就有党的活动；在抗日战争时期，6个县（市）42个乡镇都曾是革命根据地。但是，由于绝大多数革命老区地处偏远地区，交通闭塞，人民群众的医疗保障条件仍不完善，不少老区人民还没有享受发达地区人们那样的尊严。开展"健康知识进老区"活动，就是通过健康教育，首先，让老区人民享受发达地区人们一样的尊严，掌握应知的健康信息和学习应具备的卫生防病知识，让老区人民投入时代健身潮，在参与中享受健康人生和幸福人生。其次，树立自己的健康自己管的观念。通过宣讲保健知识，使人们认识到，自己的健康掌握在自己手中，自己负责

自己的健康，自觉同不良卫生习惯做斗争，高科技治疗也不如预防好。达到无病防病，祛病强身，健康增龄，延年益寿的目的。再次，践行健康生活方式。把与群众密切相关的卫生科学知识转变为群众能够理解、易学易会的常识，易懂易做的行动，从而建立健康的生活方式，使健康生活化，使生活健康化。

（二）饮水思源，感恩老区

大爱无亲疏，人民皆父兄。宣讲团成员带着这种超越血缘关系的大爱，以认真学习老区人民革命精神的态度，忠于党和人民的信念，饮水思源、感恩老区的情怀，用自己的实际行动报答老区人民。

（三）积极组织，认真协调

"河南省健康知识进老区宣讲团"是一个有战斗力的团队，虽然团队成员居住分散，有的还有本职工作，但是在开展活动中做到了科学安排，认真协调，统一行动。

（四）拒绝带有任何商业气息

"河南省健康知识进老区宣讲团"是公益性活动，宣讲团成员是志愿无偿义务宣讲，不索取任何报酬，拒绝带有任何商业气息。在宣讲活动中，专家宣讲没有讲授费，出差没有补助费，参加编写健康资料没有稿费，充分体现了宣讲团专家们为老区人民送健康心甘情愿的义务性，这种义务性也充分体现了专家们的情怀。有专家说，正是为老区人民无偿地服务，我才乐意参加这项活动。宣讲团的专家们，之所以都有较高的社会声望，获得群众的信赖，就是他们长期以来，用自己的实际行动告诉群众，他们是不谋个人私利的医疗卫生专家，是真正关心群众健康、疾病痛苦和健康长寿的医疗卫生工作者！

两年多的实践证明，健康知识进老区，受到了老区人民的欢迎，实际上也是党的群众路线教育实践活动的生动实践，参加人员都深受教育。

六、关于2014年开展健康知识进老区活动的工作安排意见

（一）继续做好汝州市试点活动的巩固发展工作

1. 充分发挥已培训的乡村医生的骨干作用　建议汝州市老促会、卫生局继续组织老区乡镇的乡村医生，结合开展基本公共卫生项目，向所在村的村民宣讲健康知识，提高健康素养。宣讲方式：一是充分利用农村大喇叭开展卫生宣教。根据乡村医生们的要求，省老促会组织专家编印的农村居民健康知识广播稿，已经印发，由他们结合本村及周围村庄群众生活实际和典型事例，每天早、晚为村民各广播 5~10 分钟，对群众进行基本健康知识宣讲；二是继续书写宣传健康知识的黑板报、制作壁报，定期更新内容；三是继续结合慢性病管理要求，对疾病随访，并进行家庭服务，结合随访对象健康状况，进行健康知识针对性宣传。

2. 运用农村文化资源，以文化为载体传递防病信息，开展健康服务　由汝州市老促会、卫生局通过当地卫生院，会同当地行政村的党支部、村委会，组织有文化、有文艺才能的人员，结合当地实际，编写健康知识宣传材料，通过文艺表演的形式，宣传健康知识，寓健康知识于幽默、诙谐之中，使文艺队伍成为健康教育信息传播的助手。营造"人人知晓健康知识，践行健康生活方式"的浓厚氛围。

3. 充分发挥"大学生社会实践基地"的作用　结合河南医学高等专科学校学生社会实践，直接向村民普及医疗卫生健康知识。把健康知识融入日常生活，提高村民生活质量。河南医学高等专科学校继续落实每年为汝州市老区免费培养 10 名大专生的工作。

4. 继续关注和支持"腾店村健康长寿研讨会"　使这个农村健康知识传播的亮点越来越亮，使这个亮点的光，由点到面照亮更多的人；管理好该研讨会的"健康书屋"，为当地群众提供一个方便、快捷获取健康知识的途径。

5. 继续关注和支持"汝州市眼科协作医院"的健康发展　今后在汝州市 4 个老区乡镇中，如果再发现白内障患者，由汝州市老促会写介绍信，到汝州市眼科协作医院诊治，或到河南大学眼科中心郑州普瑞眼科医院诊治，继续享受免费白内障复明手术。具体名额：舞钢市 4 例，鲁山县 2 例，郏县 11 例，宝丰县 20 例，叶县 30 例。时间到 2014 年 12 月底，过期名额作废。所介绍的患者必须是来自本县市的老区乡镇。

（二）面向全省，扩大健康知识进老区宣讲范围

从 2014 年开始，省健康知识进老区宣讲团立足郑州，面向全省老区，分期逐步扩大健康知识进老区活动的范围。全省将分片组织统一对口安排。凡省辖市老促会、卫生局有要求，需要"健康知识进老区宣讲团"前往宣讲的，都尽力满足。本市已有组织或组织"×××市健康知识进老区宣讲团"，拟对本市所辖革命老区乡镇的乡村医生和卫生院职工有计划进行系统培训的，省健康知识进老区宣讲团都愿给予积极支持和具体的帮助。有计划、有组织开展健康知识进老区的市、县老促会和卫生局，所需基本的宣讲内容资料由省老促会科教文卫组提供。

（三）建立对老区人民眼科服务的长效机制

河南大学眼科中心郑州普瑞眼科医院提出，他们愿在省市老促会的领导下，在县一级老促会、卫生局的帮助下，和老区定点医院签订合作协议，在眼科专业技术人员定期下乡的帮助下，通过 2~3 年的时间，培养一批既能够诊断病情，又能够掌握先进的"超声乳化技术"的眼科医院技术人才，不但"授人以鱼"，还要"授人以渔"，使老区人民长久地享受现今的先进眼科技术。

（四）无偿帮助老区县（市）开展专项检查

根据国家卫生和计划生育委员会部署的卫生技术下乡的精神，配合健康知识进老区宣讲工作，无偿帮助老区乡镇卫生院开展专项检查辅助诊断工作。拟进行的专项检查有：最先进的彩色多普勒 B 超、脑血流图检查等。检查发现异常时，给予书面诊断，并建议到医院进一步诊治。

活动的方式：一是参加卫生院工作，按常规收费，所有经济收入归所帮助的卫生院所有；二是配合健康知识进老区宣讲活动，参加县市的年度体检工作。该项活动优先考虑我省苏区县，计划 2014 年安排 1~2 次。

开展专项检查工作的县市卫生院条件：

（1）县市卫生院真正有需求的。

（2）县老促会和卫生局热心组织、积极安排和大力支持的。

（3）县市卫生院为所去专家提供吃住条件，组织好被检查的患者。

（4）在卫生院活动时间：3~7天。

（5）建议专家组去之前，县市卫生院做好一切准备工作，特别是待检查人的准备。

（五）编印以慢性常见病为主要内容的医学科普资料

组织有关医学专家，争取再编印一本以慢性常见病为主要内容的医学科普书籍，作为"健康一生"培训教材续集，无偿发送给在老区从事基层工作的医疗卫生人员和从事健康知识宣讲的人员，以供学习参考。

河南省老促会办公室

2014 年 5 月 29 日

编后记

为了提高老区人民素养，增进老区健康，实现全面小康，河南省卫生和计划生育委员会、河南省老区建设促进会深入有序地开展"健康知识进老区活动"，并在实践中取得明显成效。《知名专家谈慢性病——献给老区人民的健康读本》（以下简称《知名专家谈慢性病》）一书就是在这样的背景下与大家见面的，这也是落实习近平总书记"决不能忘记老区"重要指示的具体行动。

河南早在大革命初期就有了共产党的组织，土地革命时期建立了苏维埃政权，抗日战争时期许多县及乡镇都建立了抗日根据地。按照国家规定的革命老区标准，我省有老区县（市、区）118 个，占全省县（市、区）总数的 74.21%；乡镇 1 232 个，占全省乡镇总数的 66%；老区乡村人口 5 565 万，占全省总人口的 56%；革命老区土地面积 10.4 万平方千米，占全省土地面积的 61%。革命老区的县市、乡镇、人口和土地面积都占到全省一半以上。

河南革命老区对中国革命的胜利和新中国的诞生做出了重大贡献，付出了巨大牺牲。新中国成立后，特别是党的十一届三中全会以来，党和国家对革命老区建设十分重视，制定了一系列优惠政策，成立了以老干部、老将军、老专家为主体的老区建设促进会。1993 年 12 月我省成立河南省老区建设促进会，20 多年来，做了大量工作，老区经济有了很大发展，人民生活水平有了显著的提高，发展较快的地方已经进入小康。但是由于历史、地理等多方面的原因，老区至今尚有一部分人生活在贫困线以下，因病致贫、因病返贫的问题仍很突出。增进老区人民健康素养是老区建设发展的一项重要任务。

开展"健康知识进老区活动"，就是想从提高老区人民健康素养和预防疾病的根本上着手，为老区人民健康做点力所能及的工作，《知名专家谈慢性病》一书的出版，也是我省健康知识进老区宣讲团为老区人民送健康的又一项具体行动。当然本书的出版对所有的人，特别是对广大中老年朋友都会有一定帮助。

　　《知名专家谈慢性病》在编写过程中，得到了河南省委原常委、省人民政府原常务副省长、河南省老区建设促进会会长胡悌云，河南省卫生和计划生育委员会李广胜、巡视员秦省，河南省老区建设促进会副会长兼秘书长黄振英、河南省老区建设促进会副秘书长赵顺庭和刘本在，以及吴海明、王劲松、李景云、杨承君等同志的大力支持和具体指导；马云祥主任医师积极地联系有关专家，撰写文章，组织稿件；河南省疾病预防控制中心健康教育与慢性非传染病防治研究所积极参与，安排专人进行编辑，并联系印刷、出版事宜；另外，医学知名专家以科学的态度，认真总结自己的临床经验，撰写本书相关章节内容。有关领导、同事和专家们为《知名专家谈慢性病》的出版从不同的角度都做出了无私的奉献，才使得《知名专家谈慢性病》有了广泛的专家基础，集中了集体的智慧。对此，对编者表感谢！

　　由于编者水平所限，书中出现的不足之处，欢迎批评指正！

编者

2015 年 4 月 3 日

河南蓝海生物技术有限公司
河南生命源医疗器械有限公司简介

多年来，河南蓝海生物技术有限公司、河南生命源医疗器械有限公司坚持传播"立体健康、幸福百年"的精神，秉承"感恩进步、团结拼搏、爱心责任、创新高效"的理念，以"传递爱与健康，责任成就未来"为企业发展使命，把"发展健康产业，造福人类健康"作为企业的宗旨，奉献社会，并以感恩的心回馈社会，使顾客满意、员工自豪。公司销售的主要产品有高电位系列、营养保健系列、空气净化系列、终端水处理系列产品，已取得了良好的业绩，规模在不断扩大，它们以省会郑州为中心，先后在开封、许昌、平顶山、新乡、周口、南阳、汝州、三门峡、洛阳、信阳等市设立分公司和办事处，服务当地人民。高电位系列产品详情可登陆国家食品药品监督管理局官网进行查询验证。

公司地址：郑州市大学路 80 号华城国际中心 1708 室

河南蓝海生物技术有限公司服务电话：0371-60688700

河南生命源医疗器械有限公司咨询服务电话：0371-53318299

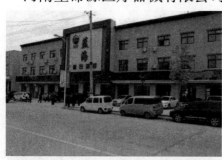
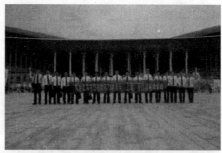
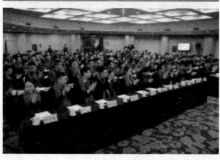
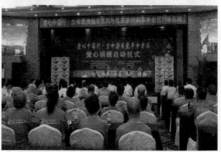